児童青年期精神看護学

セルフケアへの支援

宇佐美しおり　岡田 俊 編著

医歯薬出版株式会社

執筆者一覧（50音順，アルファベット順）

【編集】

宇佐美 しおり	熊本大学大学院生命科学研究部 教授，精神看護専門看護師
岡田 俊	名古屋大学医学部附属病院 親と子どもの心療科 講師

【執筆】

生田 まちよ	熊本大学大学院生命科学研究部
石原 誠也	芳和会菊陽病院看護部
猪谷 生美	元・熊本大学大学院保健学教育部
宇佐美 しおり	編集と同
岡田 俊	編集と同
岡部 英子	大阪府立精神医療センター看護部，精神看護専門看護師
長田 暁子	横浜市立大学附属市民総合医療センター看護部，小児看護専門看護師
樺島 啓吉	芳和会菊陽病院
北里 眞弓	熊本大学医学部附属病院看護部
久保田 加代子	高知医療センター看護部
小柳 英理奈	芳和会菊陽病院看護部
斎藤 ひろみ	芳和会菊陽病院看護部
白川 裕一	熊本大学大学院生命科学研究部
田中 美由紀	熊本大学医学部附属病院看護部
鍋島 昌弘	芳和会菊陽病院看護部
宮里 邦子	熊本大学大学院生命科学研究部
矢野 千里	芳和会菊陽病院看護部
Lisa Watras	Yale University, School of Nursing
Natasha Harris	Yale University, School of Nursing
Vanya Hamrin	Yale University, School of Nursing

This book was originally published in Japanese under the title of :

JIDO SEINENKI SEISHIN KANGOGAKU—SERUFUKEA-ENO SHIEN

(Child and Adolescent Psychiatric Nursing)

Editors :

USAMI, Shiori, RN, CNS, Ph. D
  Professor, Kumamoto University, Faculty of Life Sciences (Health science group)
  Certified Nurse Specialist in Mental Health and Psychiatric Nursing
OKADA, Takashi, M.D., Ph. D
  Lecturer, Department of Child and Adolescent Psychiatry, Nagoya University Graduate School of Medicine

© 2012 1st ed.

ISHIYAKU PUBLISHERS, INC.
  7-10, Honkomagome 1 chome, Bunkyo-ku,
  Tokyo 113-8612, Japan

はじめに

　診断技術の進歩や診断基準の変化などにより，現在，広汎性発達障害の有病率が増加し，教育，医療，福祉の場で関係者たちが，児童青年期のこころの問題への対応に苦慮している．また精神科看護においても，従来の統合失調症，気分障害，不安障害の患者だけでなく，発達障害や人格障害をあわせもつ患者が増えはじめ，従来のケア方法では対応できなくなっている．

　今回，児童青年期精神看護の臨床現場で，課題や問題となりやすい現象を取り上げ，正常と異常の区別，診断，治療の概要，看護者としてのアセスメントとケアプランの展開について，一般病棟，小児科病棟，精神科病棟，地域においても活用できるよう事例を通して提示させて頂いた．

　第一線の臨床現場の看護師をはじめとし，児童青年期精神看護学分野において専門性を発揮している小児看護専門看護師，精神看護専門看護師，小児看護の教員たちおよびイエール大学看護学部で高度看護実践家（Advanced Practice of Nurse，APN）として活躍されている先生方にご執筆頂き，看護師，専門看護師，医師との協同作業で本書が完成された．児童青年期精神医学に関する著書は多くみられるが，看護者の視点で，かつ児童青年期看護学と精神看護学双方の専門性を統合した専門書は少ない．小児科・精神科の看護師・看護教員および小児看護・精神看護専門看護師，医師との連携で構成された著書では，日本においては，初めての試みといえる．

　本書が児童青年期精神看護に従事されている看護者にとって貴重な参考書となることを願っている．

　最後に，執筆に時間がかかり，医歯薬出版の担当者にはご苦労をおかけしたが，丁寧に編集頂いたことに感謝する．

　2012年5月

編者代表　宇佐美しおり

Contents

第1章
児童精神看護学の歴史
——対象の理解と家族支援 （宇佐美しおり） 1

1. 児童精神看護学の歴史 ———————————————————— 1
   1) アメリカ合衆国における精神科看護の発展　1
   2) 精神科病院の歴史　1
   3) 1950年代以降の医療　2
   4) 児童精神看護学の発展　3
2. 児童精神看護学における家族支援 ———————————————— 4
   1) 家族発達理論　4
   2) 家族システム論　4
   3) 家族ストレス対処論　5
   4) 家族のセルフケア論　5
3. 児童青年期精神看護学における看護支援
   ——精神状態の査定とセルフケアへの支援 ——————————— 6
   1) 精神状態の査定（Mental States Examination, M.S.E.）　6
   2) 精神の健康度の把握　10
   3) セルフケアの把握とアセスメント，ケアプラン　10

第2章
児童精神看護学におけるアセスメント （岡田　俊） 12

1. 乳幼児期における心理社会的成長発達 ——————————————— 12
2. 学童期・青年期とライフサイクル ————————————————— 13
3. 精神医学的診断と治療構造 ———————————————————— 14

第3章
発達障害に対する児童精神看護学 16

1. 発達障害の診断分類 ———————————————— （岡田　俊） 16
   1) 知的障害　17
   2) 広汎性発達障害　17

3）レット障害　17
　　4）小児期崩壊性障害　18
　　5）学習障害　18
　　6）注意欠如・多動性障害　18
　　7）発達性協調運動障害　18
　　8）コミュニケーション障害　18
　2．知的障害のある児童への看護　――――――――――――――――――（宮里邦子）● 18
　　1）知的障害とは　18
　　2）知的障害のある子どもへの支援　19
　　　　乳幼児期 19／学童期および思春期 21／親への支援 22
　3．広汎性発達障害のある児童への看護　――――――――――――――（宇佐美しおり）● 23
　　1）広汎性発達障害の児童の特徴　23
　　2）診断と症状　23
　　3）治療　24
　　4）広汎性発達障害を有する児童への看護　25
　　　　精神状態の査定 25／セルフケアの状況把握とアセスメント 25／ケア上の目標 25／セルフケアへの看護 25／ケアの実施上の注意点 26
　4．注意欠如・多動性障害のある児童への看護　―――――――――――（宮里邦子）● 27
　　1）注意欠如・多動性障害をもつ児童の特徴　27
　　2）診断と症状　28
　　3）治療　28
　　4）注意欠如・多動性障害の子どもへの支援　28
　　　　環境の調整 28／「よいところ」探しと「小さな達成感」の積み重ね 29／家族への援助 30

第4章

習癖異常に対する児童精神看護学 ―――――――― 32

　1．習癖異常の概念と分類　――――――――――――――――――――（岡田　俊）● 32
　　　　抜毛癖（トリコチロマニア）32／チック 33／睡眠異常症 33／睡眠時随伴症 34／排泄障害 34／反芻・異食 34／吃音 34／緘黙 34
　2．習癖に問題のある児童への看護　―――――――――――――――――（岡部英子）● 35
　　1）習癖に問題のある児童の特徴　35
　　2）診断と症状　35
　　3）治療　35
　　4）習癖をもつ児童への看護　36
　　　　精神状態のアセスメント 36／セルフケアの把握とアセスメント 36／セルフケア上の目標と看護 38

第5章

摂食障害に対する児童精神看護学 ……… 42

1. 摂食障害の概念と分類 ——————————（岡田　俊）● 42
2. 拒食のある児童への看護 ——————————（田中美由紀）● 44
1）拒食症の児童　44
2）症状　44
3）治療　45
4）拒食のある児童への看護　45
　　急性期 45／回復期 47／社会復帰の時期 48／看護実践上の注意 48／子どもの拒食症の早期発見のために 48

3. 過食のある児童への看護 ——————————（田中美由紀）● 49
1）過食症の子どもの特徴　49
2）症状　49
3）治療　50
4）過食のある子への看護　50
　　精神状態の把握と査定 50／セルフケアの把握 51／セルフケアの査定 51／セルフケア上の目標 51／看護計画 51／看護実践上の注意 52／子どもの過食症の早期発見のために 52

第6章

心身症に対する児童精神看護学 ……… 53

1. 心身症の概念と分類 ——————————（岡田　俊）● 53
2. 胃腸障害や頭痛・めまいなどを訴える児童への看護 ——（宇佐美しおり）● 55
1）胃腸障害や頭痛・めまいなどを訴える児童の特徴と症状　55
2）治療　56
　　自律訓練法 56／行動療法 56／心理療法 56／プレイセラピー 56／家族療法 56／絵画・ダンス療法 57／バイオフィードバック 57
3）胃腸障害や頭痛，めまいなどを訴える児童への看護　57
　　精神状態の特徴と精神の健康度の把握 57／セルフケアの特徴と査定 57／セルフケア上の目標の設定 58／看護計画 58／事例 59

第7章

不安障害に対する児童精神看護学

…… (Vanya Hamrin, Natasha Harris, Lisa Watras／訳：久保田加代子，猪谷生美) ● 61

1. 不安障害の概念と分類，治療 ——— 61
1) 小児不安障害の DSM-Ⅳ-TR の記述　61
2) 分離不安障害　61
3) 特定の恐怖症　62
4) 社会不安障害　62
5) 全般性不安障害　63
6) 心的外傷後ストレス障害　63
7) 急性ストレス障害　64
8) 強迫性障害　64
9) 有病率　65
10) 症状の併存　65
11) 不安障害の子どもたちへの治療　66

　　認知行動療法 (Congnitive Behavioral Therapy；CBT) 66／児童期不安の認知行動療法マニュアル 67／子ども CBT と，子ども CBT に親トレーニングを併用した場合の相違 68／不安障害のための薬物療法 68

2. 不安障害をもつ児童への看護 ——— 70
1) 精神状態の査定　70
2) セルフケアの状況　70
3) ケア上の目標　70
4) 具体的なケアの方法　70
5) ケア上の留意点　71

第8章

解離性・転換性障害に対する児童精神看護学 …… 72

1. 解離性・転換性障害の概念と分類 ——— (樺島啓吉) ● 72
1) 歴史・概念　72
2) 転換性障害　72

　　転換性障害の診断と分類 73／転換性障害の病型と症状 73

3) 解離性障害　74

　　解離性健忘（心因性健忘）75／解離性とん走（心因性とん走）75／解離性同一性障害（多重人格性障害）75／離人症性障害 75／特定不能の解離性障害 75

Contents

2. 解離性・転換性障害のある児童への看護 ———————（白川裕一）● 76
1）解離性・転換性障害をもつ子どもの特徴　76
2）症状　77
3）治療　77
4）解離性・転換性障害のある児童への看護　78
　精神状態の査定 78／セルフケア状況の把握と査定 79／セルフケア上の目標 79／セルフケアへの看護 79／実施上の注意点 80

第9章
気分障害・統合失調症に対する児童精神看護学 ———— 82

1. 気分障害・統合失調症の診断と分類 ———————（樺島啓吉）● 82
1）気分障害　82
　診断 82／分類 85
2）統合失調症　86
　診断 86／分類 86

2. うつのある児童への看護 ———————（北里眞弓）● 88
1）子どものうつの特徴　88
2）症状　89
3）治療　89
　薬物療法 89／精神療法 89／認知行動療法 89
4）子どものうつに対する看護　89
　精神状態の査定 89／セルフケアの査定 90／精神状態・セルフケアのアセスメント 90／セルフケア上の目標 90／看護計画・具体策 91／看護実践上の注意 93／子どものうつの早期発見のために 93／おわりに 93

3. 統合失調症のある児童への看護 ———————（宇佐美しおり）● 94
1）統合失調症のある児童の特徴　94
2）治療　95
　薬物療法 95／精神療法 96／心理社会学的療法とリハビリテーション 96
3）統合失調症を有する児童への看護　96
　急性期 96／回復期の看護ケア 98／慢性期の看護ケア 98
4）ケアの実施上の注意点　99

第10章
身体疾患をもつ児童への児童精神看護学 — 101

1. 心疾患をもつ児童への看護 — (長田暁子) ● 101
1) 心疾患をもつ児童の特徴　101
2) 症状と精神状態の査定　102
3) 心疾患をもつ児童への看護　102
　　セルフケア状況の査定 102／ケア上の目標 103／具体的な看護計画と実施 103

2. 小児糖尿病をもつ児童への看護 — (長田暁子) ● 104
1) 小児糖尿病をもつ児童の特徴　104
2) 症状と精神状態の査定　105
3) 小児糖尿病をもつ児童への看護　105
　　セルフケア状況の査定 105／ケア上の目標 105／具体的な看護計画と実施 105

3. 血液腫瘍疾患をもつ児童・骨髄移植を受ける児童への看護 — (長田暁子) ● 107
1) 血液腫瘍疾患患者の児童の特徴　107
2) 症状と精神状態の査定　108
3) 血液腫瘍疾患患者の児童への看護　108
　　セルフケア状況の査定 108／ケア上の目標 108／具体的な看護計画と実施 108

4. 腎・肝疾患と臓器移植 — (生田まちよ) ● 111
1) 腎・肝疾患と臓器移植を行う児童の特徴　111
　　レシピエントとその家族の心理社会的問題 111
2) 腎・肝疾患と臓器移植患者への看護　113
　　症状と精神状態査定 113／ケア上の目標 113／セルフケアへの看護 114／実施上の留意点 114

第11章
児童精神看護学の実践─事例を通して — 116

1. 転換性障害 — (岡部英子) ● 116
1) はじめに　116
2) 事例概要　117
　　事例紹介 117／セルフケアに関する要因 117
3) 精神状態・セルフケアの査定とセルフケアへの支持　118
　　現在の精神状態および査定 118／セルフケアの把握および査定 118／セルフケア上の目標および看護ケア 118／評価および考察 121

2. 引きこもり — (北里眞弓) ● 122

1）はじめに　122
2）事例概要　123
　　事例紹介 123 ／セルフケアに関する要因 123
3）精神状態，セルフケアの査定とセルフケアの支援　124
　　現在の精神状態および査定 124 ／セルフケアの把握および査定 124 ／ケア上の目標 125 ／看護計画および実施 125 ／評価および考察 126

3. 行動化を有する思春期の子どもへの看護　　　（宇佐美しおり）● 127
1）はじめに　127
2）事例の概要　127
　　事例紹介 127
3）精神状態，セルフケアの査定とセルフケア上の支援　128
　　精神状態の査定 128 ／精神の健康度の把握 128 ／セルフケアの把握 128 ／セルフケアの査定 129 ／長期目標および短期目標 129 ／看護計画および結果 129 ／まとめ 130

4. 境界型パーソナリティ障害をもつ青年期患者への看護　（石原誠也）● 132
1）はじめに　132
2）事例概要　133
　　事例紹介 133 ／セルフケアへの影響要因 133
3）精神状態およびセルフケアの査定とセルフケアの支援　135
　　精神状態の査定 135 ／セルフケアの査定 136 ／セルフケアの目標 136 ／看護計画および実施 136
4）評価および考察　138
5）まとめ　139

5. 薬物依存患者のセルフケアへの援助　　　（鍋島昌弘，矢野千里）● 140
1）はじめに　140
2）事例概要　141
　　セルフケアへの影響要因 141
3）精神状態，セルフケアの査定とセルフケアへの支援　142
　　精神状態の査定 142 ／セルフケアの把握と査定 144 ／セルフケア上の目標と計画，実施と評価 145

6. 肥満　　　　　　　　　　　　　　　　　　　　　（長田暁子）● 150
1）はじめに　150
2）事例の概要　150
　　事例紹介 150 ／セルフケアに関連する要因 150
3）精神状態およびセルフケアの査定とセルフケアへの支援　151
　　精神状態の査定 151 ／セルフケアの把握および査定 151 ／セルフケア上の目標 151 ／看護計画および実施 152
4）評価および考察　152

7. 性同一性障害　　　　　　　　　　　　　　　　　（北里眞弓）● 154
1）はじめに　154
2）事例概要　154
　　事例紹介 154 ／セルフケアに関連する要因 154
3）精神状態およびセルフケアの査定とセルフケアへの支援　155

精神状態の査定 **155**／セルフケアの把握および査定 **156**／ケア上の目標 **157**／看護計画および実施 **157**

　　4）評価および考察　**158**

8. 双極性障害のある子への看護 ────────────（斎藤ひろみ）● **159**

　　1）はじめに　**159**

　　2）事例概要　**159**

　　　　事例紹介 **159**／セルフケアに関連する要因 **160**

　　3）精神状態およびセルフケアの査定とセルフケアへの支援　**160**

　　　　精神状態の査定 **160**／セルフケアの把握および査定 **162**／ケア上の目標・看護計画および実施 **164**／看護計画および実施 **165**

　　4）評価および考察　**166**

9. 統合失調症の児童への看護 ─────────────（小栁英理奈）● **167**

　　1）はじめに　**167**

　　2）事例概要　**168**

　　　　事例紹介 **168**

　　3）精神状態およびセルフケアの査定とセルフケアへの支援　**169**

　　　　精神状態の査定 **169**／セルフケアの把握および査定 **171**／セルフケア上の目標 **173**／看護計画および実施 **173**

　　4）評価および考察　**175**

第12章　児童精神看護学における包括的アプローチ ……… **178**

　1. 病院，地域における多職種によるアプローチ ──────（宇佐美しおり）● **178**
　2. 児童相談所との連携 ─────────────────（岡田　俊）● **180**
　3. 福祉施設との連携 ──────────────────（岡田　俊）● **180**
　4. 司法との連携 ───────────────────（岡田　俊）● **181**
　5. 学校・教育機関との連携 ───────────────（岡田　俊）● **182**
　6. 地域における家族支援と資源 ─────────────（岡田　俊）● **182**

第13章　児童精神看護学の課題──結びにかえて …（宇佐美しおり）● **184**

さくいん ──────────────────────────── **185**

編者担当項目			
第1章	宇佐美	第7章	宇佐美
第2章	岡田	第8章	1 岡田
第3章	1 岡田		2 宇佐美
	2～4 宇佐美	第9章	1 岡田
第4章	1 岡田		2～3 宇佐美
	2 宇佐美	第10章	宇佐美
第5章	1 岡田	第11章	宇佐美
	2～3 宇佐美	第12章	1 宇佐美
第6章	1 岡田		2～6 岡田
	2 宇佐美	第13章	宇佐美

第1章

児童精神看護学の歴史
—対象の理解と家族支援

1. 児童精神看護学の歴史

1) アメリカ合衆国における精神科看護の発展

　アメリカ合衆国の精神科看護は，1950年頃から発達し60年の歴史をもっている．過去の歴史には，精神医学と精神科看護の発展がある．

　精神医療に関する知識は，日々変化している．その歴史を理解するには，精神疾患の動向と，どのように治療やメンタル・ヘルス・サービスが行われてきたかという背景の理解が重要になる．

　精神疾患患者に対する接し方，あるいは治療およびサービスという点ではアメリカ合衆国と日本では大きな違いがある．アメリカ合衆国の患者も日本の患者も患者という点ではまったく変わらないのだが，精神疾患というものがどのように受け入れられてきたのか，またその人たちの治療がどのように行われているか，という点で大きな違いが存在している．

2) 精神科病院の歴史

　アメリカ合衆国で最初に精神科病院ができたのは1773年である．最初の精神科病院はヴァージニア州のウィリアムスバークにできたが，そこでは食事の用意をしたり，家事をする人がいるだけで，治療はまったく行われていなかった．そして1800年代中期に呼称が収容所から精神科病院にかわり，連邦政府による州立病院が設立された．

　1869年，はじめて看護学校ができたが，精神科看護のクラスが設けられたのは第2次世界大戦後のことだった．看護学校は，大きな病院のなかにあったり，州立の精神科病院のなかに設置されていた．いろいろな機関，施設のなかでも，看護学校に相当するものはあったのだが，いま考えられているような精神科看護とは異なっていた．その当時，精神疾患への物理的な対処が行われており，医師が全責任をとっていて，ナースの数は非常に少なかった．とくに，この当時はナースは中産階級の白人の仕事で，ナースの数が足りなかったため，看護ケアは訓練を受けていない助手，あるいは手助けする人々によって行われていた．したがって，精神科看護は非常に特異なやり方ではじまった．第2次世界大戦後に国立精神衛生研究所（NIMH, National Institute of Mental Health）が設立され，同じ時期に，精神障害者への法律が1946年に制定された．この法律によって訓練，

研究費の基金など，資金面での精神疾患患者への対応が改善した．この基金はとくに大学院に与えられたので，精神科看護がはじめて行われたのは，大学院での教育カリキュラムのなかであった[1]．

1947年，大学院教育課程で必修科目として8科目の教科が義務づけられ，1953年まで精神科看護は，学士課程では必修科目に入っておらず，大学院ではじめて学ぶ科目だったが，1950年代に精神科看護は発展を遂げた．

1952年，精神科看護の生みの親であるPeplau, H.E.が著書『人間関係の看護論（Interpersonal Relations in Nursing）』を出版し，ある時期までは，この著書が精神科看護の教科書とみなされていた．現在では，彼女の理論ははじめての近代看護理論という位置づけがなされている．Peplauは，「すべての看護は，精神力動に寄与しているものである」と述べている．したがって大学院でのプログラムでは，まず精神科看護が教えられ，ほかの看護理論は精神科看護から発達した．そしてWiedenbach, E., Travelbee, J.などによって，1950年代後半から60年代にこの看護理論は発展した．この看護理論家たちは，とくに看護師―患者間の相互関係に注目し，この関係性のもとに精神看護が展開できると考えた．

「精神科看護」が確立されたのは，1950年代の終わりごろで，1958年にはじめて精神科看護の大会が開かれ，ここでは精神力動理論に焦点がおかれ，カウンセリングや精神療法が注目をあびた．そして看護系大学では，看護のジェネラリストを育て，大学院ではスペシャリストを育てるという教育の重要性が主張されるようになった．しかし1963年，重症精神障害者へのサービスを向上させるということで，地域精神衛生法が施行された．これは当初，重症者のための法律だったが，それが実際に施行されるまでにいろいろなプロセスを経て，包括的なメンタルヘルスケアが提供されるようになってきた．この法律は治療だけでなく，精神障害の予防にも手を差し伸べており，第1次予防，第2次予防，第3次予防の段階での健康教育に力を入れている点がその特徴だった[2]．

3） 1950年代以降の医療

1950年代後半になると，向精神薬も導入され，どのように症状を抑えればよいかということもわかり，入院患者数も減少してきた．また，人権擁護団体の法律が制定され，任意入院が強調されるようになってきた．また，これまで連邦政府は，身体障害者にのみ障害年金を給付し，精神疾患患者に対しては給付していなかったが，1960年代半ばにこれらが改正され，精神疾患患者も障害年金を受けることができるようになった．さらに，1970年代初頭で，多くの精神疾患患者を地域生活に送り出すという「脱施設化」政策がとられるようになり，1971年までには，20万人の患者が地域に帰っていった．しかし，社会生活の面からのサービスが欠落しており，「住居」「職業訓練」「メディカル・ケア」といった生活面で，患者に必要とされるものが欠けていたため，回転ドア現象，すなわち地域で生活していてもすぐに自宅へ戻ってくるという現象が現れはじめた[3]．

そして回転ドア現象を防ぐため，政府は精神科ケース・マネジメント（日本ではケア・マネジメント）という地域におけるケアシステムを作るようになり，大学院を修了した精神科看護師も精神療法以外に精神科ケース・マネージャーとして訓練を受けるようになった．

1990年代になると医療経済が圧迫され，マネジド・ケアと呼ばれる医療システムが導入され，さらに入院期間の減少，個々人の入っている医療保険の種類によって提供される医療内容が異なるようになり，これは現在も続いている．このことは逆に看護系大学院を修了し訓練を受けた高度看

護実践家（日本では専門看護師，Certified Nurse Specialist，CNS，とも呼んでいるが，現在ではAdvanced Practice Nurse，APN と呼んでいる）が，精神療法や認知・行動療法，生活技能訓練，精神科診断と処方を行うきっかけとなっていった[4]．

海外で看護における大学院が急増したのは看護理論家の Peplau が最初に大学院を創立したことがきっかけであり，これ以後，看護系大学院が急増し，高度実践家が多数活躍するようになっている．

4）児童精神看護学の発展

1900 年代以前に児童への関心はほとんどなかったが 1930 年代から 40 年代にかけ，児童精神医学に関する初のテキストが出版され，精神医学の発展とともに子どもへの関心も高まるようになってきた．

しかしその後，Pavlov, I.P. の実験結果において，子どもの精神症状は，環境刺激によって起こる，子どもの反応であることが明らかになった．その後，Bowlby, J. の愛着理論，Freud, S. の精神分析理論，Piaget, J. の認知発達理論，Erikson, E.H. の心理社会的成長発達理論の発展により，子どもの精神症状が両親や環境との相互作用のなかで，怒りや葛藤を表現できない 1 つの反応の形態であることやまた家族へのアプローチにより子どもの精神症状が改善されることが明らかになってきた．

児童精神看護学が発展してきたのは，大学院教育において精神看護における高度看護実践家が育成されるようになったあとのことである．すなわち精神看護学におけるサブスペシャリティが確立されるようになり，児童精神看護学を専攻する大学院生，看護師も増えるようになった．

児童精神看護学では児童，思春期の人々を心理社会的成長発達，認知の発達，母子関係，子ども自身の器質的な特徴という側面からとらえ，正常な成長発達という側面と一時的な環境への反応，精神症状の出現といった側面からとらえて支援を計画するとともに，両親への精神的支援，子どもの病気への対処や病気の予防に関する教育的支援，教育現場へのアプローチという視点から支援を組み立てていくものである．また，児童精神看護学をサブスペシャリティとする高度看護実践家は，海外においては精神科薬物療法を行い Barkley の認知行動的家族マネジメント治療（Barkley's PMT），弁証法的行動療法，精神療法，家族療法，患者・家族への心理教育などを独立して実践している．しかし，精神看護学においてサブスペシャリティとしての児童精神看護学に焦点を当てて活動する高度看護実践家の数はまだ少ない．今後，看護系大学院の精神看護学において，サブスペシャリティとしての児童精神看護学が発展することを期待している．

引用文献

1) P.R. Underwood：アメリカ合衆国における精神看護学の歴史と傾向．村上稔子訳，宇佐美しおり文責，精神科看護，61，pp88-98，1997．
2) 前掲書 1)，pp88-90．
3) 前掲書 1)，pp91-97．
4) M. Schober, F. Affara：Advanced Nursing Practice．pp2-5, ICN, 2006.

参考文献

1) K.M. Fortinash, P.A. Holoday Worret : Psychiatric Mental Health Nursing, Third Edition, Mosby, 2004.

2. 児童精神看護学における家族支援

　児童精神看護学において，家族支援は欠かせない．児童の精神の健康を促進したり，成長発達を促す場合には，家族，とくに重要他者への精神的支援を行うことが重要になる．ここでは，精神看護学に限らず，看護学における家族支援の視点と方法について述べる．

　看護学において，家族支援の理論的背景としては，家族発達理論，家族システム論，家族ストレス対処論，家族のセルフケア理論があげられる．

1) 家族発達理論

　家族発達理論とは，個人が，重要他者との関係を通して発達するのと同じように，家族も心理社会的成長発達をたどることを説明する理論である．家族の変化の過程を家族の成長発達であると考えて，家族のたどる周期的変化の各期を家族周期で表し，それぞれの時期に特有な家族の発達課題があると考える．鈴木らは，家族周期による発達課題を，①新婚期，②養育期，③教育期，④分離期，⑤成熟期，⑥完結期に分けている[1]．新婚期は，新しい親族との交流を通して新しい家族関係を築いていく時期であり，夫婦としての相互理解を深めて絆を築く時期である．また養育期は，第一子の出生によって親となるが，養育するという親としての新しい役割行動をとることが重要になってくる．育児や家事の負担が増し，夫婦間での役割分担をしながら家族全体の生活行動の拡大が必要になってくる時期である．さらに，教育期は，子どもが学校生活をはじめることにより，家族としての社会的責任が重要になり，子どもの社会化をどう促すのかということが重要な課題となる．そして子どもが自分の進路や将来の職業選択をすることにより，子どもの自立を家族がどう支えていくのかが重要な時期となる．また，分離期は，子どもが職業的にも社会的にも自立するために，親としての今後の生活や老後をどのように展開していくのかが重要な課題となり，また成熟期では，子どもが完全に自立するので，自分の老後をどのように生きていくのかが問われる時期になってくる．さらに，完結期には，配偶者を失ったりしながら，心身ともに健康に生活できるようソーシャルサポートを活用し，自分の老後へ適応していく時期である．このように家族の成長発達課題が，年代とともに存在し，家族はこの課題に直面しながら成長発達を遂げることになる．

2) 家族システム論

　家族システム論とは，Bertalanffy, L.の一般システム論を応用して構築されている理論である．家族を1つのシステムとしてみなし，家族の構造，機能，発達過程という視点からとらえ，このシステムを変えるための介入が，家族療法であり，このシステムを変革することで患者の病気が改善する，という考え方である．家族全体の変化は，家族成員の変化につながり，また成員の変化は家族

全体の変化となって現れる．さらに，家族全体の機能は，1人1人の機能の総和以上の機能を有し，1人1人の機能が高まるためには，家族成員の互いの境界が必要であり，この境界が維持され，1人1人が境界をもって自律して機能するときに，とくに全体の機能が高まるとされている．

カナダ，カルガリー大学のWright, L.M.教授は，このカルガリー家族アセスメントモデルを構築している[2]．これは，家族の構造，発達，機能という視点からアセスメントし，仮説を立て，治療を展開していくものである．構造では，内的構造（家族構成，ジェンダー，順位，下位システム，境界），外的構造（拡大家族の有無，より大きなシステム），状況背景（人種，社会的階級，宗教，環境）という視点でアセスメントし，発達は，発達段階，課題，絆という視点で，機能は，手段的機能（日常生活），表現的機能（情緒的コミュニケーション，言語的コミュニケーション，非言語的コミュニケーション，円環的コミュニケーション，問題解決，役割，影響，信念，関係の方向，バランス，強さ）でアセスメントすることになる[3]．このアセスメントを通して，治療目標を明確にし，仮説を立てて介入を行うことで，より治療目標が達成されることになる．すなわち，家族のシステム，サブシステムが変化することにより，患者の病状が改善されたりセルフケアが向上したりすることになる．

3）家族ストレス対処論

家族ストレス対処論は，家族がさまざまなストレスに対して，どのように対処していくのかを明らかにしようとするものである．McCubbin, H.I.の二重ABCXモデルが有名であるが，このモデルでは，家族が危機に直面したときに家族が機能を保とうとし，ストレスへの対処を行おうとする過程を説明している．このモデルにおいては，家族は危機に直面すると，ストレス源と緊張を除去し，状況の困難さを管理し，家族システムを統合してモラルを維持しようとし，家族成員のそれぞれの要求を満たしていくための諸資源の獲得を行い，新しい要求を調整するための家族システムの構造的変化を行おうとする，ことが述べられている[4]．

さらに，McCubbin, M.A.は，この理論を家族の健康問題を解決するために適用し，危機が起こった場合の家族順応段階と家族適応段階に分類している．家族順応段階では，ストレス源，自分たちの脆さを認知し，活用できる資源を用いて家族は危機に対処しようとする．そしてそれでも対応できないときに家族適応段階へと進み，拡大家族や社会の資源を最大限に活用して家族の要求を満たし，また家族の優先順位を変化させ，家族の状況判断能力を変化させて，よい適応状態を維持する，ことを述べている[5]．

4）家族のセルフケア理論

これはOrem, D.E.のセルフケアに関する理論を家族に適用したものであるが，家族成員の病気や健康問題に直面した家族が，日常生活や社会生活における自分たちのニーズを明確にして，そのニーズを満たすためにいくつかの行動の選択肢から行動を選択し，決定して実施し，自分たちでよかったことや悪かったことをフィードバックする過程を意味する．家族が，なにが自分たちにいま必要なのかをみきわめ，必要とされる知識や技術を得ながら自分たちでニーズを満たし，また失敗や成功から学びながら自分たちのセルフケアの方向性を変化させていくプロセスを指す．とくに子どもが病気になった場合には，家族のセルフケアが重要になってくるが，セルフケアは「セルフケ

ア能力」と「セルフケア行動」に分けられ，「セルフケア能力」はセルフケアを行うために必要な知識や技術，洞察力，動機づけ，技能のレパートリー，意思決定能力から構成される．また「セルフケア行動」は意思決定したことを行動に移す力であり，セルフケア能力を使いながらセルフケア行動を行うことをセルフケアという．家族のセルフケア理論では，家族成員の誰かが病気や治療によりセルフケアができなくなったために，ほかの家族成員がセルフケアできなくなった部分を満たそうとするため，家族の機能を変化させる必要性が出てくる．このときに看護が必要となるが，この看護においては，家族成員の「セルフケア能力」「セルフケア行動」を支援できるような働きかけが必要となってくる．

このように家族支援は，いくつかの視点で実施することができるが，なにを治療目標とするのかによって，用いる理論と介入方法が異なってくる．

引用文献

1) 鈴木和子・渡辺裕子：家族看護学，理論と実践．第2版．pp38-39．日本看護協会出版会，1999．
2) 森山美智子：家族看護モデル．p37．医学書院，1995．
3) 前掲書2)，p38．
4) 前掲書1)，p46-47．
5) 前掲書1)，p49．

3. 児童青年期精神看護学における看護支援 ―精神状態の査定とセルフケアへの支援

児童青年期精神看護学において，看護過程を展開する上で，①精神状態の査定，②精神の健康度の把握，③セルフケアの把握と査定，ケアプランが必要となる．

1) 精神状態の査定 (Mental States Examination, M.S.E)

どんな診断名でも，精神状態の査定を行う．外見（年齢相応かどうか，治療に対する態度，姿勢など），行動（非常に過活動なのかひきこもりがちなのか），言語（明瞭なのかささやくように話されるのか），気分（うれしい，楽しい，悲しいなどの感情），不安，思考過程（話の流れ，思考のまとまりなど），思考内容（幻覚，妄想，強迫観念，希死念慮，被害念慮など），認識（現実見当識の有無，集中力・注意力の程度，記憶力），洞察（自分を振り返ったり決定する力），判断と日常生活（日常生活上のことを決定できるか），自分と他者への危険度，の項目について，それぞれがどのような状態であるのか，また程度（非常に波があったり日常生活への支障が強い場合には重度，日ごとに変動するかもしくは日常生活への支障がみられる場合には中等度，3～7日間安定しているか日常生活への支障がほとんどない場合には軽度）について判断し，セルフケアの支援の方法を決定する（**表1**）．

精神状態が重度の時には，刺激やストレスを減らし，向精神薬の力をかりてセルフケアへの支援

表1 データベースアセスメント

ID：　　　　　　　　患者氏名：
記入日：平成　年　月　日，受け持ち看護師：

Ⅰ. セルフケアへの影響要因

1. 対象者の背景：年齢，性別，過去の就労の有無，同居の有無（単身生活の方がセルフケアが高い），経済的支援（障害年金の有無）

2. これまでの経過

3. ケアシステムに関連した因子
   過去の入院期間・回数：

   地域での生活期間：

4. 病状に関連した因子
   - 病状：
   - 服薬量：
   -
   - これまでのセルフケア（安定していた時，食事や排泄，活動と休息のバランス，孤独と人とのつきあいのバランス，家族とのつきあい，症状・服薬の管理，個人衛生の管理等どのようにされていたのか）

5. ソーシャル・サポート
   - 本人を情緒的に支えてくれる人：
   - 物理的に支えてくれる人（お金がたりない時にかしてくれたり，病気をした時に食事をもってきてくれたり等）：

6. 今後の要望
   1) 本人の入院に対する希望：

   2) 家族の期待：

Ⅱ. 精神状態の把握と査定

- これらの精神状態の項目で，日内変動が強かったり日常生活への影響が強い場合には，向精神薬の力が必要ですし，刺激を減らすことが必要になってきます．
- またこれらの項目が2～3日は安定しているが，まだ不安定という場合には，精神状態をコントロールするために，向精神薬だけではなく，いくつかのコントロールの方法が役にたちます．また調子がいい時にはセルフケアを促進しますが，調子が悪い時には保護的に関わります．
- これらの項目が1週間安定しているような場合には，積極的に（退院後に必要な）セルフケアやリハビリテーションを促進していきます．

1) 外見： 程度（軽・中・重）
   (1) みだしなみ：□きれいだが，季節感なし　□あまりきれいではない　□乱れている
       □汚い　□問題なし
   (2) 体の動き：□リラックスした感じ　□過活動　□適切　□遅れがち　□固い動き
       □動きが奇妙（理解が難しい）
   (3) 視線：□あう　□目があうのをさける　□断続的　□一点凝視
   (4) 面接者への態度：□協調的　□要求がち　□敵意　□威圧的　□イライラ・興奮がち
       □不満ばかり　□懐疑的　□引きこもりがち　□問題なし
   (5) コミュニケーション：□自己主張的　□受け身　□攻撃的
2) 行動：程度（軽・中・重）
   □合目的的　□困惑状　□衝動的　□（やや）強迫的
3) 言語：程度（軽・中・重）
   □明確　□早い　□せきたてられるように話す　□叫ぶ　□ささやく　□（やや）繰り返し
4) 気分：程度（軽・中・重）
   □楽しそう　□穏やか　□悲観的　□無力　□怒り　□心配・恐怖　□問題なし
5) 不安：程度（軽・中・重）
   □弱い　□中等度　□強い　□問題なし
6) 思考過程：程度（軽・中・重）
   □若干混乱，短絡的　□思考がおそい　□話がとぶ　□問題なし
7) 思考内容：程度（軽・中・重）
   □現実的ではない　□希死念慮が強い　□幻覚　□妄想　□強迫観念が強い　□問題なし
8) 認識：程度（軽・中・重）
   □現実見当識はやや低下　○人　○場所　○時間
   □集中力の低下　□注意力の低下　□問題なし
9) 記憶力：程度（軽・中・重）
   □5分前のことを覚えていない　□過去のことを記憶していない　□問題なし
10) 洞察：程度（軽・中・重）
    □状況が認識できない　□状況を認めることが困難　□人を責める　□問題なし
11) 判断と日常生活：程度（軽・中・重）
    □日々のことが管理できない　□生活上のことを合理的に決定できない　□問題なし
12) 自分・他者への危険度：程度（軽・中・重）
    (1) 自傷したいと考えているか　□はい　□いいえ
    (2) 最近，自傷をしているか　　□はい　□いいえ
    (3) 暴力の既往があるか　　　　□はい　□いいえ
    (4) 行動化の既往があるか　　　□はい　□いいえ
    (5) 衝動性の高さ　　　　　　　□高い　□これまでと同じ　□問題なし

＜精神状態の査定＞

Ⅲ．精神の健康度の把握

　1．これまでの家族関係

　2．過去の友人との関係

　3．成育史

4. 過去の学業成績（知的理解力など）

5. 薬物乱用の有無

6. 家族歴

7. ストレスへの対処能力

8. 本人の強さ

9. 生活上のニーズ

Ⅳ. セルフケアの査定とセルフケアに関連する情報

① セルフケアの査定（該当するところにチエック）

	過去	現在	過去	現在	過去	現在	コメント
	全介助		部分介助		支持・教育		
水分・食事・呼吸							
排泄							
個人衛生							
活動と休息							
孤独とつきあい							
危険防止							

* 過去とは入院前の安定していた時の状況をさす．
* これらを査定しながら，入院中の治療目標を明確にする．また退院後に必要なセルフケアが入院前のセルフケアと異なる場合には，教育的アプローチを入院中から行う．

査定：

長期目標：

短期目標：

ケアプラン：

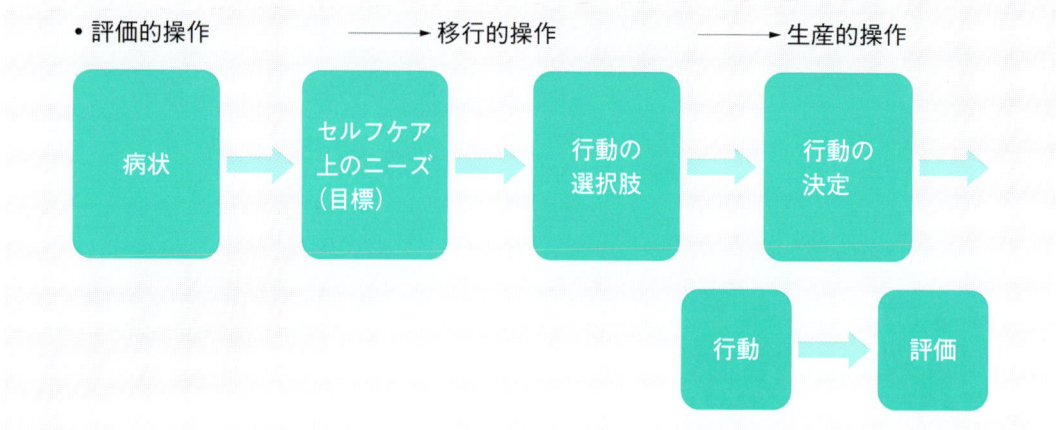

図1 セルフケアの意図的過程[1]

は保護的に行うが，精神状態が中等度の時には，いい日にはセルフケアを促進し，悪い日には症状管理（階段昇降や散歩，呼吸法や筋弛緩法・温泉・足浴などのリラクセーションや本人の趣味，人に相談する，などを1回15分，1日3回実施．また身体症状が強く出ている場合にはリラクセーションが効果的）を積極的に促し，時に臨時の向精神薬を用いる．また軽度の時には，本人がやりたいと思っていたことを促し，一つずつ刺激を増やしていくことが重要となる．

2) 精神の健康度の把握

これまでの家族関係，過去の友人との関係や生育史（どのように成長発達してきたのか），過去の学業成績（知的理解力），家族歴やストレスへの対処能力，本人の強さ，生活上のニーズなど本人の健康的な側面と病的な側面について把握する．

3) セルフケアの把握とアセスメント，ケアプラン

看護支援の方法は多々あるが，ここでは特にオレム—アンダーウッドのセルフケアに関する理論を用いて，看護過程の展開を考える．オレム—アンダーウッドモデルはセルフケア不足理論をもとに精神的な問題をもつ患者に対し修正された支援モデルである．

セルフケアとは，人間のもつ普遍的欲求（食事や排せつ，活動と休息のバランス，孤独と人とのつきあい，安全を保つ能力），成長発達上の欲求，健康逸脱に関する欲求（健康を害した時に治療や症状，病気を管理したいと思う欲求）を自分で認識しながら，自分のニーズを満たすために自分のために行う実践活動である．この欲求の中でも成長発達に関するセルフケアの欲求と健康逸脱に関するセルフケアの欲求は，普遍的セルフケア上の欲求に統合されるとアンダーウッドは述べている[1]．

また，セルフケアは，自分のセルフケア能力，すなわち人としての能力で誰もが学習することのできる能力—知識や技術，技能のレパートリー，洞察と判断，自己決定など—を用いながらセルフケア行動を行っていく過程であり，オレムはこれをセルフケアの意図的過程と呼んでいる（図1）．意図的過程とは，自分の上記のニーズをみつめながらニーズを満たすためにセルフケア上の目標をたて，目標を達成するためにどのような行動の選択肢があるのかを選択して決定し，行動をおこす

過程をさす．特に精神的に不安定な患者や精神疾患を有する患者はこの意図的過程への支援が必要であるが，特にこの過程をたどっていく上で，自己決定が重要であると述べている[2]．

また，このセルフケアには影響要因（基本的条件づけの要因）があり，年齢，性別，健康状態，ライフスタイル，ソーシャルサポート，信念が影響する．さらに精神看護の研究においては，精神疾患をもつ人のセルフケアには，特に過去の入院期間，地域での生活期間，同居の有無や仕事の有無も関連していることが明らかにされている[3]．

セルフケアのアセスメントとケアプランの検討を行う場合には，まず普遍的セルフケアにおいて，食事や排せつ，個人衛生，活動と休息のバランス，孤独と人とのつきあい，安全を保つ能力において，現在はどのような状態で，これまでで最も高かったセルフケアはどれくらいなのかを把握し，なぜそのようなセルフケアが維持されているのかを把握することが必要となる．

同時に，今の精神状態と過去のいい時の精神状態を把握し，今の精神状態ならびにセルフケアをどこまで改善できるのか，また本人と家族はどの部分を改善したいと思っているのかを検討しながらセルフケア上の目標をたて，ケアプランを検討していくことになる．また家族が児童青年期の対象者を支援できるよう家族にも精神的支援を行い，児童青年期にある患者に対応できるように情報提供や対応方法の提示を行う必要がある（**表1**）．

引用文献

1) 宇佐美しおり，鈴木啓子，Patricia Underwood：オレムのセルフケアモデル　事例を用いた看護過程の展開．第2版．p49-50，ヌーヴェルヒロカワ，2003．
2) 前掲書1），p51．
3) 宇佐美しおり：地域で生活を送る精神分裂病者の自己決定に基づくセルフケア行動の実態．31(3)：25-38，1998．

第2章 児童精神看護学におけるアセスメント

1. 乳幼児期における心理社会的成長発達

　一人の人間が生まれ，成長して，大人になり，老いて，死ぬという過程には，生物学的な次元だけでなく，心理的，社会的な存在としてのダイナミックな変化が存在する．個としての存在は妊娠の時点からはじまっている．父親と母親の遺伝子を半分ずつ受け持った，母親とは異なる遺伝子をもつ個体が母親のなかに宿るのであり，ときには同期し，またときには相互に影響し合いながら時を過ごす．夫婦は，生まれてくる子どもを想像しながら語り合い，子の出産に備えるのである．そして，子どもは親とは別の個体として生まれてくるのであるが，個としての自律性が成立しているわけではない．スイスの動物学者 Portmann, A. がヒトの出生を生理的早産と呼んだように，生まれたばかりの子どもはまだ無力であり，親からの助力なしには生きられない．しかし，そこで親子の間にはかけがえのない交流が生まれるのである．産後まもなくの母親は，Winnicott, D.W. が原初的没頭と表現しているように乳児にとりつかれているようにふるまう．とりわけ，産後の数時間は感受期（Klaus, M.H. & Kennell, J.H.）と呼ばれる時期であり，母子のきずなを形成するうえで重要な意味を果たすという．一方，生まれたばかりの子どもの感覚はまだ不十分なものであるが，親からの語りかけに応じて，新生児が手足や顔の表情を模倣するというエントレインメント（Meltzoff, A.N. & Moore, M.K.）は早期から備わっている．母と子は同調し合い連続性のある，あるいは一体感のある存在であるが，徐々に子が運動面での発達をみせ，手や足が自分の意志通りに動くことに気づく一方で，親が子とは異なる存在として存在することが理解される．フランスの精神分析医 Lacan, J. は，母親に抱きかかえられ子どもが鏡を見たときの反応を鏡像段階と呼んだが，一体感のある母子関係から個と個のかかわりへと変化する認識の変化は，ダイナミックな変化といえよう．Mahler, M.S. は，心理的な「個」，ならびに，個と個の関係性としての「子」と「親」の成立過程を，分離−個体化過程と称して概念化を試みた．分離―個体化の過程は，①母親をそうでない者と識別しはじめる分化期（5〜9カ月），②歩行が可能になり，母親を基地として探索行動が盛んになる練習期（9〜14カ月），③しだいに母親が自分と別個の存在であるとわかり，より不安も増大し，以前より逆に母親に接近する再接近期（14〜24カ月），④言語の発達や状況の理解などの増大にともない，母親が現実に側にいなくても，心のなかで母親の存在を確信でき，同時に一貫した自己像も形成される個体化期（3歳頃）に分けられるという．

同時に，個の芽生えはアタッチメント（愛着）の形成も生み出すことになる．イギリスの Bowlby, J. は，アタッチメントを「母性的な人物に対する子どものきずな」であり，吸う，しがみつく，後を追う，泣く，微笑するといった生得的行動により，母親の母性的行動を誘発する．その後，愛着行動は複雑になり，対象との距離を考えて泣き叫びの強度を変えたり，呼び求める，両腕を挙げたり手を叩いて歓迎の意を示すなども表修正的な行動をとるようになるという．母親は，これらの愛着行動に対して養育行動をとる．その母子間の協調性のある関係が愛着関係であり，Bowlby, J. は，アタッチメントの早期剥奪は成長の阻害因子になることを提唱した．

　また，分離―個体化の過程は，対象関係の成立をも意味している．当初，乳児の快，不快は満腹と空腹などの感覚と強く結びついている．子からの泣くなどの働きかけに応じて母親は授乳を行うが，必ずしも子の思い通りに授乳されるわけではない．授乳してくれる親はよい母親であり，授乳してくれない母親は悪い母親と認識されるが，徐々にこれらが同一の対象であることに気づき，両面を持ち合わせた対象としての対象恒常性が成立するのである．

　乳幼児期は，運動面，言語面の発達とともに，親子関係を中心にした対象関係と基本的な対人関係が育まれる過程である．子どもは，徐々に自分の思いを伝えたり，他者の話す言葉に耳を傾けることができるようになり，また模倣やしつけを通して身辺自立をも達成していく．Erikson, E. は，人生を乳児期から老年期に至る発達過程ととらえ，それぞれの発達段階における心理社会的課題を明らかにしたが，乳児期，幼児期初期，遊戯期にかけて，対人関係は母親的人物から親的人物，基本家族へと広がり，それぞれにおける課題も「基本的信頼　対　基本的不信」（養育者の安心感のある一貫した態度のなかで，乳児が養育者に肯定的な像を描くことができれば，そういった感情がヒトへの基本的な信頼と自身への信頼につながる）から「自律性　対　恥，疑惑」（歩行や言葉など自己表現や活動範囲も広くなり，食事，排尿，排便など自分の身体や行動を統制することができるようになるが，それに失敗したり，できないと恥ずかしいと感じ，自分と能力に疑いが生じる），「自主性　対　罪悪感」（性差もわかり，積極的な社会の役割など大人のまねをして吸収していくが，親に取って代わったり，敵対視することで罪悪感も生じる）へと移り変わると考えた．これらの過程で育んだものを礎に，学童期，青年期へと展開していく．

2．学童期・青年期とライフサイクル

　学童期になると，日常生活の大部分を学校生活が占め，絶対的であった両親像から距離を置き，教師という存在が出現する．一方，対人関係は，教科や遊びにおいて同年代の仲間との協働や競争が中心になる．性の分化も強まり，また同性の仲間同士では秘密のルールや約束事を作る，いわゆるギャング集団を形作る．学校の倉庫裏や裏山に秘密基地などを作って限られた仲間で共有するのもこの時期であり，大人社会とは独立した自立した集団を作り，その一員としての認識が行動の規範となるのである．小学校の高学年にもなると，このような物理的構造をとらなくても学級内に仲間集団を形作ることができるようになる．しかし，広汎性発達障害がある子のように対人関係の不得手さがある場合には，対人関係の構築しがたさを感じやすい．いじめを集団で行うこと（集団で

無視する「しかと」など）で仲間意識を表現することもあるが，集団での機密を守る力もつけてきていることから，教師がいじめの事実を認知しにくい時期でもある．

　加えて，小学校の高学年，ないしは中学校に上がるころから二次性徴がはじまることも多い．この時期は，むしろ異性を忌避し，男子が女子を遠ざけて口汚い言葉を使ったり，女子が活発さの目立つ時期でもある．両親から離れ，また，傷つきやすい自身を支える存在として，同性の親友を求めるようになる．徐々に性衝動もあって異性愛へと傾くものの，このことが親子の心理的葛藤を刺激し，親への反抗，ときには逸脱行動へと至らしめることとなる．こうした葛藤を乗り越えて，成人期への準備が整えられる．

　Erikson, E. は，学童期，青年期について，対人関係は近隣，学校から，仲間集団と外集団へと展開し，そこでの課題も「勤勉性　対　劣等感」（学校などで友達と競いながら力を身につけるとともに劣等感をも味わう），「同一性　対　同一性の混乱」（身体的な成熟とともに大人になっていくこと，また両親からの心理的分離による不安から，「自分とは何か」が問われる）としている．近年では，同一性の確立は，20〜30歳ごろまで模索されるようになり，青年期の拡大が指摘されている．

3. 精神医学的診断と治療構造

　精神医学の診断においては，生物学的次元のみならず，心理社会的次元も踏まえた評価が重要であることはいうまでもない．児童青年期においては，そこに発達という側面が加わり，子どもが生得的に持ち合わせた認知・行動面の特性，親子関係や仲間関係，さらには，そのような生得的特性や併存障害を持ち合わせたことで二次的に抱えた発達面の影響や心理的問題まで考慮する必要がある．子どもの発育歴が重要であること，子どもが自身の問題を言語的に表現しにくいことから，親の情報が重要であることはいうまでもないが，親が子どもの状況をどの程度的確にとらえているのか，実際の子どもの姿とのずれはどうかなどもみていく必要がある．子どもの面接は，精神医学的面接を指向した直接的な問診によってのみ行われるものではない．むしろ，診察室内に置いてあるおもちゃに，子どもがどのように注意を振り向けるのか，それに手を伸ばすときに大人の許可を求めるのか，その視線のやりとりはどうか，何かを発見したときに喜んだ表情を浮かべるのか，それを誰の方を向いて喜びを共有しようとするのか，何かをするたびに親の顔を見て怒っていないか確認しているのか，転んだり頭を打って泣くと親元へ駆け寄るのか，このようにみていくと子どもの一挙一動が親の問診以上に豊富なメッセージを発していることがわかる．また，注意したくなる行動をとったときの親の行動はどうかをみることも重要である．また，両親が子どもの問題をどのようにとらえているのか，その違いを知ることも大切である．

　精神医学的診断は，診察室に入る前からはじまっている．待合室で，どのような位置に座っているのか，親子の会話はどうか，親は待ち時間をどのように過ごさせるのか，初診時の身長，体重，血圧の測定は看護師まかせなのか，適切なアシストができているのか，その際の母子の分離の可否はどうか，またこれらを解釈する前提として，どのような経緯で来院し，本人がどのように説明を

受け，本人・家族がどのような思いをもって来院したのかも重要であろう．看護師としてのアセスメントは，問診やチェックリストに現れない子どもの姿，親子のかかわりのなかに発せられるメッセージを素直に受け止めることからはじまるといってよい．

　診察は，学童期初期までは親子同席でもよいが，学童期後期から青年期であれば，母の面接と子の面接を分けて実施することのほうが多い．しかし，そこで重要になるのは，子のプライバシーをどこまで保つかである．もちろん，子どもの面接室内での会話は親にも守秘されなければならない．しかし，親が子の診療に納得しなければ，子の来院も続かないし，親に適切な説明が行われなければ，帰宅後に子が親から質問攻めに合うことになる．重要なことは，子との面接のなかで，親に何を伝えるかを話し合うことである．そのことが子どもの抱える問題を整理するうえでも重要なことが多い．関係機関との連携についても同様である．最近は「連携」という名のもとに関係者が集まって情報の共有が叫ばれることがあるが，その前提となる守秘の義務や共通の目標，それぞれの機関，職種の役割の分担が不明確なことも多い．そのような場に望む際には，どのような内容についてどのように伝え何を目標に話し合うか，まずは本人や家族と相談しておくほうがよい．

　院内においてもチーム医療が望まれるが，児童青年期精神科医療を支えるに十分なマンパワーがある機関は限られている．医師，臨床心理士，看護師，精神保健福祉士に加え，療育などで重要なのは作業療法士，言語聴覚士，保育士などであり，また教育において，院内学級の教諭なども加わる．日本では，児童精神科の講座が医学部に設置されておらず，人材育成が不十分なこともあって，児童精神科医の数は300〜400名程度に過ぎないとされる．専門医療機関も少なく，多くの施設が長期の診療待機を余儀なくされている．この領域における医療需要は増加するばかりであり，児童青年期精神医学の医療体制の早期拡充が切に望まれている．

第3章 発達障害に対する児童精神看護学

1. 発達障害の診断分類

　発達障害という言葉は，今日ではマスメディアなどでも広く取り上げられる用語であるが，その語感は発達過程における障害をイメージさせ，誤解を招きやすい．実際には，発達障害は主として遺伝的要因に周産期ないしは出生後早期における環境要因が加わって臨床症状が見出される．すなわち，発達障害は生得的な神経生物学的障害であり，不適切な子育てなどの養育環境に起因する問題ではない．

　また，発達障害という言葉で表現される一群が共通の特性をもち得ると考えられがちであるが，このなかには，発達の遅滞や機能や認知の質的な歪み，機能獲得の困難さなどのさまざまな側面が含まれている．たとえば，知的障害は，知的機能全般における発達の遅滞を指す．知的障害は，かつて精神遅滞や精神発達遅滞と呼ばれてきた障害であるが，情緒面なども含めた精神機能全体に障害があるわけではなく，知的機能に遅滞があることから，知的障害との表現が使われるようになりつつある．また，学習障害は，読字，書字，算数といった特異的な機能に障害がある場合をいう．教育分野では，広く学習困難のある児童を学習障害といった時代もあったが，現在は文部科学省もこの用語を厳密に定義づけている．一方，広汎性発達障害は，なんらかの能力に低下があるのではなく，むしろ定型発達の子どもに比べて能力の高い領域と低い領域があり，そのパターンに偏りがあることをいう．また，注意欠如・多動性障害（ADHD）は，年齢に不相応な不注意，多動性-衝動性のいずれか一方，または両方が，家庭と学校など2カ所以上の状況でみられることをいい，行動上の特性に定義づけられた発達障害である．

　重要なことは，これらの認知や行動の偏り，あるいは，発達の遅滞のために，社会的，職業的，その他の重要な領域における障害がある場合にのみ，診断が下されるということである．つまり，知能検査をして知能指数（IQ）が70未満であれば，IQが遅滞域にあるが，知的障害としての診断は，社会的，職業的，その他の重要な領域における障害がある場合にのみ下される．発達障害としての診断は，適応という問題を常に含んでおり，そのために介入を要する場合に適用される．

　近年，発達障害の診断が乱発されているのではないかとの懸念がある．その一方で，児童精神科臨床において，発達障害としての診断に達しない特性レベルの問題が，子どもの適応上の問題を知るうえで重要であることがある．発達障害は，定型発達の子どもがもつ個性との連続線上に存在す

る．特性を広く発見しながらも，診断は厳密に下すことが重要である．

さらに重要なことは，発達障害の子どもの示す問題が診断基準で示されるような中核症状によってのみ生じるのではないことを心得ることであろう．さまざまな併存障害，あるいは，その中核症状や併存障害をもつことによって生じる二次的な行動上の問題があげられる．介入の計画を立案するにあたっては，いま介入の対象としている行動が，どこに位置づけられるのかを知ることが不可欠である．

以下には，各発達障害の診断基準を簡潔にまとめる．

1) 知的障害

18歳以前から，IQ70以下の知的機能であり，適応機能上の困難が，意思伝達，自己管理，家庭生活，社会的・対人的技能，地域社会資源の利用，自律性，発揮される学習能力，仕事，余暇，健康，安全の複数の領域でみられることをいう．

軽度知的障害　　IQ50～70
中等度知的障害　IQ35～49
重度知的障害　　IQ20～34
最重度知的障害　IQ20未満

であるが，IQ71～84の場合を境界線知能と呼ぶことがある．

2) 広汎性発達障害

①対人関係の障害（アイコンタクト，表情や仕草でのやりとりなどの障害），②コミュニケーションの障害（相互的な言葉のやりとり，見立て遊びやごっこ遊びなどの障害），③限局した関心と活動（対象の一部に強い関心をもつ，常同性に固執するなど）がみられる場合をいう．

自閉症では，3歳以前より①～③が認められるが，アスペルガー障害では，②が軽度に留まり，2歳までには初語，3歳までに二語文がみられる．特定不能の広汎性発達障害（PDDNOS）とは，広汎性発達障害としての特徴はありながらも，自閉症やアスペルガー障害の診断を満たさない．すなわち，軽度の場合か，3歳以降に広汎性発達障害の症状が認められることをいう．高機能（IQ＞70）の者は自閉症では3割に留まるが，アスペルガー障害，PDDNOSのほとんどは高機能である．

3) レット障害

胎生期および周産期の発達は正常であり，出生児の頭囲，生後5カ月までの精神運動発達に異常はないが，生後5カ月から48カ月の間に頭囲の成長が減速し，5～30カ月の間に，それまでに獲得した合目的的な手の技能を喪失し，その後，手で絞ったり手を洗うのに似た常同的な手の動きが出現し，発症後の最初の数年で，社会的環境に対する興味が減退，歩行の協調運動または体幹の動きの障害，重症の精神運動制止をともない，重篤な表出性，受容性の言語発達障害がみられる場合をいう．女児のみに発症する．

近年，本障害がX染色体上のMECP2遺伝子の変異によって引き起こされることが明らかになった．

4) 小児期崩壊性障害

少なくとも2年間，言語的および非言語的コミュニケーション，対人関係，遊び，適応行動において年齢相応の発達がみられるが，2～10歳までの間に，表出性または受容性言語，対人的技能または適応行動，排便または排尿のコントロール，遊び，または運動技能のうち複数の領域において退行，ないし機能の喪失がみられる．

5) 学習障害

日本の文部科学省の定義によれば，学習障害とは，基本的には全般的な知的発達に遅れはないが，聞く，話す，読む，書く，計算するまたは推論する能力のうち，特定のものの習得と使用に著しい困難を示すさまざまな状態を指すものである．学習障害は，その原因として，中枢神経系になんらかの機能障害があると推定されるが，視覚障害，聴覚障害，知的障害，情緒障害などの障害や，環境的な要因が直接の原因となるものではない，とされる．困難な領域に応じて，読字障害，算数障害，書字表出障害などと呼ばれる．

6) 注意欠如・多動性障害

注意欠如・多動性障害（ADHD）とは，7歳以前から不注意，多動性−衝動性のいずれか，またはその両方が，学校と家庭などの複数の領域で認められることをいい，不注意優勢型，多動性−衝動性優勢型，混合型に分類される．反抗挑戦性障害や素行障害などの破壊的行動障害をともないやすい．

7) 発達性協調運動障害

運動障害がないにもかかわらず，運動の協調機能に特異的な障害があり，そのため運動スキルの実行が著しく障害され，日常生活の活動や学業に著しい困難を来す場合をいう．

8) コミュニケーション障害

表出性の言語能力が，非言語性知能，および受容性の言語理解の発達に比べて有意に低い場合に表出性言語障害，非言語性知能に比べて，言語理解，ならびに言語表出の能力が有意に低い場合に，受容−表出混合性言語障害，会話のなかで音声を発達から期待される適切さで用いることができず，その産出，使用，表現，構成に問題がみられるものを音韻障害と呼ぶ．

2. 知的障害のある児童への看護

1) 知的障害とは

知的障害の診断基準はいくつかあげられる．一般的な診断基準である米国精神医学会精神疾患の

診断・統計マニュアル第4版（DSM-Ⅳ：Diagnostic and Statistical Manual of Mental Disorders, 4th edition）では，次の3つの条件を満たすものと規定している．①明らかに平均以下の知的機能（個人の知能検査でおよそ知能指数（IQ）70またはそれ以下．幼児の場合は臨床的に判断した知的機能が明らかに平均以下）．②意思伝達，自己管理，家庭生活，社会的／対人的技能，地域社会資源の利用，自立性，発揮される学習能力，仕事，余暇，健康，安全の領域における適応能力の欠陥または不全が2つ以上の領域で存在する．③発症が18歳未満である．つまり，知的障害は，18歳までになんらかの原因により，脳の成長に障害が生じたり，脳に損傷を受けたために知的な能力が年齢に相応した水準に発達することができず，社会生活に適応する能力が低い状態である．

　知的障害は原因によって病理的要因，生理的要因，心理的要因に分けることができる．病理的要因は，先天性の染色体異常によるダウン症候群や出生時の酸素不足などの周産期における脳性麻痺や，疾病や事故などが原因の知的障害である．生理的要因は，病理的要因のような脳の器質的異常や脳の働きに影響を及ぼすような身体的異常や疾患も見当たらないものである．心理的要因としては，被虐待児症候群や愛情遮断症候群の子どものように，親の養育態度や家庭環境などの外的要因によって健全な知能や知的発達が妨げられることが原因で発生する知的障害があげられる．

　知的障害は知能障害の程度により，軽度（IQ50〜69），中等度（IQ35〜49），重度（IQ20〜34），最重度（IQ19以下）の4段階に分けられる．また，IQ70〜85は境界線知能とされる．IQ軽度は，日常生活に差し支えない程度に身辺のことに対処することができるために自立した生活ができる．教育は普通学級で受けることも可能である．中等度は食事，衣服の着脱，排便，洗面など日常生活における基本的動作に一部他人の助けを得て自分の身辺整理ができる．教育は特別支援学級で受けることが多い．重度は，言葉をほとんど話すことができず，他人との意思の疎通および環境への適応が困難であるために日常生活における基本的動作に対して介助が必要であるため特別支援学校で教育を受けることが多い．また，社会生活への適応は著しく困難である．最重度は運動障害やてんかんなどを合併していることが多く，寝たきりであることも多いことから，全面的介助や生命維持のための医療的ケアを要する．

　ところで，知的障害に類似した概念として学習障害がある．学習障害について，文部科学省は「基本的には全般的な知的発達に遅れはないが，聞く，話す，読む，書く，計算する，または推論する能力のうち特定のものの習得と使用に著しい困難を示すさまざまな状態を指すものである」と定義している．学習障害が知的障害と明確に区別される特徴として，全体的な知的機能の低下がなく，記憶力には問題がない場合が多い．そのため，障害や困難さをもっている部分を明らかにして，できることとできないことをアセスメントし，子どもの弱点や問題点を補うような適切な働きかけをすることによって，障害を克服できるようになることが知的障害とは異なるところである．

　知的障害のある子どもが求める看護に対するニーズは，知的障害の程度ばかりでなく，合併する精神的あるいは身体的な障害の種類によってさまざまに異なる．そこで本稿では，知的障害のある子どもへの援助として，乳幼児期，学童期および思春期における基本的姿勢について述べる．

2）知的障害のある子どもへの支援

（1）乳幼児期

　乳児期は，全面的に信頼できる養育者を通して，人としての基本的信頼を獲得し，さらに幼児期

には人間関係を拡大して，人格形成の基礎をつくる時期である．子どもと関わる際には，障害の有無にかかわらず，子どもの人権を尊重するという姿勢が基盤であることはいうまでもない．

知的障害は生涯継続するものであり，長期にわたり医療，福祉，教育などの多方面からの支援が不可欠である．早期に発見され，早期より適切な援助を受けることが子どもの予後に大きな影響を及ぼす．

看護職は，子どもの出生時，育児健診時，受診時などに発達の遅れに気づく．出生時に子どもの特徴的な顔貌に気づくことや，定頸や定坐，歩行などの運動発達の遅れが契機となって発見されることも多い．また，1歳6カ月健診と3歳健診は重要な役割を果たす．1歳6カ月で単語を発しない，3歳でコミュニケーションを表す言語がないなどの言葉の習得に関する項目が重要な判断ポイントとなる．

子どもの身体の成長や，認知や運動機能の発達を客観的に観察し，子どもの発達がどの段階にあるのか，また，発達が子どもの全体像のなかでバランスがとれているのか，否か，などの視点をもつことが重要である．さらに，子どもの日常生活のなかでの様子を経過を追って観察し，障害を正しく受け止める取り組みが必要である．

知的障害のある乳幼児期の子どもへの基本的援助として次のようにまとめることができる．

① 安定した母子関係の確立

子どもの知的障害が出生前から診断されている場合，出生時に判明する場合，あるいは子どもの月齢や年齢が進んでからわかる場合など，母親が子どもの知的障害を告知された時期によって，母親の受ける衝撃の大きさや，受容のプロセスは異なる．看護者は母親の思いに共感しつつ支えながら，母親が衝撃から立ち直り，知的障害のある子どもを受容するようになるのをあせらずに待つことが大切である．そして，受容のときがきたら，あたたかい愛に満ちた母子関係が，子どもの成長や発達に不可欠であることを伝え，安定した母子関係を形成できるように援助する．具体的な援助の進め方として，子どもに触れる，語りかけることからはじめ，しだいに授乳やおむつ交換，さらに全般的な日常生活の世話へと関わりを広げていくようにサポートする．こうした母性行動や育児行動が子どもに「快」の刺激を与え，人に対する信頼感を育んでいくことを伝える．また，母親にとっても子どもへの愛おしさが増すことを体得させる．

② 健康的で規則的な生活の習慣化

知的障害のある子どもにとって，成長や発達を促し，体力をつけることは治療的療育の基盤である．日々の生活のなかで，まず，栄養のバランスがとれた消化のよい食事をとること，排泄を整えること，十分な睡眠をとることは欠かせない．そして，いつも子どもを丸ごと受け止めて情緒の安定を図ること，また，その子どもに適した運動を取り入れて，心身ともに生き生きとした良好な状態を保つことが重要である．愛情を核とした健康的で規則的な生活へと導くことが基本である．

③ 基本的生活習慣に対する適応への導き

普通児は4歳半ごろには基本的生活習慣を獲得する．知的障害がある子どもの場合は，食事，排泄，衣服の着脱など，その子なりにゆっくりと進んでいく．やり方を見守り，支えつつ，そして少しずつ指導を加えて，適応能力を伸ばしていくようにしたいものである．決して焦らず，繰り返して行う．うまくできたときには十分に褒め，一緒に喜ぶ．失敗しても叱らないなどの配慮が必要である．

④ 遊びや集団生活への導き

　幼児期の遊びは楽しく過ごしながら，体や頭を使い，人に出会い，いろいろなものを学習して，感覚や機能を育む．また，遊びを通して社会性の芽が生まれて，集団生活への参加を促すことにもなる．しかし，知的障害のある子どもは，既存の遊びになかなか馴染めずに集団の活動に参加できにくいことが多い．子どもの遊びに対する関心の示し方を観察して，自主的に遊ぶことができるように工夫をすることや，ときにはやる気を待つという姿勢が大切である．大人も一緒に遊び，応援の拍手をしたり，できたことを褒めたり，認めたりして，楽しさを表出し，遊びで満たされた時間を共有することが，次の遊びへの意欲につながることになる．

(2) 学童期および思春期

　知的障害の学童期の子どもは，理解する，判断する，記憶するなどの能力が低いことから学業不振という形で表れる．また，ほかの子どもと同じ行動ができない，集団行動がとれないなどの適応行動の障害が表面化してくる．

　学童期および思春期の普通児は，学校という社会において生活体験や人間関係を広げ，コミュニケーション能力をはじめ，身辺処理能力や作業能力を積極的に開発していく．物事を理論的に考えることができるようになり，自己選択，自己決定も可能になる．

　知的障害のある子どもも，継続的な療育のなかで，さまざまな体験を繰り返して，こうした能力を自分のペースで伸ばしていく．そして，失敗を乗り越えて，成功体験を重ねることで，自信をもつようになる．自信は自己決定や自立へとつながっていく．とくに，軽度の場合，適切な教育的支援や訓練によって，将来は簡単な仕事に就いて自立して生活できるようになる．

① 自己決定への援助

　1989年の国連総会で「子どもの権利条約（児童の権利に関する条約）」が採択され，子どもの人権尊重の思想が強く表明された．具体的には，子どもは保護を受ける権利と同時に，子どもも権利を行使する主体であり，自由権や意見表明権があることを明らかにされた．とくに権利を侵害されやすい，障害をもつ子どもの人権を守るためのシステムの構築は重要課題とされた．議論が重ねられるなかで，障害をもつ子どもの自己決定を援助するとともに，自分の権利を主張できない人に代わって，子どもの権利を擁護する代理・代弁活動をさすアドボカシー（advocacy）という概念が使われるようになった．アドボカシーの本質は"自己決定""自己選択"という意見表明権の行使である．知的障害のある子どもは言葉の発達などの能力が同年齢の子どもより劣っているために，子どもの意見を正しく受け止めることは容易ではない．子どもの日常に目をむけ，全体としての子どもの生活をとらえることが重要である．子どもの日々の生活におけるありのままの姿をそのまま認めて，子どもが求めていることは何か，困っていることは何かなどを明らかにして，子どもが自分自身で決めることができるように導くことが大切である．

② 自立への援助

　人間は知的障害の有無にかかわらず，一人で社会生活を営むことはできない．自立するということは，何かができる，できないということではなく，互いの存在を認め合い，たとえ他人の手を借りようとも，自分の生き方を自己選択できるということである．家族，地域，教育，医療，福祉などが密接に連携して，知的障害をもった子どもとともに一緒に考えることのできる人を1人でも増やしていくこと，そして，同じ人間として生き生きと，互いに支え合って生きていくことが自立へ

の援助の第一歩であると考える．

　1990年代にはいって，わが国でも知的障害のある人がグループを作り，自立に向けての「当事者活動」が盛んになってきた．こうした組織的な活動を「ピープルファースト」と呼んでいるグループもある．この「ピープルファースト」の言葉にこめられた「知的障害である前に，自分たちは"第一に人間である"」というメッセージをしっかりと受け止めたい．

(3) 親への支援

　知的障害の診断がついたら，親が児童相談所や行政の福祉相談窓口で社会資源の情報を得ることができるように支援することが重要である．

　子どもの障害についての親への告知はさまざまな情緒的反応を引き起こす．子どもの障害を受容したかのようにみえても親の心理は複雑で，中田（2008）は次の3つのタイプを説いている．

① 障害受容の段階的モデル

　出生直後に子どもに障害（奇形）があることを知った親がショック（第一段階），否認（第二段階），悲しみと怒り（第三段階），適応（第四段階），再起（第五段階）という順序性のある心理的変化をたどるという考え方（Drotar, 1975）．

② 慢性的悲哀説

　通常は潜在化している悲哀が，子どもの成長のプロセスで生じるさまざまなできごとが契機となって，悲哀感や絶望感が再燃し，繰り返し襲ってくるという考え方であり，障害をもつ子どもの親の自然な感情反応であるというとらえ方（Olshansky, 1962）．

③ 障害受容のらせん形モデル

　上記の段階的モデルと慢性的悲哀説の統合する考え方である（中田，2002）．障害のある子どもとともに歩む親への援助は，その時々の親の思いを理解することが第一歩となる．こうした障害受容にかかわる心理的な変動に加えて，知的障害が重度であればあるほど，日々の生活における親への物理的，心理的負担は大きいものである．同じ知的障害をもつ患者会や家族会で悩みを共有したり，励まし合うなどのネットワークの存在意義は高く評価されているところである．看護者は，そうした患者・家族会の活動をサポートすることも親への支援として重要である．

引用・参考文献

1) アメリカ精神遅滞学会編集，茂木俊彦監訳：精神遅滞．p55．学苑社，1999．
2) 阿部利彦：発達障がいを持つ子の「いいところ」応援計画．ぶどう社，2007．
3) 石川真悦：学校における生活・学習指導の実際―軽度発達障害児の支援は医学と教育の連携から生まれる―．特集軽度発達障害の子どもへの支援と取り組み，知っておきたい知識．小児看護，30(9)，1280-1286，2007．
4) 加我牧子，稲垣真澄編：医師のための発達障害児・者診断治療ガイド．診断と治療社，2007．
5) 中田洋二郎：発達障害とその周辺の問題．7．保護者への支援．齊藤万比古総編集，宮本信也，田中康雄責任編集．pp261-271，中山書店，2008．
6) 齊藤万比古，岩垂善貴：軽度発達障害における二次的障害．特集軽度発達障害の子どもへの支援と取り組み，知っておきたい知識．小児看護，30(9)，1267-1273，2007．
7) 田中恭子，稲垣真澄，加我牧子：知的障害の子ども．特集発達障害がある児のケアとフォローアップ，知っておきたい知識．小児看護，26(12)，1637-1641，2003．
8) 中田洋二郎：子どもの障害をどう受容するか：家族支援と援助者の役割．大月書店，2002．
9) 松本昭子，土橋圭子編：発達障害児の医療・教育．金芳堂，2005．
10) 横山浩之：ペアレント・トレーニング．特集軽度発達障害の子どもへの支援と取り組み，知っておきたい知識．小児看護，30(9)，1274-1275，2007．

11) Drotar D. et al. : The adaptation of parents to the birth of an infant with a congenital malformation ; A hypothetical model. Pediatrics, 56(5), 710-717, 1975.
12) Olshansky S. : Chronic sorrow ; A response to having a mentally defective child, Social Casework, 43, 190-193, 1962.

3. 広汎性発達障害のある児童への看護

1) 広汎性発達障害の児童の特徴

　広汎性発達障害（Pervasive developmental disorders, PDD）は，社会的技能，言語，疎通性，行動・運動能力の範囲の発達の遅れや逸脱といった状態を含む．ICD-10では，広汎性発達障害を，①相互的な社会関係とコミュニケーションのパターンにおける質的障害，②限局した情動的で反復的な関心と活動の幅によって特徴づけられる一連の障害と定義し，多くの場合生後5年以内に明らかになるとしている[1]．広汎性発達障害には，自閉症，アスペルガー障害，レット症候群，小児期崩壊性障害が含まれる．広汎性発達障害の児童は，どのような診断かによっても異なるが，知的障害をともなっているものとともなわないものがある．しかし共通して，人と人との関係や，コミュニケーションの相互作用が困難で，相手がおかれている状況，協調作業，仲間関係を作ることが困難であり，友人と相互作用しながら一緒に遊んだり勉強したり，作ったりすることが難しいという特徴をもつ．

　また学童期，思春期の心理社会的成長発達段階を考えると，物事を作る楽しみや仲間と協働作業をしながら達成感や自主性を獲得していくことが非常に重要であるが，これらの心理社会的成長発達段階を獲得していくことも困難な側面をもつ．

2) 診断と症状

　自閉症の基本障害は，言語・認知機能の障害であり，生物学的要因も関連していると考えられている．小児自閉症の特徴は，①対人的相互作用の質的障害（乳幼児から親を求めない，人に興味がない，視線が合わない，あやしても笑わない，抱かれるのを嫌がるなど），②意思伝達の質的な障害（言語の発達が遅れ，言葉が出てくるようになると反響言語が出てくる，抑揚に乏しい一本調子の話し方など），③興味の限局，④視覚優位である，ことなどがその特徴である．また自閉症は「心の理論」（他者の考えを推測する能力）の発達の遅れがあるといわれており，「他者には他者の心があり，自分とは違う考えや信念をもっている」ということを理解する機能が低下しているといわれている[2]．

　また，アスペルガー障害は，言語発達の顕著な遅れは認められないが，社会性の障害や興味の限局を認める．DSM-Ⅳ-TRによると，A．目と目でみつめあったり，発達水準に応じた仲間関係を作れない，楽しみ・興味・達成感を他人と分かち合うことができない，対人的または情緒的相互性の欠如のなかの2つ，B．行動，興味および活動の限定的，反復的，常同的な様子，C．その障害が社会的，職業的，またはほかの重要な領域における機能の臨床的に著しい障害を引き起こしてい

る，D．臨床的に著しい言語の遅れがない，E．認知の発達，年齢に相応した自己管理能力，F．ほかの特定の広汎性発達障害または統合失調症の基準を満たさないことが診断基準となっている[3]．またアスペルガー障害はほかの障害に比べ子どもの認知能力と適応能力は正常である．

さらに，レット障害は，A．以下のすべて，(1) 明らかに正常な胎生期および周産期の発達，(2) 明らかに正常な生後5カ月間の精神運動発達，(3) 出生時の正常な頭囲，B．正常な発達の期間の後に，以下のすべてが発症すること：(1) 生後5～48カ月の間の頭部の成長の減速，(2) 生後5～30カ月の間に，それまでに獲得した合目的的な手の技能を喪失し，その後常同的な手の動きが発現する，(3) 経過の早期に対人的関与の消失，(4) 協調不良の歩行と体幹の動きの外見，(5) 重症の精神運動制止をともなう重篤な表出および受容性の言語発達障害が存在する[4]．レット障害は，1966年にRett, A.によってはじめて報告され，原則として女子のみが発症すると考えられており，10,000人から15,000人に1人の割合で発症するといわれている．正常に発達していた女児が，1歳前から2歳までに発達の停滞，退行，手の機能の喪失や独特な常同運動などによって気づかれることが多い．最終的には重度の知的障害および経度ないし中等度の運動機能障害の状態となる[5]．

小児期崩壊性障害は，A．生後の少なくとも2年間，明らかに正常な発達があり，それは年齢に相応した言語的および非言語的コミュニケーション，対人関係，遊び，適応行動の存在により示される．また，B．10歳以前に，(1) 表出性または受容性言語，(2) 対人的技能または適応行動，(3) 排便または排尿の機能，(4) 遊び，(5) 運動能力のなかの少なくとも2つの領域における技能の喪失，C．(1) 対人的相互反応における質的障害（非言語的行動の障害，仲間関係の発達の失敗，対人的ないし情緒的相互性の欠如），(2) コミュニケーションの質的な障害（例：話し言葉の遅れないし欠如，会話の開始または継続することが不能，常同的で反復的な言語の使用，変化に富んだごっこ遊びの欠如），(3) 運動性の常同症や衒奇症を含む，限定的，反復的，常同的な行動，興味，活動の型，D．この障害は特定の広汎性発達障害または統合失調症ではうまく説明されないことがその特徴である[6]．広汎性発達障害の一型として位置づけられ，10万人に数人程度と考えられている[7]．

3）治療

広汎性発達障害の治療目標は，社会的に許容・支持される行動を促進し，日々の生活機能や社会機能を改善し，家族が児童を養育していけることである．

もっとも有効なものは，治療的教育（療育）であると考えられている．そのためには早期発見，早期診断がまず重要であり，早期から介入することで病気や障害そのものは変わらないにしろ，社会的機能が改善されると考えられている．早期からの介入によって生活やコミュニケーションのスキルが向上するだけでなく，幅広い代替え機能を検討することが可能になると考えられている[8]．また支持的な精神療法や遊戯療法を行いながら，児童の体験を言語化したり表現できる手助けをし，児童の心理社会的成長を促進していくことが必要となる．

さらに，両親への精神的支援と心理教育が必要となる．両親を精神的に支え，またどのような言動に困っていて，どのように対処できるのかを治療者が検討していくことで，家族の患者への健康的な対処行動を促進することができる．さらに家族全体を含めた家族療法を行うことで，家族全体

のケアシステムを変化させることができ，家族成員のなかである特定の人物にかかる精神的負担を減らすことができるようになる．

また攻撃的行動，自傷行為，多動，強迫的行動や常同行為などの症状を併発している場合には，対症療法ではあるが，精神科薬物療法を行う．攻撃的行動・自傷行為が強い場合には抗精神病薬（リスペリドンなど）が，執着的・強迫的行動が強い場合には選択的セロトニン再取り込み阻害剤（SSRI）などが使用される．またてんかんには抗てんかん薬が使用される[7]．

4) 広汎性発達障害を有する児童への看護

(1) 精神状態の査定

広汎性発達障害のどのタイプかによって症状は異なるが，気分や行動，不安，認識（集中力や注意力）が低下する．気分に波がみられ，行動が不安定で社会や家庭のなかに受け入れられない行動が多く，もしくは引きこもりがちで，集中力や注意力などの認識が低下する．

(2) セルフケアの状況把握とアセスメント

気分の波や行動の不安定さに影響され，食事や排泄に集中できなかったり，日中の活動が引きこもりがちだったり，逆に過活動であり，活動と休息のバランスがとれた行動を自分でとることは困難であり，さらに仲間とうまく遊んだり，1人の時間を自分のために費やすことは難しくなる．また自分で危険を認知して動いたり，危険を避けるための行動を学習して対処することは困難である．したがって児童のセルフケアの状況は養育者が状況をみながら支援することが必要となってくる．

(3) ケア上の目標

広汎性発達障害は，自閉症，アスペルガー障害，レット症候群，小児期崩壊性障害など，どの障害かによっても異なるが，人との相互作用，コミュニケーション，遊び，運動，日常生活上の事柄が自分で判断して実施することが困難なため，どの部分の障害が大きいのかを認識しながら，本人が実施可能なセルフケアと家族が支援する必要のあるセルフケアをみきわめながら，セルフケアを促進していくこととなる．また繰り返し行いながらも達成することで満足感を得，場合によっては日々の自分の行動に責任をもっていけるよう支援していくことが必要となってくる．

自閉症の場合には，IQ，言語，社会的技能に問題がみられるため，完全な自立は困難である．そのため，生涯にわたり構造化された環境と，細心の指示や監督が必要となる．アスペルガー障害の場合には他者と何かを共有したり年齢相応の関係性の発達が障害されるため，人とのつきあいのバランスや活動と休息のバランスを維持することは困難となる．

またレット症候群の場合には，常同的な手の動き，社会的な相互関係の変化，協調運動の障害がみられるため，食事や排せつ，運動の側面においてとくにセルフケアを行っていくことが困難であるが，自分でどこまで実施が可能なのかを確認しながら支援をすすめていくことになる．

さらに小児期崩壊性障害の場合には，言語，社会性，排便や排尿のコントロール，遊び，運動技能の障害がみられるため，年齢相応の人とのつきあい，排泄の管理，活動と休息のバランス，安全性の確保などのセルフケアを行うことが困難となるため，どこまで自分で実施できるのかを検討し，目標を定めて練習を行っていくことが必要となる[9]．

(4) セルフケアへの看護

広汎性発達障害を有する児童と家族への支援の原則として重要なことは，成長と発達に応じた支

援，認知・精神・情緒・社会的関係性と言語機能についてのアセスメント，日常的な生活行動の支援，個人の可能な範囲のセルフケアをみきわめる，構造化された支援環境を提供し，一貫した行動の修正を行い，環境療法，薬物治療，個人精神療法・集団精神療法，家族療法などの長期的な治療的な計画を立て支援をし，家族システム全体に対して働きかけ家族や周囲が児童を支援できるよう準備をすすめていくことが重要である．

❶治療目標を明確にし，チームアプローチを行う．両親，医師，看護師，教師，その他の重要な人たちに児童の身体・心理・社会的技能についてのアセスメントを行い，一貫した目標と計画を検討する．

❷各職種の役割を明確にし，看護師は患者のニーズや関心・興味に応じたセルフケアを支援できるよう計画を立て実施する．

　看護師は看護過程を用いて児童に必要なセルフケアの推進を図る．また児童と家族が一貫して練習できるような内容で日常生活でプログラムを作成し，継続していく．その際，食事の仕方，トイレ，入浴，活動の仕方，遊び，生活リズム，服薬，衝動や行動のコントロールについてどの時間に何をするのかを明確にし，実施できたら承認し，褒めていく．成功できる内容にし，小さいものから達成できるようにしていく．小さいものから達成できることで児童の自己評価も高まり，自分の行動に責任をもつ，という学習をすすめることも一部可能となる．また児童，家族と1対1でかかわれる時間をもち，児童の楽しみを一緒に実施し，また家族に対しては一貫してねぎらえる時間，またどのように対応できるのかを話し合う時間を定期的にもつ．

❸セルフケアの獲得において，集団でのプログラムに入る必要性がある場合には，少人数のプログラムとし，かつ治療者が入って何をやっているのか，また何分で終わるのかなど構造がはっきりしているものから参加をすすめる．

❹児童や家族がどの看護師と話し合ったらよいのかを明確にしていく．チームアプローチなので，どの看護師も一貫して同じ支援を行うことが必要であるものの，窓口は明確にし，窓口に情報を集めていくことが信頼の獲得につながる．

❺児童が自分の衝動のコントロールをできるよう助けていく．かんしゃくなどはできるだけ注目せず，タイムアウトの時間をとり，ゆっくりとやってはいけない行動について説明する．またかんしゃく以外の方法で自分を表現する方法を一緒に話し合い，できたら褒めていく．

❻児童の好きなことや興味，関心に沿いながら学習への意欲を促進し，社会的な行動や運動技能を高める．

❼これらについては，毎日振り返り，また，内容や計画の修正は定期的に行い，なぜ内容を変更したのかについて，児童，家族がわかるよう提示していく．また計画のなかには本人の興味や関心のあるもの，希望を入れながら作成していく．

❽これらの支援内容を医療者だけではなく，学校の教員にも来てもらい，理解してもらいながら支援が持続して提供できるよう話し合いを行っていく．

(5) ケアの実施上の注意点

支援は長期にわたるが，一貫した目標と支援内容が必要であり，児童，家族を含めて目標を立て，立てた目標は治療チームが一貫して実施できるようなチーム作りを行っていくことが重要であ

る．また医療者だけではなく，教育関係者もチームの一員として迎えながら必要とされる支援を検討していくことが重要になってくる．

引用文献

1) 野村総一郎・樋口輝彦・尾崎紀彦：第4版標準精神医学．p317, 医学書院，2009.
2) 前掲書1), p318.
3) 高橋三郎・大野裕・染矢俊幸訳：DSM-Ⅳ-TR, 精神疾患の分類と診断の手引き．p56, 医学書院，2002.
4) 前掲書3), p57.
5) 川崎葉子：レット症候群,「精神科治療学」編集委員会，児童・青年期の精神障害治療ガイドライン．VOL. 23, 増刊号, pp183-184, 星和書店，2008.
6) 前掲書3), pp57-58.
7) 栗田広：小児期崩壊性障害,「精神科治療学」編集委員会，児童・青年期の精神障害治療ガイドライン．VOL. 23, 増刊号, pp275-277, 星和書店，2008.
8) 杉山登志郎：自閉症,「精神科治療学」編集委員会，児童・青年期の精神障害治療ガイドライン．VOL. 23, 増刊号, pp178-180, 星和書店，2008.
9) 北島謙吾・川野雅史編：精神科看護ケアプラン，K, M, Fortinash, P. A. Holoday-Warret, pp189-190, 医学書院 MYW, 1997.

参考文献

1) 井上令一・四宮滋子監訳：カプラン　臨床精神医学テキスト，DSM-Ⅳ-TR診断基準の臨床への展開，第2版．B. J. Sadock, V. A. Sadock, Kaplan and Sadock's Synopsis of Psychiatry, Behavioral Sciences and Clinical Psychiatry, pp1297-1311, メディカル・サイエンス・インターナショナル，2004.

4. 注意欠如・多動性障害のある児童への看護

1） 注意欠如・多動性障害をもつ児童の特徴

　注意欠如・多動性障害（Attention Deficit Hyperactive Disorder 以下，ADHDという）は不注意，多動，衝動性の3つが基本症状である．子どもは本来落ち着きがないものである．落ち着きがない，飽きっぽい，人の話をよく聞かない，衝動的な反応や危険な動きをすることなどは子どもの発達過程でみられる行動の特徴である．しかし，ADHDの場合，それが同年代の子どもに比べてきわめて著しいことや，「いつでも」「どこでも」起こるために，家庭や学校で生活するうえで支障が生じることで問題となる．

　ADHDの子どもの特徴は，1人歩きができるようになる幼児前期に「歩き出したころからよく動き回っていた」「ちょっと目を離したすきに迷子になった」などと，のちにADHDの診断がつけられるときに家族の回想として語られることが多い．幼児後期になると保育園や幼稚園における集団生活のなかで，順番を待ってじっと列に並ぶことができないなどの行動が目立ってくるようになる．しかし，園児という発達段階では似たような行動をとる子どもも多いために「少し手のかかる子ども」という認識で過ごしてしまうケースも多い．なかには，多くの園児に毎日かかわってい

る保育士や幼稚園教諭が逸脱した行動にいち早く気づいて家族に専門医受診を進言すると，家族は現実を認めないばかりでなく，かえって憤りをあらわにするという事例もある．一般に小学校に入ると低学年児でも落ち着いた行動ができるようになり，学年が進むにつれてほとんどの子どもが勤勉さを身につけて，急速にさまざまな知識や能力を修得するようになる．他方，ADHDの子どもは忘れ物が多い，じっとして静かに人の話を聞くことができない，授業中に急に席を立ってふらふらと歩くなどADHDの基本症状である不注意，多動性，衝動性が著明になり，授業を妨げる，遊びを妨害するという他者への迷惑行為として問題が浮上してくる．この時期には家族も子どものADHDの症状に困惑している場合が多く，医療機関を受診してきちんと診断がついて治療を受けることができることで安心したという声も少なくない．とくに，「しつけが悪いのでこのような子どもに育った」という周囲の無理解と叱責に苦しんでいた母親は診断されることによって自責の念から解放される．ADHDの青年期には集中力に欠けていることや不注意による失敗のために日常生活や仕事においてさまざまな問題を起こす．そうした仕事上のミスがストレスとなり，二次障害として"うつ"になることもある．また，子どものころからの失敗体験のために自信や自尊心をなくしている場合が多い．ADHDの子どもの家庭や学校におけるトラブルは，社会生活を送るうえでの知識および経験の不足や方法がわからないことに起因する．そこで援助として具体的な生活指導が重要である．

2) 診断と症状

ADHDの診断は，「注意欠如・多動性障害の診断基準（DSM-Ⅳ-TR）」による診断基準項目について7歳未満に6つ（またはそれ以上）が認められ，それが半年以上継続していることとされている．ADHDの発症率は報告者によって異なるが，学童期の子どもの3〜5％であるといわれている．また，男児のほうが圧倒的に多く，女児の4〜5倍であることが知られている．

ADHDの生物学的原因は不明である．しかし，年齢が高くなるにつれて症状が軽減することから，脳の一部の未成熟性によるものと考えられている．そして，こうした脳の未熟性に慢性的な感覚刺激や心理的影響が加わって，ADHDは複雑に形成される．また，二次的に反抗挑戦性障害，行為障害，抑うつなどを合併する場合もある．

3) 治療

ADHDの治療は一部精神科薬物療法も有効であり，心理療法や行動療法も併用して用いられる．また家族面接と家族療法も併用して用いられる．

4) 注意欠如・多動性障害の子どもへの支援

本項では，集団生活を経験するなかでADHDの3つの基本症状がもっとも著明な小学校低学年の子どもに焦点を当てて援助を述べる．

(1) 環境の調整

ADHDの子どもの症状は常に一様であるわけでなく，環境やその場の状況で変化する．そこで子どもが状況を理解し，戸惑わない安心できるような環境にしておくことが重要である．とくに，周りの大人やほかの子どもの接し方はADHDの子どもの行動に深く関係してくる．まず，親や教

師，きょうだいやクラスメイトがADHDの子どもをあたたかく受け入れることが人的環境の基盤となる．ほかの子どもがADHDの子どもを理解することは年齢が低いほど困難ではあるが，ADHDの子どもに対する理解の促しは大人の重要な役割である．ADHDの子どもの行動のまねをしたり，わざと刺激することがないように十分配慮する必要がある．そして，親は何があってもADHDの子どもを守る存在でなくてはならない．そのためには親自身が親子関係のあり方を学んだり，家族会などの交流を通して悩みや情報を共有して，親自身の安定した状態を保つことができるようにしておくことが大切である．家庭やクラスの雰囲気がやさしく，互いに支え合って，ADHDの子どももはもちろん，どの子どもにとっても居心地のよい場となるような人的，物的環境作りを目指さなければならない．

日常生活においてADHDの子どもが状況を理解し，戸惑わないようにするためには，行動の見通しがもてるように工夫してかかわる．たとえばADHDの子どもが家庭や学校で1日の流れがわかるように視覚的に具体的に示しておけば，あらかじめ状況を理解しているので気持ちが安定して生活できる．好きなことに熱中するADHDの子どもはしばしば夜ふかしをしてゲームに没頭することがある．睡眠不足や体調不良は注意散漫を亢進させる．日課を視覚的に書き出すという働きかけで，早寝早起きなど規則正しい生活へと導くことにもつながる．

ADHDの子どもは不慮の事故に遭遇する割合が非常に高い．家庭や学校で安全な環境を保証することは子どもを育むうえでの基本であるが，とくにADHDの子どもの周りの環境は常に点検して整えておくことが重要である．また，危険な状況が想定される場合については，具体的な注意を繰り返し説明して，事故を未然に防ぐ必要がある．

大人は愛情をもって根気強く社会のルールを示し，子ども自身が試行錯誤して体験し，考えながら自立していくことができるように支援することが求められる．

(2)「よいところ」探しと「小さな達成感」の積み重ね

ADHDのある子どもへの援助の中心はできるだけ叱責を減らして情緒不安を軽減させることである．ADHDの子どもの日々の生活は，問題行動を起こしては叱責され，注意されたことに反抗してはまた叱られる．そのことによってさらに落ち着きがなくなり問題行動を起こすという悪循環を繰り返している．親や教師は，そうした子どもは何がきっかけで，また，どのような場面で問題行動を起こすのかを十分観察して，問題行動の誘発を取り除くことや支援の手がかりにして問題行動が起こることを減らして悪循環を断つように努めなくてはならない．

ADHD児の行動の特徴も，見方を変えればその子どものよさとしてとらえることもできる．多動は活動的で活発とみることもできる．注意が移りやすいことは好奇心が旺盛であるととらえることもできよう．また，1つのことに対する執着は探究心の強さという理解にもなりうる．大人が注意深く「よいところ」探しの視点でADHDの子どもに接するとその子のよさに気づいたり，可能性を発見したりできるものである．そしてそのよさを子どもに気づかせて，その子のもつ秘められた能力やエネルギーを呼び起こすことが大人の役割でもある．

ADHDの子どものみならずすべての子どもに完璧さを求めてはいけない．結果よりもその子なりに努力したことを評価し，努力のプロセスを振り返らせ，些細なことでも自分でもやればできるという達成感を体験させることが大切である．たとえば「トラブルを起こさずにきょうだいとゲームで遊ぶことができた」「進んで後片づけができた」など日常生活のなかの小さい達成やささやか

な成功であっても大人も一緒に喜んで子どもを褒めてあげることが次への意欲をもたらすものである．そうした経験の積み重ねがその子の自己に対する信頼感を育み，また周囲の大人に対する尊敬や信頼を高めて，情緒の安定へとつながるのである．

(3) 家族への援助

　ADHDの子どものもっとも身近にいて，成長発達の基盤形成に深くかかわる親の役割は大きい．しかし，その基本症状ゆえに問題行動を起こすことが多く，疲れて途方にくれている親も少なくない．また，見た目には障害がわかりにくいために周囲の理解が得られにくかったり，障害に対する偏見のために，孤立して悩む親も多い．過保護になって子どもが依存的な性格になる場合や，あるいは放任してしまい情緒が不安定なために基本症状が著しくなるなど親の養育態度が大きく影響することに戸惑っている例もある．こうした親の思いをしっかり受け止めることが支援の基本である．看護者が親の悩みを傾聴し，あたたかい心で誠意をもって接することで，親はエンパワメントされて，また子どもの養育や指導に熱意を取り戻すことができる．

　また，同じADHDの子どもをもつ親が集まって悩みを共有したり，情報を交換してピア・カウンセリングの役割を果たしている家族会は，多くの親の大きな支えになっている．孤立感や孤独感を感じながら孤軍奮闘している親に家族会の活動や役割，意義などを紹介することも有用である．

　親は，わが子の行動や自分と子どもとの関係性，子どもへのかかわり方を客観的にとらえることが難しい．近年ではADHDの子どもの行動の観察と理解，指示の出し方，褒め方などを中心としたプログラムを組んだペアレント・トレーニング[*1]が行われるようになり，ADHDの子どもの行動や情緒，また親子関係に効果があることが知られるようになってきた．現在，ペアレント・トレーニングは一部の医療機関や発達障害の関連機関で行われている．また，上述の家族会が開催しているケースもみられる．こうしたトレーニングがどこにいても受けることができるような全国的なシステム作りが急がれる．

　家族への支援として親と同様に配慮しなければならないことは，ADHDの子どものきょうだいへのケアである．きょうだいもADHDの子どもの行動で悩み苦しんでいることがある．また，友だちからADHDの同胞のことを揶揄されたときには親以上に傷ついていることも考えられる．親の関心とエネルギーが日常的にADHDの子ども注がれるならば，きょうだいは疎外感や孤独感を抱いていることは想像に難くない．きょうだいが重篤な愛着障害となった家族も存在する．看護者は，親がきょうだいのそうした思いに気づくように促し，親とともにADHDの子どももきょうだいも養育の基盤は親との愛着と信頼の形成であることを確認しつつサポートしていくことが大切である．

参考文献

1) 阿部利彦：発達障がいを持つ子の「いいところ」応援計画．ぶどう社，2007．
2) 石川真悦：学校における生活・学習指導の実際―軽度発達障害児の支援は医学と教育の連携から生まれる―，特集 軽度発達障害の子どもへの支援と取り組み，知っておきたい知識．小児看護，30(9)，1280-1286，2007．
3) 岩坂英巳，中田洋二郎，井澗知美編：AD／HDのペアレント・トレーニングガイドブック 家庭と医療機関・

[*1] ペアレント・トレーニング：行動問題をもつ子どもに対して行われる適応行動への治療を，親が養育技術を習得して実践することを目的としたグループ訓練である．このプログラムの特徴は，親が子どもに"ほめる"，"認める"などの肯定的なアプローチを続けること，また，一貫した対応を繰り返し行う「行動療法」，「親子相互関係」の形成，グループメンバー同士の「サポート」を行うという重要点が挙げられる．

学校をつなぐ架け橋．じほう，2007．
4) 齊藤万比古, 岩垂善貴：軽度発達障害における二次的障害, 特集　軽度発達障害の子どもへの支援と取り組み, 知っておきたい知識. 小児看護, 30(9), 1267-1273, 2007.
5) 田中康男：ADHD（注意欠陥多動性障害），特集軽度発達障害の子どもへの支援と取り組み，知っておきたい知識. 小児看護, 30(9), 1253-1261, 2007.
6) 松本昭子, 土橋圭子編：発達障害児の医療・教育. 金芳堂, 2005.
7) 横山浩之：ADHD／LD指導の基礎基本—知って欲しい・出来て欲しい50の原則. 明治図書, 2005.
8) 横山浩之：軽度発達障害の臨床　AD／HD, LD, 高機能自閉症　〜レッテル貼りで終わらせないよき成長のための診療・子育てからはじめる支援〜. 診断と治療社, 2006.
9) 横山浩之：ペアレント・トレーニング, 特集　軽度発達障害の子どもへの支援と取り組み, 知っておきたい知識. 小児看護, 30(9), 1274-1275, 2007.
10) American Psychiatric Association(APA)：Diagnostic and Statiscal Manual of Mental Disorders, 4th edition. Text Revision. Washington DC. American Psychiatric Association, 2000.

第4章 習癖異常に対する児童精神看護学

1. 習癖異常の概念と分類

「なくて七癖」という言葉にもあるように，誰もが多少なりとも癖をもっているのが現状であろう．しかし，一般的には下記のような行為が通常よりも多く反復し，日常生活の支障になっている場合，習癖異常という表現が用いられる．

① 習慣的に身体をいじる癖（身体玩弄癖）

　指しゃぶり，爪かみ，舌なめずり，鼻・耳ほじり，目こすり，噛む，引っ掻く，性器いじり，抜毛癖

② 身体の動きをともなう癖（運動性習癖）

　律動性習癖（頭打ち，首振り，身体揺すり），常同的自傷，チック

③ 日常生活習慣に関する習癖

　食事：異食，偏食，拒食，過食，反芻

　睡眠：夜驚，悪夢，夢中遊行

　排泄：遺尿，夜尿，遺糞

　言語：吃音，緘黙

④ 体質的要素の強い習癖

　腹痛，便秘，下痢，嘔吐，乗り物酔い，頭痛，立ちくらみ，咳そう，憤怒けいれん（泣きいりひきつけ）

⑤ その他の習癖

　虚言，盗み，金銭持ち出し，徘徊，嗜癖

以下では，これらのうち，しばしば臨床的介入の対象となる習癖異常についてのみ述べることとする．

（1）抜毛癖（トリコチロマニア）

抜毛は，脱毛とは異なり，自身の指で頭髪，あるいは，眉毛，睫毛を抜くことをいい，当該部位には斑状の抜毛痕が見出される．抜いた毛を口に入れて食毛がみられる場合には，毛髪胃石をともなうことがある．強迫スペクトラムの1つに数えられており，衝動性の障害があると推定されている．

(2) チック

　チックとは，突然の，無目的で，反復的かつ常同的な筋肉の動き（運動チック）または発声（音声チック）であり，単純運動チック（まばたきをする，目を回す，白眼をむく，口をゆがめる，鼻を動かす，顔をしかめる，首振りなど）と複雑運動チック（妙な表情をする，身繕いをする，自分を叩く，飛び跳ねる，人やものに触る，臭いをかぐなど），単純音声チック（咳払いをする，鼻をすする，鼻を鳴らす，吠えるような声を出す，舌打ちをする），複雑音声チック（状況に合わない卑猥な単語や句を言ってしまうコプロラリア〔汚言症〕，相手の言葉を繰り返すエコラリア〔反響言語〕，自身の言葉を繰り返すパリラリア〔反復言語〕など）がある．

　チックに特徴づけられる障害をチック障害というが，運動チックまたは音声チックの持続が1年未満の場合には一過性チック障害，運動チックまたは音声チックの一方が1年以上にわたり持続する場合には，慢性運動／音声チック障害，多彩な運動チックと1つまたはそれ以上の音声チックが1年以上持続する場合には，トゥレット障害と呼ばれる．

　トゥレット障害の典型的な経過は，5～7歳ごろに瞬目などの単純運動チックが出現し，チックの出現部位が頭から手，さらには足に移動し，11歳ごろに舌打ちや咳払いなどの音声チックをともなう．10～15歳ごろにチックがもっとも激しさを増すが，コプロラリアは青年期に1／3程度に出現するが必須ではない．成人期には軽減することが多いが，個人差も大きい．チックの激しさは数週間～数カ月の経過中にも変動するが，緊張の増加，緊張からの解放，感情の高まりによってチックが増強したり，中等度の緊張，安定した軽作業，睡眠中はチックが軽減するなど，心理的要因もチックの強さに関与する．しかし，本障害はあくまでも浸透性の低い多因子遺伝疾患であり，神経生物学的な障害であることを理解する必要がある．チックの直前に違和感があり，チックの後に解放感をともなうなどの前駆衝動／前駆感覚があるのも特徴的である．

(3) 睡眠異常症

　原発性不眠症，ナルコレプシー，原発性過眠症，呼吸関連睡眠障害，概日リズム睡眠障害に分類される．

　子どもの不眠症は，身体疾患や精神医学的問題に随伴することが多く，単独の不眠はまれである．原発性過眠症が，睡眠中枢の過活動によるノンレム睡眠の過剰出現であるのに対し，ナルコレプシーは覚醒中枢の機能低下のため覚醒状態が維持できず，レム睡眠に直接移行すると考えられている．ナルコレプシーは，耐え難い眠気と居眠りの反復，情動脱力発作（激しい感情の高ぶりを契機に骨格筋の緊張が急激に失われる），入眠時幻覚，睡眠麻痺によって特徴づけられる．診断には問診とポリグラフ検査が有用である．

　呼吸関連睡眠障害は，上気道の閉塞によって気流が停止する閉塞型，呼吸中枢の機能異常による中枢型，両者の要素を併せもつ混合型に分類される．小児期には，扁桃の生理的肥大に急性上気道感染による狭窄が生じて閉塞性睡眠時無呼吸症候群をきたしやすく，いびき，努力性呼吸・陥没呼吸，無呼吸，両手や両足を身体の下にする奇異な睡眠姿勢，寝返り，寝汗，日中の頭痛，不機嫌，注意散漫，情緒不安定，成績低下が生じる．

　概日リズム睡眠障害のうち，小児では睡眠相交代症候群，非24時間睡眠覚醒症候群をきたしやすい．前者は，睡眠相が望ましい時間帯から遅れた状態が持続する状態を指し，朝方に眠って昼ごろに起きる生活リズムをいう．後者は，入眠する時刻が毎日ほぼ一定時間ずつ遅れていくことをい

う．いずれの診断にも睡眠日誌の記入が有効である．

（4）睡眠時随伴症

　夜驚とは，①睡眠中に突然覚醒するというエピソードを繰り返す，②夜間の睡眠の最初の１／３で出現する，③強い恐怖をともなった表情や動作，心悸亢進，呼吸促迫，発汗などの自律神経症状をともなう，④いくら母親が声をかけても落ち着かせることができない，⑤覚醒後に健忘を残すものをいう．

　夢中遊行とは，①睡眠中に起き上がり，歩き回る，②夜間の睡眠の最初の１／３で出現する，③うつろな表情で，視線を動かさず，話しかけても無反応であり，④覚醒後に健忘を残す．

（5）排泄障害

　遺尿は，ベッドまたは衣服の中への反復的な排尿であり，生活年齢が少なくとも５歳，またはそれと同等の発達水準にありながら，週に２回以上の頻度で少なくとも３カ月にわたり症状が持続する場合をいう．さらに遺尿が昼間にのみあるものを昼間遺尿症，夜間睡眠中のみの遺尿を夜間遺尿症（夜尿症）と呼ぶ．

　遺糞は，衣服または床などの不適切な場所への排便であり，生活年齢が少なくとも４歳，またはそれと同等の発達水準にありながら，月に１回以上の頻度で少なくとも３カ月にわたり症状が持続する場合をいう．

（6）反芻・異食

　異食とは，生後18カ月までの時期を過ぎても，食べ物以外を食べることが１カ月以上にわたり持続することをいう．反芻とは，正常な摂食行動が１カ月以上先行しているにもかかわらず，生後３カ月から12カ月の時期を過ぎても，一度嚥下した食物の嘔吐と再咀嚼，再嚥下を繰り返す状態をいう．

（7）吃音

　頻繁な音や音節の反復，間投詞の投入，単語の中断などで特徴づけられる話し言葉の流暢性の障害であり，家族性が高く，近年では遺伝的要因が示唆されている．生涯有病率は３～４％とされ，男子のほうが３～４倍多い．

（8）緘黙

　正常，ないしそれに近い言語能力をもっているが，園や学校などの特定の場面ではまったく話さない．幼児期から学童期に気づかれることが多く，成人までに治癒する場合と持続する場合がある．対人緊張が強く，過敏で頑固な病前性格が報告されている．広汎性発達障害との重複は診断上認められていないものの，実際には広汎性発達障害の経過中，あるいは，その傾向のある児童に緘黙がみられることも多い．

2. 習癖に問題のある児童への看護

1) 習癖に問題のある児童の特徴

　習癖，いわゆる癖とは繰り返されることで身につき固定された行動を指す．この癖のうち Olson, R.E. が「習慣的に身体をいじる動作」を総称して「神経症性習癖」と呼んだのが習癖のはじまりとされる[1]．習癖異常には，狭義では指しゃぶり，爪かみ，舌なめずり，抜毛などの「習慣的に身体をいじる癖」（身体玩弄癖）と，頭突き，歯ぎしり，指鳴らし，常同的な自傷行為，チック症状などの「身体の動きをともなう癖」（運動性習癖）が入るが，広義では食事，睡眠，排泄，行動に関するものなど，日常生活行動全般におよぶものがある[2]．

　習癖異常では心理・社会的要因だけが原因とはいえないが，心理・社会的要因が習癖異常の持続・増悪因子として働くことはおおいに考えられるため，看護師としてそれらを把握することが必要となる．

2) 診断と症状

　習癖を問題としてとらえるかどうかについては，年齢と年齢に応じた成長発達がみられるかどうかを踏まえる必要がある．それは習癖が問題行動ではなく，成長発達の過程で自然にみられる正常な行動でもあるからである．たとえば，指しゃぶりでは生後1カ月からはじまり，1歳半では約30％にみられるが，この時期にみられるのは正常な行動である．3歳児にみられる習癖や行動特徴としては，指しゃぶりや爪かみ，寝言，夜驚，歯ぎしり，夜尿，落ち着きのなさ，などがある．習癖はほとんどが3歳から6歳で現れ，自然に消失するものが多い．3歳児以降に減少する習癖には，指しゃぶりや夜尿，遺糞などがある．一方で3歳児以降に増加しその後減少する習癖には，歯ぎしり・夜驚（小学校低学年がピーク），爪かみ・夢遊・チック（小学校高学年がピーク），抜毛（中学生年代がピーク）などがある[3]．

　そのため，習癖異常は小学生以降も持続していたり，日常生活に支障をきたしている場合に治療対象となる場合が多い．

3) 治療

　習癖異常の治療としては，治療方針を定めていくためにも，しっかりとそれぞれの習癖異常を見立てることが必要となる．そのため，まずは身体的問題がないか検討する必要がある．そのうえで，習癖異常では心理・社会的要因が習癖異常の持続・増悪因子として働く場合が十分に考えられるため，環境調整と心理・社会的要因の軽減を図ることが治療としてまず大切となる．環境調整では，親へ病態について詳しく説明し，親の不安の軽減を図ったり，親としてできることを説明し，実施してもらうといったことも治療として大切である．夜驚・夢中遊行の親であればベッド周辺の不要なものを片付ける，遺尿・遺糞の子どもであればトイレット・トレーニングを再度行ってもらう，などがある．そして，子どもがストレスと感じているようなことがあれば，それが軽減するような治療・指導が必要である．さらに日常生活が著しく障害されていたり，ほかの障害の合併がみ

られるときには薬物療法を行う．また習癖によっては認知行動療法や行動療法を行う．

4) 習癖をもつ児童への看護

(1) 精神状態のアセスメント

　精神状態において，習癖異常のある子どもにしばしば不安や緊張が認められる．環境の変化（たとえば入園・入学，弟妹の誕生，転校など）やなんらかの親子関係の問題，学校生活上のストレス，肉体的な疲労などによって不安が高まったり，緊張が強まったりしていることが多いといわれ，それらによって抑うつ的である場合もある．外見では，習癖によって年齢よりも幼くみえたり，不安から抑うつ的であったり，怯えた表情がみられたり，抜毛により髪が少なくなっていたりするだろう．緊張から身体のこわばり，硬さがみられることもある．また，医療者への態度も最初は不安や緊張が高く，協力的ではないこともある．行動では，習癖に問題があるために，なんらかの習癖が目立つ．また，過活動で落ち着きがなかったり，強迫的なところがみられたりする．不安や緊張などから視線が合わないことや，感情やストレスをうまく表現できないため，場にそぐわない行動がみられることもあるだろう．気分は不安や緊張が強く，不安定で，うまく気分を表現できないことがある．そのため，言葉や表情にとらわれずに，行動全般から判断する必要がある．思考過程や思考内容も子どもによってはこだわりが強く，強迫的であったり，自尊心が低下している子どももみられるため，話す内容などに注意を向ける必要がある．言語については年齢に応じた発達を踏まえて査定する必要がある．吃音や緘黙のある子どもでは言葉に流暢さがみられなかったり，特定の相手と話すときには声が出ないことがある．現実見当識はあり，記憶力もあるが，注意力や集中力は低い子どももいるだろう．洞察と判断では年齢に応じて査定する必要があり，高学年になるにつれて洞察力や判断力も高まってくると考える．この能力の高さによって習癖への対処方法や代替方法の検討が行える．

(2) セルフケアの把握とアセスメント

　セルフケアの査定をする場合も，年齢に応じた成長発達がみられるかどうか査定する必要がある．上述したように，年齢によっては，習癖は異常ではなく，成長過程に起こる正常な行動と考えられることもあるからである．また，発達障害や他の精神疾患をともなっている場合も少なからずみられ，そのために習癖がより強く現れたり，年齢に応じた発達がみられない場合もある．そのため，発達障害などがともなっていないかを診断したうえで，年齢に応じた成長発達をたどっているか，習癖が正常な行動かどうかを査定していくことが必要となる．

① セルフケアの把握

　習癖異常のある子どもに共通して低下している可能性が高いのは，"孤独と人とのつきあいのバランス"と"安全を保つ能力"である．そのため，その2つを中心に個々の習癖異常に関係あるセルフケア内容を把握する（**表**）．

表　セルフケアの把握内容

	把握内容
水分・食事・呼吸	水分摂取状況（量，時間帯など），食事摂取状況（内容，量，時間帯など），異食の有無，など
排泄	排尿・排便の状況（性状・回数，就眠前のトイレの有無など），トイレット・トレーニングの状況，遺尿・遺糞の有無とあれば程度や回数，など
個人衛生	衣服の汚れの有無，手指の汚れや出血状況，爪切りの有無，頭髪の状態，など
活動と休息	睡眠状況（就眠時間や睡眠時間，睡眠の深さなど），睡眠中の様子，昼間の活動状況，昼寝の有無，など
孤独と人とのつきあいのバランス	親との関係性，親の接し方と子どもの反応，同胞との関係，友人との関係性，他者との会話の有無，引きこもりや不登校の有無，など
安全を保つ能力	衝動性の有無，攻撃性の有無，暴力や器物破損の有無，自傷行為の有無とその様子（爪かみや指しゃぶり，抜毛の有無とその程度も含む），転倒の有無，歩行の様子，など

② アセスメント

　セルフケアについて個々にみると，"孤独と人とのつきあいのバランス"では，吃音や緘黙のある子どもであれば，吃音があるために人前で話すことを嫌がるし，緘黙のある子どもでは特定の人前では話さない．遺尿や遺糞があれば，その行為を恥ずかしいと思い，友だちと遊ばなくなっているかもしれない．指しゃぶりや爪かみ，抜毛などがみられる子どもの場合には，対人関係の問題でそれら行為がみられることもある．子どもによっては引きこもり傾向であったり，不登校になっている場合もあるだろう．とくに両親との関係性をみていくことが大切である．両親は子どもの習癖に対して過剰に反応し，注意や叱責を繰り返し，親子関係に問題が生じている場合がある．さらに習癖に問題のある子どもは同胞の誕生によるストレスが原因である場合もあるため，同胞との関係性についてもみていく必要がある．それら他者との関係性をみるにあたっては，親や同胞との面会後に習癖がみられる，といった習癖のみられる状況について観察することが大切である．

　"安全を保つ能力"では，習癖に問題のある子どものなかには，衝動性や攻撃性がある場合がある．また，親からの叱責や周囲のからかいなどから自尊心が低下している子どももいる．そのため，暴力や器物破損，自傷行為などがみられる場合がある．また，抜毛や指しゃぶり，爪かみ自体がエスカレートし，自傷行為と判断される場合もあるだろう．さらに，夜驚や夢中遊行などでは転倒などによってけがをする可能性もあり，注意が必要である．

　個々にみていくと，遺尿や遺糞では"水分・食事・呼吸"や"排泄"，"個人衛生"，"活動と休息"などが低下している．遺尿の場合，夜間のみの場合と昼間にもみられる場合とがある．さらにそのときの前後の状況を観察する必要がある．また食事内容や水分摂取量を確認する必要があり，夕食後に水分を多量に摂取している場合も多い．さらに遺尿や遺糞で衣服などが汚れている場合もある．また，夜尿があれば，夜間の睡眠に影響がある可能性がある．夜驚・夢中遊行の場合では，"活動と休息"の低下が考えられ，昼間の活動が少なく，夜間の睡眠が浅い場合もあるだろう．抜毛の

ある子どもでは，抜いた毛を食べてしまうという異食がみられることもある．

③ 家族の精神状態やセルフケアについて

習癖に問題のある子どもの親は，問題のある習癖に対して「治るのだろうか」と不安をもっていたり，「なぜ，○○するのだろうか」「育て方が悪いのではないか」といった自責感をもっている場合が多く，情緒的に不安定になっていることもある．注意や叱責を繰り返すなかで，子どもとの関係に悪循環が生じ，疲弊している親もいる．たとえば遺尿・遺糞では，「まだ，おねしょがあるが，いつになったらなくなるのだろう」「トイレット・トレーニングがうまくできていなかったのか」といった不安や悩み，自責感が生じたり，爪かみや指しゃぶりでも「いつまでやるんだろう」「赤ちゃんのときの育て方が悪かったのだろうか」といった悩みや自責感が生じたりする．夜驚や夢中遊行がある子どもの親では「歩き回ってけがをしないだろうか」と不安になることもあるだろう．不安が怒りとなって表出したり，イライラしたりする親もいるだろう．それほど習癖は親を不安にさせる場合がある．

また，習癖がみられる親の性格傾向として，頑固さや強迫的な性格，無口で非社交的，過干渉，完全主義などがみられることが多い．両親の不仲，父親の存在感の薄さ，といった家庭状況にあることもある．習癖によっては親自身のセルフケアの低下がみられる場合があるだろう．たとえば夜驚や夢中遊行のある子どもの親の場合では，夜間子どもの行動で起こされることもあり，親自身が睡眠不足となり，生活リズムの乱れや疲労感がみられることもある．子どもの習癖のために他者からの視線や言動が気になり，人とのつきあいが少なくなっている可能性がある．そのため，子どもだけではなく，親を中心とした家族の精神状態や性格傾向，家庭の状況，セルフケアについても観察していく必要がある．

(3) セルフケア上の目標と看護

① セルフケア上の目標

習癖に問題のある子どもへの看護を行ううえで大切なことは，最初から問題となっている習癖をなくしたり，治そうとすることを目標とするのではなく，まずは子どもが安全な環境で安心して生活が送れること，安定した対人関係がもてること，自尊心が高まり，自己に自信がもてるようになること，などを目標とすることである．不安や恐怖感をもったり，緊張している子どもが少しでも安心し，リラックスして生活できるように援助していくことは，結果的に問題になっている習癖を減らしたり，なくしたりすることにつながっていく．そのうえで個々の習癖に対する看護を行う．さらに習癖によっては認知行動療法などを行い，習癖に代わる行動を獲得していくことを目指すとよい．

これらはどれか1つだけでよいのではなく，相互作用によって習癖異常の改善へとつながる．

② セルフケアへの看護

■ 日常生活行動を見直し，調整する

i) 食事や水分摂取に関する環境調整を行う

夜尿がある子どもでは夕方以降の水分摂取は少なめにする．また，1日の水分摂取量を観察し必要があれば調整する．

また食事は摂取量や摂取内容だけではなく，食事中の雰囲気を大切にし，楽しく摂取できるようにする．

ii）排泄状況を確認し，必要時トイレット・トレーニングを行う

夜尿のある子どもの場合には，寝る前にはトイレに行くよう促し，夜間はトイレに起こさないようにする．昼間遺尿があれば，尿とりパッドなどを使用し，子どもの自尊心が低下しないようにする．また，尿意を感じたときに排尿をギリギリまで我慢してもらうように練習し，機能的膀胱容量を拡大することも有効となる場合がある．遺糞では，子どもが便意を感じたら我慢せずにトイレに行けるように声をかけるようにする．また，遺尿や遺糞で衣服が汚れて更衣が必要となった場合には叱責するのではなく，そっと更衣の援助を行うようにする．

iii）活動と休息のバランスを整え，生活リズムを整える

子どもたちは不安やストレスをうまく表出できず，結果的に習癖に問題が生じている場合も多い．また，夜驚・夢中遊行のある子どもの場合では夜間に十分な睡眠がとれず，日中眠気がみられる場合もある．そのため，生活リズムを整えるためにも，体を使った遊びや運動などを十分に行い，ストレスを発散させたり，体を疲れさせて夜間に十分な睡眠がとれるようにする．年齢が低い子どもの場合，臨床心理士や保育士などと協力して，遊戯療法を取り入れたりするのもよい．

■ 安心して生活できるように環境調整する

習癖に問題のある子どもは先述している通り，なんらかの不安や恐怖をもち，緊張やイライラすることも多い．習癖がみられることで自信を失ったり，友達や大人とのかかわりに消極的になっている場合も多い．そのため，まずは子どもをありのまま受容し，子どもの状況に合わせた環境調整を行うことが大切である．

■ 看護師や親など，他者と安心・安定したかかわりがもてる

習癖のある子どもは程度の差はあるが，自分の習癖に対して「恥ずかしい」「やめたいけどやめられない」といった思いをもっていることも多い．「自分は悪いことをしている悪い子」と自責感をもっている子どももいる．これは親に何度も習癖を注意・叱責されていたり，友だちにからかわれたりした経験があるためである．しかし，習癖異常は叱責したり，注意することで減少したり，なくなるものではなく，逆に状態を悪化させてしまう可能性もある．そのため，子どもがみせる習癖に対しては注意や叱責，無理に止めたりすることはせず，見守ることが大切である．また，習癖は悪い行動ではないこと，悪い子どもではないことをきちんと子どもに伝えることも必要である．

さらに，子どもは親からの注意や叱責，友だちからのからかいなどで他者とのコミュニケーションに消極的であったり，大人とのかかわりに不安や緊張をもっている場合がある．そのため，安心して他者とコミュニケーションがもてるようになり，親子関係や友だち関係の改善につながるようにかかわることが大切である．かかわる場合には年齢や子どもの状態に応じてスキンシップを多くもつような遊びを選択したり，子どもの興味のあることを話したりするとよい．高学年の場合では，少しずつ不安などを言語化できるようにかかわっていくとよいだろう．しかし，ただ話をするというだけではなく，交換日記を書くといった方法も有効である．とくに緘黙のある子どもでは無理に話をすることになりかねないため，注意する必要がある．

■ 子どものできる目標を決め，"ご褒美"を提供する

子どもによっては「5日間爪かみをしない」「寝る前にはトイレに行く」といった子どもが達成できそうな目標を一緒に立て，カレンダーなどに目標が達成できたときにはシールなどを貼り，子どもと決めた枚数のシールがたまったらご褒美を提供するようにする．ご褒美は子どもと一緒に考

えるなどして，子どもが目標を達成したいと思えるようなご褒美にする．そうすることで子どもが達成感を味わったり，自信につながる．

■ 子どもの安全を守るための環境を整える

　習癖異常をもつ子どもの場合，衝動性や攻撃性をもち，自傷行為に至る場合がある．そのため，子どもの安全を守るための環境調整が必要となる場合がある．また，習癖異常が結果的に自分自身を傷つけている場合もある．たとえば，爪かみによって出血や二次感染が起こる可能性がある．その場合には適切な保護をする．また，夜驚，夢中遊行の子どもの場合には子どもがけがをしないよう，ベッド周囲におもちゃを置かないなど，環境を整えるようにする．

■ 問題のある習癖に対して対処方法や代替方法を獲得できるよう支援する

　習癖のなかには積極的な方法として認知行動療法の1つ，ハビット・リバーサルという方法が有効であるといわれ，チックや爪かみ，指しゃぶり，抜毛などの習癖に対して行われる．これは子どもに習癖を「なんとかしたい」「やめたい」という意欲があるほうが効果は高いが，年齢が低い子どもに対しても親のサポートを得ることで行うことができる．

　まずはどんなときに習癖がみられるのか，習癖をした後どんな気持ちになるのか，といったことを行動観察や子どもや親から聞き，情報収集を行う．そのうえで習癖に拮抗する行動について一緒に考え，練習をする．たとえば，抜毛のある子どもでは髪の毛を抜きたくなったときにまずは手を上に挙げる，手拍子をする，授業中であれば鉛筆を握るといった方法が考えられる．爪かみであれば指を中に入れてぎゅっと握る，その手を足にくっつける，といった方法がある．これらは子どものみを対象にしても練習が可能であるが，その場合には親にどのようなことを練習しているかは伝えておく．年齢が低い子どもの場合には親などがサポーターとなって練習するとよい．たとえば，指しゃぶりがはじまったら親が気をそらすような遊びなどに注意を向ける，上述した行動に移れるよう習癖がみられたら親がサインを送って誘導するといった方法がある．これらを親と子ども一緒に，もしくは親のみと練習する．適宜振り返りを行い，うまくいかなかったときは別の方法を一緒に検討する．練習でうまくできたときは十分に褒め，また普段できたときはさらに褒め，親にも褒めてもらうよう依頼する．先述した目標を決めてご褒美を与える方法を併用するのもよいだろう．

　また，吃音や選択性緘黙のある子どもの場合では，慣れた相手と慣れた場所で話すことから少しずつ相手や場所を広げていく行動療法的アプローチがある．大勢の前でいきなり話をさせることは逆効果となるので，注意しながら行う必要がある．

■ 家族の思いを傾聴するとともに，子どもとのかかわり方について一緒に考える

　家族，とくに母親は子どもの習癖に対して，「なぜやめないんだろう」「私の育て方が悪いんだろうか」といった思いをもち，習癖に対して注意や叱責を繰り返し，自責感を抱き，子どもとどのように接してよいかわからなくなっている場合が多い．

　そのため，まずは家族の不安などの感情表出を促し，思いを傾聴・受容する．そのうえで，習癖は治ることを説明し，注意や叱責はせず，できたことは褒めるようにすること，スキンシップや遊びを十分に取り入れていくことなど，看護師が行っていることを伝え，家族にも行ってもらうようにする．このとき家族に対してもできていることは肯定的にフィードバックしていくことが大切である．

引用文献

1) 飯田順三：習癖異常とは．こころの科学，130，14-16，2006．
2) 三上克央，松本英夫：習癖異常への対処と治療．こころの科学，130，17-22，2006．
3) 宮脇大，松島章晃：習癖異常の予後．こころの科学，130，29-33，2006．

参考文献

1) 阿部和彦：子どもの心と問題行動．日本評論社，1997．
2) 星加明徳，宮本信也　編：よくわかる子どもの心身症―診療のすすめ方―．永井書店，2003．
3) 東山紘久　編：子どものこころ百科．創元社，2002．
4) 飯田順三　編：習癖異常．こころの科学，130，2006．
5) 市川宏伸，内山登紀夫，他編：知りたいことが何でもわかる　子どものこころのケア―SOSを見逃さないために．永井書店，2004．
6) 坂田三允　編：精神看護エクスペール　子どもの精神看護．中山書店，2005．
7) 清水凡生　編：小児心身医学ガイドブック．北大路書房，1999．
8) 山崎晃資　編：現代児童青年精神医学．永井書店，2002．
9) レイモンド・G・ミルテンバーガー　著，園山繁樹　他訳：行動変容法入門．二瓶社，2006．

第5章

摂食障害に対する児童精神看護学

1. 摂食障害の概念と分類

　摂食障害は神経性無食欲症と神経性大食症，特定不能の摂食障害に大別され，さらに神経性無食欲症は，制限型とむちゃ食い／排出型の2つに，神経性大食症は，排出型と非排出型に分類される．排出とは，体重増加の恐怖心から自己誘発性嘔吐，下剤，利尿剤，浣腸の濫用に至ることをいう．また，むちゃ食いエピソードを繰り返すが，排出行為を必ずしもともなわない場合には，むちゃ食い障害と表現されることもある．また，チューイングといって，食物を口の中に入れて噛み，はき出すという食行動異常も存在する．これらは特定不能の摂食障害に分類される．

　摂食障害は，まじめで融通が利かず，完璧主義的な性格傾向をもつ青年が，当初はやせ体型へのあこがれなどからダイエットをはじめ，その後，徐々に体重をコントロールできていることへの征服感，さらには体重が増加することへの恐怖感があいまって過剰に摂食行動が抑制されるようになり，反動としての過食，過食にともなう抑うつと自己評価の低下，肥満恐怖からの排出行動へと展開し，これらの食行動を介して家族を支配するようになり，より複雑な病理を呈する．摂食障害の分類には，体重への強迫的こだわりと肥満恐怖という共通の病理が認められ，亜型の間にはしばしば移行が認められる．

　さらに，近年では思春期以前に発症する摂食障害や男児例の存在が注目されつつある．前思春期の症例では，体重へのこだわりそのものが前景に立つこともあり，軽度の広汎性発達障害傾向との併存についての議論も交わされている．広汎性発達障害に併存する摂食障害では，家族内力動よりもむしろ，不食の害を客観的に伝え，摂食行動を是正する取り組みを，患者にわかりやすく呈示することも重要になることから，併存障害の有無に十分に配慮した介入計画の立案が重要である．

表　摂食障害の診断基準（DSM-IV-TR）

神経性無食欲症

A. 年齢と身長に対する正常体重の最低限，またはそれ以上を維持することの拒否（例：期待される体重の85％以下の体重が続くような体重減少；または成長期間中に期待される体重増加がなく，期待される体重の85％以下になる）

B. 体重が不足している場合でも，体重が増えること，または肥満に対する強い恐怖

C. 自分のからだの重さまたは体型を感じる感じ方の障害：自己評価に対する体重や体型の過剰な影響，または低体重の重大さの否認

D. 初潮後の女性の場合は，無月経，つまり月経周期が連続して少なくとも3回欠如する（エストロゲンなどのホルモン投与後にのみ月経が起きている場合，その女性は無月経とみなされる）

病型分類

制限型：現在の神経性無食欲症のエピソード期間中，その人は規則的にむちゃ食い，または排出行動（自己誘発性嘔吐または下剤，利尿剤，または浣腸の誤用）を行ったことがない

むちゃ食い／排出型：現在の神経性無食欲症のエピソード期間中，その人は規則的にむちゃ食い，または排出行動（自己誘発性嘔吐または下剤，利尿剤，または浣腸の誤用）を行ったことがある

神経性大食症（過食症）

A. むちゃ食いのエピソードの繰り返し，むちゃ食いのエピソードは以下の2つによって特徴づけられる
(1) ほかとはっきり区別される時間の間に（例：1日の何時でも2時間以内），ほとんどの人が同じような時間に同じような環境で食べる量よりも明らかに多い食物を食べること
(2) そのエピソードの間は，食べることを制御できないという感覚（例：食べるのをやめることができない，または何をどれほど多く食べているかを制御できないという感じ）

B. 体重の増加を防ぐために不適切な代償行為を繰り返す，たとえば自己誘発性嘔吐；下痢，利尿剤，浣腸，またはその他の薬剤の誤った使用；絶食；または過激な運動）

C. むちゃ食いおよび不適切な代償行為はともに平均して，少なくとも3カ月にわたって週2回起こっている

D. 自己評価は，体型および体重の影響を過剰に受けている

E. 障害は神経性無食欲症のエピソード期間中にのみ起こるものではない

病型分類

排出型：現在の神経性過食症のエピソード期間中，その人は定期的に自己誘発性嘔吐をする，または下剤・利尿剤・浣腸の誤った使用をする

非排出型：現在の神経性過食症のエピソード期間中，その人は絶食または過剰な運動などのほかの不適切な代償行為を行ったことがあるが，定期的に自己誘発性嘔吐，または下剤・利尿剤または浣腸の誤った使用はしたことがない．

> **特定不能の摂食障害**
>
> 特定不能の摂食障害のカテゴリーは，どの摂食障害の基準も満たさない摂食の障害のためのものである．
>
> A．女性の場合，定期的に月経があること以外は，神経性無食欲症の基準をすべて満たしている．
>
> B．著しい体重減少にもかかわらず現在の体重が正常範囲内にあること以外は，神経性無食欲症の基準をすべて満たしている
>
> C．むちゃ食いと不適切な代償行為の頻度は週2回未満である，またその持続期間が3カ月未満であるということ以外は，神経性過食症の基準をすべて満たしている
>
> D．正常体重の人が，少量の食事をとった後に不適切な代償行為を定期的に用いる（例：クッキーを2枚食べた後の自己誘発性嘔吐）
>
> E．大量の食事を噛んで吐き出すということを繰り返すが，飲み込むことはしない
>
> F．むちゃ食い障害：むちゃ食いのエピソードを繰り返すが，神経性過食症に特徴的な不適切な代償行動の定期的な使用はない

2．拒食のある児童への看護

1）拒食症の児童

　摂食障害は，肥満恐怖をともなう食行動異常を主症状とした原因不明の慢性・難治性疾患である[1]．しかし，やせ願望や肥満蔑視が社会に広がり，人々のダイエット願望が強くなっていることや，女性の社会的役割の変化，また家族内での関係や子育てにおける意識の変化があるといわれている[2]．特徴的な性格としては，頑張り屋で，成績もよく，よい子といわれていることが多い．発症年齢の平均は17歳であるが，近年，低年齢化も指摘され，発症率も増加している．子どもの拒食症は，社会のやせ礼讃に思春期の発達課題である自己同一性を重ね合わせやすいため，思春期に発症しやすい．小児期特有の発達的問題で，体重身長が変化しはじめたことを太ったと誤解したり，第二次性徴などの急激な変化，たとえば下半身の脂肪の増加が不安材料となりボディ・イメージが不安定になり起こる場合もある．「デブ」とからかわれたり，友人や家族関係での傷つき，受験，幼児の性的虐待などいろいろなストレスやトラウマが引き金となる．ただ，ダイエットが契機とならない場合もあり，知らないうちに食欲が低下したり，感冒などの身体疾患を契機に体重が減少したりする場合がある．

2）症状

　食事摂取量の減少，拒食，成長曲線で上昇がない，または減少するなどの危険な体重減少や，徐脈，脱水症，浮腫，手足のチアノーゼなどの循環障害，低血糖，無月経などの症状がある．つまり，低栄養状態による全身衰弱にともない体温・血圧の低下，徐脈（重症では，夜間40回／分未満）

となり循環不全や不整脈をきたす．検査値データでもGOT（ACT），GPT（AST）などの上昇もみられる．浮腫や皮膚の乾燥，うぶ毛などもみられる．

DSM-Ⅳ-TRでいわれている診断基準は43頁の表の通りである．

3） 治療

身体治療，心理治療，家族治療，学校と社会による支援体制が4本柱になって治療は進み，必要に応じては向精神薬の使用も行っていく．身体治療としては，脱水・低栄養状態に対しての輸液療法，心理療法は面談・カウンセリング，行動に関するルール設定などを行い，家族面談や学校・社会と連携をとって治療していく．これらの治療に関しては，チームでのかかわりが非常に重要で，医師，看護師，栄養士，薬剤師，教師などが役割分担を行いながら連携をとって治療を行っていく．

4） 拒食のある児童への看護

(1) 急性期

① 精神状態のアセスメント

全体的な印象：外観，表情，行動，態度などの全体的な印象を観察する．生命の危機的状況であるにもかかわらず，病気の自覚がなく，理由がわからないままに家族に連れてこられている場合がある．体の動きは固く，目を合わせるのを避け，引きこもるような態度である．

気分：自分の欲求を自覚することや，感情を他者に表出することができないことが多い．

話し方・会話：言語も乏しく無力で，自ら話すことは少なく，問いかけに対してうなずいたり，短い言葉や動作で応答する．

思考障害・判断と洞察：脳は低栄養状態であるため，記憶力・思考力は低下し，現状が認識できず判断力も低下して日常生活を管理することは困難である．自分の体型に対する態度や感情の障害，つまり，実際にはやせていても太っていると感じ，もっとやせようとしてしまう「ボディーイメージのゆがみ」や「やせ願望」がある．

② セルフケアの把握

水分・食事・呼吸：空腹感を感じず必要なカロリーや水が摂取できない．少々の動作で息切れがする．生命の危機的状況である．

排泄：極端な絶食や，ときには下剤・浣腸などを使用することにより胃腸機能は低下しており，便秘となることが多い．

個人衛生：強迫行為がみられ，入浴や手洗いなどに時間を要したりする．

活動と休息：生命の危機的状況ではあるが，自分で認識できていないため，過活動となっている．

孤独とつきあい：医療スタッフとのコミュニケーションは，非言語的コミュニケーションで行うことが多い．母親を介して希望を伝えることはある．ほとんどカーテンは閉めたままで同室者との交流もないが，とくに食事をしているところを人に見られたくないため，食事中は必ずカーテンを閉め，他人が入ってくることを拒否する．

危険防止：自力で動こうとするがふらつきが強く，転倒の危険性が強い．また，ホルモンバランスの異常にて骨密度が低下しているため骨折しやすい．

③ セルフケアの査定

拒食症の特徴により，気分や行動，思考過程，判断が低下し，セルフケア上の食事や活動，人とのつきあいに偏りがみられる．

④ セルフケア上の目標

❶患者自身が自分の食事，拒食に関連している要因，自分の活動と休息のバランスなどがコントロールできるようになる．

❷安全・安楽を維持し，規則的なカロリー摂取により摂食や睡眠覚醒リズムが回復し生命の危機状態を脱却すること，すなわち体温・脈拍数の改善が図れるようにする．

❸安静の必要性を認識し，リラックスして，自分の状態を受け止め，自分自身を管理できるようになる．

⑤ 看護ケア

❶患者自身が拒食，拒食によって不安定になっている生活，家族との関係をどのようにしていきたいのか話し合いながら，必要に応じてセルフケア獲得のための援助をしていく．

❷バイタルサインのモニタリング，水分出納，血液データのチェックを行い，異常の早期発見を行う．

❸体重測定は，同じ条件で定期的にモニタリングする．

❹食事は，規則正しく自分で摂取できない場合は医療者により介助し，飢餓状態であるため状況に応じて離乳食や幼児食などからはじめる．薬としての栄養剤の併用も行っていく．幼少時から不安・緊張が強くストレスをためてきた子どもであることを十分理解して，せかして食事を促すのではなく，真心のこもった見守りの姿勢で行う．

❺必要に応じて中心静脈栄養や末梢からの栄養補給を行うため，輸液管理をする．

❻胃腸機能も低下しているため消化器症状の観察も行う．

❼消費カロリーを極力抑えるため，床上安静とする．しかし，記憶力・思考力・判断力は低下しているため，何度も同じことを聞いたり，移動時は必ずナースコールするように説明したにもかかわらず忘れて勝手に歩行し，ふらつきのため転倒したり，骨折したりする危険性が高い．したがって，行動パターンを把握してタイミングよく排尿などの援助ができるように転倒・転落防止策を計画する．説明事項などは記載して渡し，その都度何度も説明して安全を確保する．

❽るい瘦も著明なため，褥瘡予防用マットを用いるなどの褥瘡予防計画を立てる．

❾排泄に関しては，便秘であるために緩下剤を使用し排便状態の観察を行う．

❿安静制限・行動制限に対しては，その都度患者へ説明し，不満なことがあれば傾聴していく．

⓫頻回に手洗いしたり，歯磨きに時間を要しても観察し見守るようにする．

⓬医療者が話しかけても，うなずいたりポツリと話したりすることのみであるが，ありのままの患者を受容する態度で接する．

⓭母親は，ときには過剰と思えるほどに患者にかかわったり，患者もいままでできなかったぶん，過剰に甘えたりすることもあるが，母親の患者に対する身体的ケアを支援し，そのなかで起こってくる母親の不安を受け止め，母親自身が患者と精神的に距離をおき，自分の生活のペースを獲得していけるよう母親を支援する．

(2) 回復期

　身体面では，改善はしてきて急性期は脱するが引き続き観察が必要な時期である．ただ，飢餓状態から回復するにつれて脳内エンドルフィンが低下し，抑うつや不安・苛立ちが出現する．安静に関する制限や行動制限に不満があり，自分勝手に行動することもあるが，排泄や清潔に関しては，医療者と相談し援助を受けて行っている．同室者の子どもや母親と話すようになり，子どもから慕われれば笑顔もでるようになるが，それにつれて自分の母親の行動に反発がみられるようになる．この時期は，子どもの不安や変化への恐怖，失敗への恐れなど深く理解し，子ども自身が見守られているという安心感をもち，自己や他者を信頼し，自分の生活を安心してみつめ，管理していけるよう援助していく．

① セルフケア上の目標

❶ 拒食に至った経緯，母との関係，やっていて楽しいこと，やっていきたいことに気づき，自分の食事，活動のペースをつかめるようになる

❷ 現在の不満や不安を言葉で表現し，自己の要望を伝えることができる

❸ 太ることへの不安や恐怖を表出し，それでも栄養の必要性を理解できる

❹ 病棟のなかで，ほかの患者・家族と適切な人間関係を保てるように，必要なときは助けを求めることができる

② 看護ケア

❶ 拒食による生活のしづらさ，どうしていきたいのかを話し合いながら，本人の食事以外の関心事につきあったり，拒食がありながらも好きなことができる時間を作っていく．

❷ 患者は，他者との関係が少しずつ増えるにしたがって母親へは些細なことでも反発するようになったり，反抗的な態度で甘えを表現したりするようになる．また母親もなかなか改善しない患者の病状にあせりを抱くようになるため，母親の心身の疲労を理解し相談相手となるようにして支援する．また，母親に限らず，父親とも話す機会を設け，患者の言動の意味を伝え，また，期待ばかりを患者へ向けずに患者との精神的距離を保てるよう支援していく．

❸ バイタルサイン・体重測定や検査は，継続的に行ってモニタリングする．

❹ カーテンを閉めて他者とのかかわりを拒絶している場合は，無理に開けない．また直接話をしなくても，頻回に訪室し様子を窺い表情を観察しながら，監視・非難している態度にならないように見守り安心できる場の提供をする．

❺ 食事量の増加とともに，自分で摂取できるようになったら，食事量は自己申告とするが，必ず医療者により確認を行う．体重と食事量を比較し，過食嘔吐症へ移行していないか，うその申告をしていないかをアセスメントする．食べ物をゴミ箱に捨てたり，ロッカーに隠すなどもあるので監視ととられないように観察する．また，そのような行動を発見しても非難せず隠さず正直に自分の気持ちを言っていいことを伝える．

❻ 安静・行動制限が守れていることは評価し，もし逸脱するようであればその都度説明を繰り返していく．

❼ 排泄に関しては，症状に合わせ緩下剤の量を調節し，腹部マッサージを介助する．

❽ 同室者とのかかわりの橋渡しをして関係性が保てるように援助する．

（3）社会復帰の時期

　この時期は，体重増加への不安はあるが，自分なりに考えて食事摂取できるようになる．また，排泄に関しては自分なりに対処ができるようになり，無理なときは相談もできる．やや過活動気味になるも，強迫的な行動はみられない時期である．また，カーテンを開けたりできるようになると，ほかの子どもの患者の遊び相手や面倒をみるようになる．認められ，頼りにされているという感覚が生まれ，自己の力を高めることになる．子どもの患者の家族と子どもの関係をみて，家族のあり方を学ぶようになり，医療者へも関心がでてきて，自分の女性像を描くようになる．

① セルフケア上の目標
❶ "なりたい自分" "いまの自分" を語ったり，表現しながら，また，拒食にとらわれず自分の気持ちや感情に沿って自分を表現できるようになる．
❷ 太ることへの不安があっても栄養の必要性を理解し自分なりの対処ができる
❸ 拒食を引き起こす状況や関係性をみつめ，適切な体重を維持しながら活動や休息のバランスがとれるようになる．

② 看護ケア
❶ 患者がどうしたいのかを確認しながら，希望に応じ，かつ適切な体重を維持するための生活の送り方を一緒に検討する．
❷ 不安が募る時期なので患者がゆっくりと身体と気持ちと相談しながら自信を失わないよう，患者のできることに焦点を当てフィードバックする．
❸ 学校への復帰もあせらずに行う．院内学級がある場合も教師と相談しながら登校する．また，本人へあせらず生活を送れるよう活動や日常生活の送り方を一緒に考え，実践してみる．
❹ 家族と本人とのこれまでの関係性を一緒に振り返りながら，お互いが精神的距離を保ちながら生活できるよう定期的に患者，家族と面接を行っていく．
❺ 健康的な女性像のモデルをみつけ，内在化しながら自分らしさをみつけていく支援を行う．

（4）看護実践上の注意

　身体症状，精神症状，心理・社会的問題，家族のサポートに関して情報収集しアセスメントして看護する．子どもは心身ともに変化し，とくに思春期は過渡期といえる不安定な状態である．また言語化能力の未熟さもあるため，常に見守っているというあたたかな視点での看護が必要となる．

（5）子どもの拒食症の早期発見のために

　本人は拒食に対して病識がないので，家族が注意し観察して，子どもの食事量が減り，やせてきたと感じたときは，病院を受診する．また学校では検診でやせと判断し，成長曲線の異常を認め，徐脈がある場合は，医療機関へ紹介する．とくに小学校から中学校への移行時期は継続的に成長曲線をみることができないので発見が遅れる場合もあり，注意が必要である．しかし，看護のプロセスのなかでは患者がどうしたいのかについて言動を通して一緒に探し，患者自身が過去の重要他者との関係にとらわれすぎずに自分なりの生活のペース，人との新しい出会い，やりたいことへの時間の配分ができるよう支援していくことがもっとも重要となる．

引用文献

1) 傳田健三：小児の摂食障害．石川俊男，鈴木健二他編，摂食障害の診断と治療 ガイドライン 2005．pp30-36 マイライフ社，2005．
2) 鵜川晃・美坐紘子：摂食障害を病む人の看護．野嶋佐由美監修，実践看護技術学習支援テキスト精神看護学．p334，日本看護協会出版会，2002．
3) 高橋三郎・大野裕・染矢俊幸訳：DSM-Ⅳ-R 精神疾患の診断・統計マニュアル，p569，医学書院，2002．

参考文献

1) 間部裕代：神経性食欲不振症（摂食障害）．小児科臨床，60(2)，pp203-214，2007．
2) 傳田健三：小児の摂食障害．石川俊男，鈴木健二他編，摂食障害の診断と治療 ガイドライン 2005．pp30-36，マイライフ社，2005．
3) 水島広子：拒食症・過食症を対人関係療法で治す．紀伊國屋書店，2007．
4) 渡辺久子：思春期やせ症の予防と早期発見のために．厚生労働科学研究所（子ども家庭総合研究事業）思春期やせ症の実態把握及び対策に関する研究班編著，思春期やせ症．pp1-4，文光堂，2008．
5) 渡辺久子：思春期やせ症の診断と治療ガイドライン．厚生労働科学研究所（子ども家庭総合研究事業）思春期やせ症と思春期の不健康やせの実態把握および対策に関する研究班，思春期やせ症の診断と治療ガイド．pp31-33．文光堂，2005．
6) 鄭　庸勝：摂食障害．小児看護，27(9)，pp1172-1179，2004．

3. 過食のある児童への看護

1) 過食症の子どもの特徴

　自制困難な摂食の欲求を生じて，短期間に大量の食物を強迫的に摂取しては，その後嘔吐や下剤の乱用，翌日の摂食制限，不食などにより体重増加を防ぐ．体重は拒食ほど減少せず正常範囲内で変動し，過食後に無気力感，抑うつ気分，自己卑下をともない，活動性は低下する[1]．過食は，家族の不在時や夜間に起こりやすく隠蔽したりする．真夜中にコンビニエンス・ストアへ買い物に行ったりするため，登校できなくなることや過食により家庭の経済を圧迫したりする．そして，自分で自由になるお金がなければ盗み食いや万引，自傷行為などの逸脱行為をとる場合もある．料理をする時間も待てないで，生や冷凍のまま食べてしまったり，過食後は，人差し指や中指を使って吐くため「吐きダコ」を形成している場合がある．しかし，小児の摂食障害は拒食で発症することが多く，その段階で治療できれば過食へと移行することは少ない．

2) 症状

　むちゃ食い，自己誘発性嘔吐，手背に吐きダコがあり，体の形や体重について過剰な関心が持続し，強迫症状や不安症状，自己破壊的行動がみられるようになる．歯は変色し，エナメル質が腐食したう歯がみられ，歯肉障害や唾液腺の腫大と疼痛がある．

　精神状態としては，うつに傾きやすく活動性は低下する．うつ症状を解消しようとして過食し，無気力感や自己卑下をともない，さらに抑うつ気分となる．確認や潔癖などの強迫症状を認める場

合もある．不安の程度も高い．喜怒哀楽や心の葛藤を言語化できない，感情の気づきと表現が抑制されている失感情症をしばしば認める．イライラや緊張感が強く，そのため自傷行為を行う場合もある．

DSM-Ⅳ-R の診断基準は 43 頁の表の通りである

3） 治療

患者との信頼関係を確立したうえで正しい知識を提供し，治療に対する動機づけを強化し維持を図る．正常範囲内での体重の安定化や身体合併症の治療を行い，食事量，内容，時間，場所を他者と同じ，普通の食生活パターンで維持するようにする．基本的に過食は止めないことが多いが，本人との約束を通して過食のコントロールを促していく．過食はストレスの高さを示すものであると同時に，バランスをとるための自己防御反応である．過食という不健康な方法でバランスをとる必要がなくなるように，ストレス解消を目指す．行動療法や対人関係療法を行い，こだわりが病的に強い人やうつが強い人には精神科薬物療法を行う[1]．

治療目標は，①正常体重範囲内での体重の安定化，②身体合併症の治療，③治療に対する動機づけの強化と維持，④栄養面を考慮した健康的な食事のとり方の教育，⑤摂食障害の中心にある不適応的思考・行動・情動の正常化，⑥摂食障害によりもたらされる情動や行動面におけるさまざまな問題解決，⑦家族の支援，⑧再発予防などがある[1]．

精神療法は面接技法を用いて心の無意識的活動をとらえた言語的介入によって，病的状態にある心あるいはパーソナリティに変容をもたらすことで症状の軽快や病態の改善を目指す．認知行動療法では食行動をある程度コントロールしながら，体型と体重に関する歪んだ信念や価値観を修正する．家族療法は，家族（とくに母親）は，「自分の育て方が悪かったのではないか」と責任を感じ，自責の念にかられているため，これまでの苦労や努力をねぎらいながら，共感的に話を聞き信頼関係を確立し，原因探しではなく「家族のリソース」を利用して「どんなときに食べられるか」に注意を向け，そのために家族はどんな協力ができるかを考える．そして，まずは本人・家族が「まずはどうしたいか」を考え対処行動の改善を行う[2]．

4） 過食のある子への看護

(1) 精神状態の把握と査定

全体的な印象：強迫的で完璧主義的面はあるが，うつに傾いている場合が多く活動性は低下している．

気分：毎日過食嘔吐がやめられない自分を情けなく思っており，気分の落ち込みを感じていることがほとんどであるため，抑うつ気分やストレスの程度を査定する．

話し方・会話：自分の感情や思い，心の葛藤など言語化できない．

思考障害・判断と洞察：体重が普通であるときでも，「太っていると感じる」肥満恐怖やボディイメージへのとらわれはあるが，やせ願望はそれほどない場合もある．ある程度病気と感じていたり，病識がある場合がある．ただ，食べるのを途中でやめたり，コントロールすることはできない．完全でありたいという思いや否定的な自己概念，確認や潔癖などの強迫症状がある．

(2) セルフケアの把握

水分・食事・呼吸：一定時間内に大部分の人が食べるより明らかに大量の食物を摂取しており，途中でやめることができない．

排泄：自己誘発性の嘔吐や，下剤を1日に多量内服したり，毎日浣腸をする患者もいる．また，利尿剤を使用することもある．

個人衛生：清潔癖などの強迫行為があるが，うつ傾向が強く日常的に必要とされる清潔行為ができないこともある．

活動と休息：うつ傾向があるため活動は低下している．他者にみつからない時間や夜間に過食するため，昼夜逆転となることがある．

孤独とつきあい：うつ傾向となり閉じこもることもあり，また他者に自分の感情を言語的に伝えることができない．

危険防止：イライラや緊張感があり自傷行為としてのリストカットを行う場合がある．自殺企図もあり多量服薬を行ったりする．過食によるための，盗み食いや万引きなどの社会的逸脱行動を行う場合もある．

(3) セルフケアの査定

気分や行動の不安定さのために食事，活動と休息のバランス，人とのつきあいのバランスが低下しがちである．

(4) セルフケア上の目標

摂食障害を生みだしている強迫症状，うつ状態をコントロールし，どのようなときに過食になるのか，自分の感情に気づき，怒りや悲しみを表現しながら，自分の楽しみのための時間をもてるようになる．

(5) 看護計画

❶食事量は記載し自己申告とするが，医療者にて確認は行う．食事摂取の状態や食後の行動観察，嘔吐があれば嘔吐量を測定する．

❷トイレで嘔吐してトイレを詰まらせたり，病棟外に行きほかの場所の洗面台で嘔吐したりすることがあるため，嘔吐は止めないが，吐くときは必ずガーグルベースに吐き，自分で見て，医療者に連絡するように説明する．

❸夜間や人がいないときに冷蔵庫から食べ物を盗ったり，配膳時に同室者が不在であればその食事を盗ったり，下膳した残飯を摂取したりする場合がある．医療者だけでなく看護補助者などにも協力を依頼し見守るという姿勢で行動を観察する．また，病棟外でも同様の行動をとる可能性があるので，必要があれば病院内売店へも協力を依頼し，社会的に逸脱した行動を未然に防止するようにする．

❹必要に応じて病院食以外のものを摂取できるように家族に準備してもらっておく場合もある．

❺異常な行動がみられたりする場合は，早めに察知し，プライバシーが守れる場所で批判的態度ではなく話を聞く姿勢で対応し，自分の気持ちを表出していいことを伝える．

❻食事の食べ方・吐き方を指導する．

❼薬を飲むタイミングも考える必要がある．薬を飲んでも吸収される前に吐いてしまうので，朝一番に内服するか，就寝前などの時間にして，内服確認やその後の嘔吐などの観察を行う．

❽薬は必ず1回分ずつ渡し，内服してしまうまで観察する．
❾抑うつ気分が重度のときは，自傷行為などもあるので危険物は置かないようにする．
❿体重は状況に応じて定期的にモニタリングする．
⓫体重，食事量，嘔吐量・回数のアセスメントを行う．
⓬電解質異常がある場合があるので，バイタルサイン，検査データのモニタリングを行う．
⓭家族は，本人の状態に感情的に反応するため，家族の精神的負担感，無力感を傾聴しながら，家族自身がどうしていきたいのか，患者に何をしたいと思っているのか，家族自身の生活のペースを保てるよう，定期的に話し合いを行う．
⓮患者の病的な行動だけでなく，過食を忘れられる時間，強迫症状がありながらも自分を表現できる機会を探し，自分が認められ，自信をもてる場面や機会，人を探すことを振り返りを行いながら実施する．

(6) 看護実践上の注意

他人の物を盗むなどの行為や，残飯を摂取するなどの行為で，ほかの患者と関係が悪くなったり，管理上問題となる．したがって，行動の観察を十分に行い，そのような行為を未然に防止できるようにするとともに，同室のほかの患者が不在のときは配膳しない，残飯は早めに整理するなど，そのような環境を作らないようにすることがとくに重要である．

しかし病的な側面だけでなく，患者が過食を通して何を表現しようとしているのか，何を訴えているのか，そのときの状況，患者の体験を患者とともに探しながら，患者が病状で表現せずとも自分の怒りや無力感を表現し，自分らしく時間を過ごせることを支援することがもっとも重要である．そして患者の状況を受け止め，理解できるよう家族の精神的負担を減らし，家族だけが患者を支援するわけではないこと，家族も頑張って患者を支援していることへの肯定的なフィードバックが必要となる．

(7) 子どもの過食症の早期発見のために

一定の時間内に普通より明らかに多い量の食事やだらだら食べている場合，途中でやめられない場合は，過食症を疑う必要がある．また，冷蔵庫内の食物や，買い置きの食物が極端に減少する時は過食している場合があり，またトイレがよく詰まるなどの場合も嘔吐してトイレットペーパーを必要以上に流している可能性がある．いずれにしても子どもの行動には十分注意を払い，よくコミュニケーションをとり，子どもの気持ちを敏感に察知し変化に気づくことが早期発見につながる．

引用文献

1) 石川俊男，鈴木健二他編：摂食障害の診断と治療 ガイドライン2005．pp18-23，マイライフ社，2005．
2) 前掲書1) pp77-80．

参考文献

1) 高橋三郎・大野裕・染矢俊幸訳：DSM-Ⅳ-R 精神疾患の診断・統計マニュアル．医学書院，2002．
2) 水島広子：拒食症・過食症を対人関係療法で治す．紀伊國屋書店，2007．
3) 鄭 庸勝：摂食障害．小児看護，27(9)，1172-1179，2004．

第6章

心身症に対する児童精神看護学

1. 心身症の概念と分類

　心身症は,「身体疾患のうち,その発症と経過に心理社会的因子が密接に関与し,器質的ないし機能的病態を呈するもの.ただし,神経症,うつ病などの精神障害に伴う身体症状は除外される」と定義されている[1].すなわち,身体疾患のうち,その介入において心理社会的要因を考慮すべき病態のことを指す.

　小児は,ストレス耐性が低く,また言語的表現力が不十分であることから身体化しやすい.一方,身体疾患に罹患した小児は,さまざまな心理的問題を抱えやすい.つまり,慢性疾患を抱える小児を診た場合,その子どもが心理的問題をともなう慢性疾患であるのか,心身症であるのかは判断しがたいことがある.その場合,発症と経過において,心理社会的要素がどの程度関与しているのか,身体的治療への反応が不十分で,心理社会的要因に病状が左右されやすいのかなどから判断することが求められる.

　なお,日本小児心身医学会では,**表**のような項目を心身症をはじめとする小児心身医学の対象と考えている[2].

表　小児心身医学の対象

1. 小児心身医学領域

1) 消化器系
   ①反復性嘔吐, ②過敏性腸症候群, ③消化性潰瘍, ④心因性嘔吐
2) 呼吸器系
   ①気管支喘息, ②過換気症候群, ③心因性咳嗽
3) 循環器系
   ①起立性調節障害
4) 泌尿生殖器系
   ①夜尿・昼間遺尿・遺糞, ②心因性頻尿
5) 皮膚系
   ①アトピー性皮膚炎, ②蕁麻疹, ③脱毛
6) 内分泌代謝系
   ①単純性肥満, ②愛情遮断性小人症, ③アセトン血性嘔吐症, ④甲状腺機能亢進症
7) 神経性無食欲症・神経性過食症
8) 神経・筋肉系
   ①慢性頭痛, ②心因性運動障害, ③心因性けいれん, ④チック, ⑤睡眠障害
9) 感覚器系
   ①心因性視覚障害, ②心因性聴覚障害
10) 行動・習癖の問題
    ①不登校, ②習癖
11) 小児生活習慣病
12) 一般小児科学における心身医学的問題
    ①慢性疾患における心理社会的問題, ②悪性疾患児の包括的ケア, ③周産期の母子精神保健
13) その他
    ①不定愁訴

2. 発達行動小児科学領域

1) 発達障害および関連障害
   ①知的障害, ②学習障害, ③運動能力障害, ④コミュニケーション障害, ⑤広汎性発達障害
2) 崩壊性行動障害
   ①注意欠如・多動性障害, ②反抗挑戦性障害, ③素行障害
3) 小児精神医学領域
   ①身体表現性障害, ②分離不安障害, ③反応性愛着障害, ④不安障害, ⑤気分障害, ⑥統合失調症
4) 社会小児科学
   ①児童虐待, ②学校精神保健, ③嗜癖の問題

引用文献

1) 日本心身医学会教育研修委員会：心身医学の新しい診療指針．心身医学, 31, 537-576, 1991.
2) 日本小児心身医学会研修委員会：日本小児心身医学会研修ガイドライン．子どもの心とからだ, 11, 1, 2002.

2. 胃腸障害や頭痛・めまいなどを訴える児童への看護

　ここでは，小学校時代の学童期において，明らかな身体疾患は認められないのに，胃腸障害や頭痛，めまいを訴える児童に対する支援について検討する．

1) 胃腸障害や頭痛・めまいなどを訴える児童の特徴と症状

　日本心身医学会では，心身症は，「身体症状を主訴とするが，その診断や治療に心理的因子についての配慮がとくに重要な意味をもつ病態」と定義している[1]．また久保は，小児の心身症は，自己愛の発達の脆弱さ，体質的な弱さ（自律神経機能の未発達，中枢神経系の未熟性），外部環境（家庭や学校）などがストレス要因となり，ライフスキル（対処行動）が発達していないために起こると述べている[2]．ここでは，胃腸障害や頭痛，めまいを心身症の一部と考え，これらの症状を有する児童への看護について提示する．

　心身症は，体質的，器質的な脆弱性があり，そこに心理社会的ストレス因子が加わり症状が出現するため，心身両面からの治療が必要となる．心身症を有する児童は，胃腸障害や頭痛，めまいなどの自律神経失調症状が出現する．ストレスが加わると生理学的には，アドレナリン系，脳下垂体前葉・副腎髄質を介した防衛反応が生じ，脈拍が増えたり血圧が上がる警告反応期，それでもストレスが続くと自己免疫力が低下する抵抗期，抵抗期であるにもかかわらずストレスが取り除かれず，ストレスが継続すると消耗期という段階に到達してしまう，と Selye, H. は述べている[3]．また心理学者の Holmes, T. と Rahe, R. はストレスの強さを数字にして表現し，配偶者の死がもっともストレスが大きく，ついで離婚，拘留されること，肉親の死などがストレスが高いことを示している．これに対し，Lazarus, R.S. は，ストレスとは，本人が不快だと感じればストレスであると述べ，客観的にはとらえにくいことを示し，ストレスの認識と対処行動がストレスをより増大させたり，弱めたりすることを述べ，ストレスを不快と認識し，問題解決型の対処行動をとる者がもっとも精神の健康度が高く，回避型対処行動をとるものがもっとも不健康であると述べている[4]．一方，重要な人やモノを喪失したとき，または喪失するであろうときには，危機状態となり，これまでの対処行動では乗り切ることができないため，不安症状が出現する．これはストレスとは区別して用いる．Fink, S.L. は，危機状態に直面すると人は，衝撃→防衛的退行→承認→適応という過程を経ることを述べている[5]．そしてこの危機は，刺激の調整やリラクセーション，情緒的支援，悲しみや怒りの表現や言語化が行われることで，4週間から6週間で乗り切ることができると考えられている．

　児童の場合，とくに10歳未満においては，認知機能の発達においても，抽象的な概念が十分理解できるわけではなく，自分自身にとってのストレスや危機を認識するには至らないため，ストレスフルな状況を身体で表現することになる．普段からおとなしく自分の訴えや考え，思いを表現できない子が多く，家族からもいい子としてみられている場合も多い．また普段が「ききわけのいい子ども」なので，周囲もあまり気をつけて様子をみることもなく，訴えに気づかないことも多い．

　すなわち，ストレスや危機は，心身の反応，すなわちアドレナリン系，脳下垂体前葉・副腎髄質を刺激するため，症状としては，循環器系症状，呼吸器系症状，消化器系症状，神経・筋肉系の症状を引き起こし，気管支喘息，消化性潰瘍，片頭痛やめまい，肥満として出現することになる．

2) 治療

　ストレス因子を和らげるか，ストレスから離れることがもっとも効果的であるが，児童期は心理社会的成長発達段階の時期でもあるため，ストレスを避けてばかりでは成長発達を促進することもできない．したがってストレスを減らしながらも，少しずつ，ストレスに立ち向かって対処行動を発達させることができるよう個人を支援したり，環境の調整を図ることが重要になる．

(1) 自律訓練法

　自律訓練法は不安や緊張に由来する身体症状を緩和する治療法であるといわれているが，どのような症状でも不安や緊張，ストレスが関与していると考えられる場合には，自律訓練法を用いる．しかし，小児の場合，言語や治療内容の理解を進めることが困難であるため積極的に用いることは少ない．これは自分自身で，筋肉や神経の緊張と弛緩を促し，自分の緊張や不安を管理していくための訓練である．

(2) 行動療法

　行動療法とは，ある刺激が加わるとある行動を起こすことを一連の動作として学習，習得できるように進めていくものをいう．問題となる行動や管理すべき行動に焦点を当て，行動変容を目的とし，本人が少しずつ行動変容ができるようほめ，本人の希望する報酬を，ある行動ができたら提供する，というステップを繰り返し踏むことで，行動の変容を促していく．たとえば，学校へ行きたいけれど学校へ行こうとするとお腹が痛くなって行けない場合には，まず，自宅の外へ出ることからはじめ，15分自宅の外で過ごせたら，本人が楽しみにしていることにつきあう，また提供する．そして，さらにそれができたら，今度は学校の門まで行けたら本人の希望することを提供する，というプロセスを本人と話し合いながら，進め，行動の変容を促す．ただし，この場合も，学校へなぜ行けなくなっているのかという原因分析は必要で，原因となるものの解決を行わないと行動変容は促進されない．

　児童においては，認知機能が十分に発達していないので，自分自身の気づきを促したり洞察を深めるという認知機能に働きかけて行動を変える認知行動療法より，行動療法のほうが行動の改善には効果的である．

(3) 心理療法

　いま感じていることや怒り，体験していること，抑圧している衝動を言葉や体で表現することを助け，自己実現や創造性の開拓，自我の育成などを目的とし，1週間に1～2回，1回40～50分実施し，面接を行い，どうなりたいのか，いまの自分，何が自分を苦しめているのかについて言葉のみではない表現もすすめながら話をし，症状の軽減や自我，人格の成長を促す．児童の場合，認知機能の発達をみながら心理療法を進めていくことになる．

(4) プレイセラピー

　心理療法の一種であるが，認知機能や言語の発達が不十分な児童においては，遊びながら，自分の抑圧した感情，怒りを表現していくことを助ける．認知機能の発達が不十分な児童には効果的である．

(5) 家族療法

　これは心理療法の一種であるが，家族全体をシステムと考え，家族全体のシステムを変化させる

ことで，児童の症状が変化することを目的として行う．家族成員の相互作用と何が力動的に起こっているのかを考え，児童の症状がこの力動のなかで，どのような意味をもっているのか，を仮説を立てながら心理療法を展開していく．児童とかかわる家族全体に参加してもらうことが理想であるが，それが困難な場合は，両親に参加してもらいながら，家族自体もどのようにやっていきたいのか，児童の果たしてきた役割，児童の症状の意味，家族への情動的サポートを行いながら家族が児童の心理社会的成長発達を促進できるよう家族療法を行っていく．1週間に1〜2回，1回50分から1時間30分，治療目標を明確に立てて，定期的に実施していくことが重要である．

(6) 絵画・ダンス療法

心理療法の1つであり，言語的表現にかわる自分の表現方法である．絵画療法では，絵画に自分の感情や体験を表現することを助け，ダンス療法では，ダンスを行うことで自分の抑圧された感情や怒り，衝動を表現することを助けていく．絵画療法もダンス療法も，表現されているなかに児童の欲求，怒りの方向性を把握し，自我の機能をアセスメントしながら治療的介入にとって自我のまとまりを支え，発達させていく治療である．

(7) バイオフィードバック

これは身体内の情報と病態との関係を理解しながら，バイオフィードバック装置を用いて筋肉と皮膚に電気刺激を与え，筋肉の弛緩を学習し，緊張や不安を管理することができるようになる方法である．「これはどのような状況でどのような行動がとれるのか」を治療目標とし，緊張や不安が強いなかで，緊張を和らげる方法を獲得する1つの方法となるが，この治療については，治療への動機づけが非常に重要となる．したがって児童には活用しづらい場合も多い．児童に限らず，この方法を用いる場合には，リラクセーションのなかの筋弛緩法と組み合わせて実施される場合も多く，心身症のように精神症状が身体に出ている場合には，身体に働きかけて精神症状を改善する治療方法の1つである．

3) 胃腸障害や頭痛，めまいなどを訴える児童への看護

(1) 精神状態の特徴と精神の健康度の把握

精神状態の特徴としては，自分にとってのストレスや喪失などが認識されず，また何がもっとも自分を苦しめているのか，についての認識をもつことができないため，不安は身体症状として表現される．そして同時に，気分の波，怒りっぽさ，衝動性の高さ（人をたたく，ものを壊すなど），行動が不安定（落ち着きがない），という形で表現されることが多い．さらに自我の機能としては怒りや衝動が表現されにくく，自分の欲求と世の中で各年代に求められていることとの間の調整を行う自我機能が脆弱なため，引きこもって刺激やストレスから身を守ることが多い．

(2) セルフケアの特徴と査定

身体症状の出方によってセルフケアのあり方は変わるが，肥満の場合には過食が続き，運動しないことが増え，活動や休息のバランスがとりにくくなる．また片頭痛やめまいの場合には，朝から起きられず，外へ出ることができずに，日々の活動が維持できず，引きこもりの生活を送りがちになる．さらに刺激やストレスから身を守ろうとするため，引きこもって他者との交流や他者との遊びを通して達成感を獲得したり，何かに熱中して何かを作り上げる体験は少なくなる．しかし，一方では自分の好きなことや関心事，自分を理解してくれたり，一緒に遊んでくれる人には関心を示

し，活動や他者との交流を行うことができる場合もある．基本的には，身体症状，不安や気分の波が日常生活のなかの活動と休息のバランス，孤独と人とのつきあいのバランスを低下させ，日常生活はややおとなしめの生活となることが多い．

（3）セルフケア上の目標の設定

上記のように精神状態やセルフケアの査定をもとに，どのようなことがセルフケア上の目標となるかにおいて，もっとも重要なことは，本人が何にもっとも関心を示し，どのような生活を送りたいか，あるいは何をやっているときにもっとも健康的なのか，を探すことである．さらに何が児童にストレスや刺激を与えているのか，また本人の対処行動，そのようなストレスのなかでも実施できていることは何かを考えて，セルフケア上の目標を検討していくことになる．さらに，家族がどのように児童の精神状態，ストレス，刺激を理解しているのかにも目を向けながら家族が児童にどのような養育環境を提供できるのかを検討しながら，支援が進んでいくこととなる．

（4）看護計画

心身症をもつ児童への支援は，児童に必要とされるセルフケア上の目標が獲得できるようにしていくことであるが，学童期は心理社会的成長発達段階においては，友人と遊んだり何かを作ったり勉強をしながら自分にできることを達成し，何かを作り上げていくことの喜びを獲得することである．しかし，これがストレスや本来の脆弱性によって達成できなくなっているので，次のような計画を展開していくことになる．

❶児童が各年代に応じたセルフケアを獲得するために，本人が関心を示すこと，注意力や集中力を保つことができるものは何かを一緒に探し，本人の健康度を高める．その際，本人が関心を示すことに，一緒に定期的に従事する．そうすることで自我が脆弱で安定した対象関係をもてない児童は安全感を増すことができるので，時間を変えずに，実施していく．

❷さらに，本人の身体症状が出現しはじめた状況について把握していく．家族関係の変化，本人の体験の変化，本人の欲求や怒りの表現を妨げているものは何かを把握し，その原因を排除していく．もしくは家族との緊張した関係が身体症状の出現と関連しているようであれば，家族間の緊張を減らすために，児童をケアする対象者に働きかけ，定期的に面接を行いながらケア提供者の負担感や不安感を軽減していく．また主なケア提供者を支援する人がいるかどうかを把握しながら（多くは父親が主なケア提供者を支援する役割をもっている場合が多いが），もし主なケア提供者を支援する人がいなければ，保健師などの活用を促し，主なケア提供者の緊張感や負担感が減るよう社会資源を活用する．

❸本人に対しては，定期的に心理療法，プレイセラピーを行い，ストレスをどう感じているのか，言葉に限らず身体での表現を促す．また活動と休息のバランス，孤独と人とのつきあいのバランスについて，日々の計画を立てながら本人が楽しんで学校に行けるよう考えていく．そのなかで，学校では，とくに本人が安心して過ごせる場所と友達を探し，また学校の担任の教員にも協力を求め，本人への声掛けや欲求や怒りの表現を助けてもらうようにする．また自宅においては，本人の緊張感を和らげてくれたり，本人の不安に気づいて対応してくれる理解者を探し，児童と過ごして，児童の欲求を満たし，怒りの表現などを受け止めてくれる対象者を探し，その人に対し，児童の病状と病状の管理，ストレスの管理に関する情報提供を行い，児童への対応の方法について伝えていく．

❹そして，児童，児童を主にケアするケア提供者，両親がそろい，1～2週間に1回定期的に家族療法を実施し，児童の身体症状のもつ意味，児童をとりまく家族関係，家族間の緊張感と児童の身体症状との関連を検討しながら，児童に表現されている緊張感の軽減を家族療法によって和らげ，家族のシステムを再構築することが必要となる．

(5) 事例

Cさん，9歳，女児，5歳の弟，両親との4人暮らし．父は百貨店勤務で，母は，以前はパートで働いていたが，人間関係がうまくいかないという理由で短期間でやめ，いまは専業主婦をしている．母は飲酒やパチンコが好きで浪費傾向にあるため，生活費は父が管理していた．Cさんは小学3年生で活発に学校でも過ごしており，友人と遊んだり，勉強もよくするよい子だった．しかし，1週間に1回熱を出し，学校を休むことも多く，ある月は1カ月休んだ．夜間になると熱が出るとのことであった．いろいろ精査したがとくに病気は指摘されず，原因不明であった．担任は心配し，家庭訪問してみると，自宅は荷物が散乱しており，子どもたちは母親から言われてコンビニでご飯を買ってきたりしていた．また母親は飲酒量も多く，仕事から帰ってきた夫ともよく喧嘩をしていた．母親はCさんが学校に行くと，5歳の弟の面倒をみる人がいなくなるので困ると言い，父親にCさんのことを相談してもあまり本気で考えないため，担任が児童相談所に相談をし，ケース会議を開くこととなった．母親は眠れないときにときどき内科の病院を訪れて睡眠薬を処方してもらい内服していた．またCさんは小児の心身症が診察できるクリニックの医師へ相談し，父親と受診することになった．

① 精神状態の査定と精神の健康度の把握

Cさんは学校では年齢相応の生活を送り，友人と楽しそうに遊んだり，勉強をしたりしていた．友人からも慕われている．しかし発熱，頭痛，腹痛について，学校ではその要因が見当たらない．一方，自宅では，自宅の両親との金銭に関する喧嘩や荒れた生活がストレスとなっている可能性はあるが，言語で表現することはできない．また両親も児童の身体症状にあまり関心がなく，子どもたちは母親の寂しさを埋める対象となっており，また母親の精神状態を理解しない父親の存在によって，両親間の緊張は高まっていた．精神状態としては不安がかなり高く，何が児童の不安を高めているのか，認識している者が誰もいない状況である．

② セルフケアの把握と査定

自宅では，Cさんは母のかわりに夕飯を買ってきたり，掃除をしたりと働いて弟の面倒をみている．また父親はそのことを知っていながらも，喧嘩はするが何ら手を打とうとしないため，Cさんの年代にとっては大きすぎるストレスがある．しかしセルフケアは高く，自分，弟，母，父のために日常生活のことを指示されながらではあるが，実施していた．

③ セルフケア上の目標

まず母親にCさんの精神状態の査定について伝え，両親がどう考えるのかを様子をみる．また母親には必要であれば精神科へかかることも勧めてみるが，母親は過去に精神科受診したことはあるが，何も変化はなかったと話す．また夫も妻が精神科へ行く必要はないと判断している．しかしそうであればCさんのストレスの多い状況は継続するため，この状況を変える必要性があること，せめてCさんが学校へ行き続けることが可能な環境を作る必要があること，このようなことが続けば，児童相談所への「相談」だけではすまないこと，を伝えるとしぶしぶ両親はこの提案を認め

た．Cさんは，しばらく母親の両親のところから学校へ通うこととなった．5歳の息子の面倒をみないといけなくなった母親は困り，さらに飲酒量が増え，自宅でリストカットなどもみられてきたため，困った父親は，妻を精神科病院へ連れて行き，妻は入院治療を受けることとなった．Cさんは祖父母のもとから元気に学校へ通っていたが，母のところへ戻りたい気持ちも強いため，母が精神科治療を受け，父親が子どもたちの面倒をみて，Cさんは自宅から学校へ通うこととなった．そしてその間は，発熱，頭痛，腹痛はほとんど消失し，学校へ通えるようになった．Cさんのセルフケア上の目標としては，弟や両親，とくに母親の心配をしないで，学校生活が送れることを目標とした．

④ 支援計画

❶ 学校で友人と遊んだり，勉強をする，という学童期の心理社会的成長発達段階の過程が踏めるようにしていく．健康的な側面を維持，伸ばしていく．

❷ 母親に関する心配，両親との喧嘩がいやなことなどを表現できるようにし，また自宅で弟や母親の面倒以外はどうやって過ごしてよいのかわからないので，学童保育を利用し，母親や弟の世話だけでなく，安全に過ごせる場所を探す．

❸ 1日の過ごし方や友人との過ごし方，両親との安定した時間をもてるよう，スケジュールを作っていき，次の日にどうだったかを一緒にCさんと話してみる．

❹ 両親との間では夫婦間の葛藤が子どもに反映されないよう，定期的に夫婦療法を実施し，両親がお互いの存在を認め合い，お互いへの期待ばかりでなく，安心して過ごせるようお互いの怒りなどを表現してもらうようにする．さらに児童の前でそれを表現しないよう，夫婦療法のなかで表現することを進めていく．

これらを半年間続けるなかで，発熱や頭痛，腹痛も減りCさんは学校へ行けるようになってきた．

引用文献

1) 野村総一郎，樋口輝彦，尾崎紀夫編：標準精神医学，第4版．p221，医学書院，2001．
2) 久保千春編：心身医学標準テキスト，第3版．pp187-190，医学書院，2002．
3) ハンス・セリエ：現代社会とストレス．杉靖三郎・田多井吉之助他訳，法政大学出版局，1988．
4) 野嶋佐由美監修：精神看護学．pp155-158，日本看護協会出版会，2002．
5) 前掲書4），p164．

第7章

不安障害に対する児童精神看護学

1. 不安障害の概念と分類，治療

　不安障害は小児および青年において，もっとも有病率が高いことが知られているが，若者において，不安はしばしば気づかれずに治療しないままである（American Academy of Child and Adolescent Psychiatry, AACAP, 2007）．持続し，時間とともに悪化する不安障害の傾向を仮定すると，それらの潜在的に衰弱させる短期および長期の影響と同様に，根拠に基づく治療によって付随された早期の正確な診断の重要性は過剰に強調しすぎることはない（Krain 他 2007, Manassis & Hood 1998, Pine 他 1998）．小児不安障害は正常な心理社会的な発達を阻害し，家族，社会，および職業的な機能に障害を起こす（Pine 他 1998, Strauss 他 1987）．不安診断を有する小児および青年は，しばしば未熟な問題解決スキル，不適切な社会的スキル，および低い自尊心を示す（Messer & Beidel 1994）．さらに，小児不安障害を有することは，現在および将来双方において，成人の不安あるいは抑うつ障害になる危険性を非常に増加させ，また，精神病理学においてもハイリスクでもある（Pine 他 1998）．多くの恐怖は特定の発達段階の小児にとっては標準的であると考えられるが（たとえば，乳幼児の未知の人への不安，よちよち歩きの幼児の暗闇への一過性の恐怖，学齢期の小児の学校生活への心配），時間とともに治まらない，事実上過剰である，あるいは小児の機能を障害する不安は臨床において治療の対象となる．

1） 小児不安障害の DSM-Ⅳ-TR の記述

　この章で取り扱われる不安障害の記述は，DSM-Ⅳ-TR（アメリカ精神医学会 APA 2000）で略述された診断基準に基づいている．含まれる診断は以下の通りである．分離不安障害，特定の恐怖症，社会不安障害，全般性不安障害，心的外傷後ストレス障害，急性ストレス障害，および強迫性障害である．

2） 分離不安障害

　DSM-Ⅳ-TR によって認められた小児期独自の唯一の不安障害として，分離不安障害は18歳以下の個人のみに診断される．それは，現実あるいは予測される家や愛着のある人からの分離をとりまく強く過度な恐怖のパターンによって特徴づけられる．しばしば，小児は分離不安障害の間，愛

する者あるいは彼／彼女自身の安全および安寧を心配する．差し迫った病気，事故，誘拐あるいは喪失の考えに心を奪われる．分離不安障害に苦悩する小児は，重要な大人から分離される恐怖のために，学校に行くこと，家またはほかの環境に1人でいること，寝ること，あるいは家から離れて眠ることを嫌がったり拒否したりするかもしれない．これらの小児は，しばしば，分離にともない悪夢を経験しており，家あるいは愛着のある人からの分離が起こる，もしくは予想されると，頭痛や胃痛のような身体症状を報告する．十分な診断根拠となるためには，症状は最低4週間続かなければならない．また，学校，学問，職業，あるいはほかの重要な分野の障害が存在しなければならない．

　親や家からの分離に関連する苦悩の一部は6歳以下の小児にとっては標準的なので，この診断は，その年齢の範囲内で，恐怖が発達的に適切な範囲を超えている小児にのみ確定される．これらの小児の分離不安は"初期の発症"と認められ，そのような診断として適切である．分離不安障害は，年長の小児および青年の広場恐怖をともなうパニック障害と区別されなければならない．前者では，過剰な心配とパニック様の症状は分離テーマのみをとりまく．ところが後者では，重要な懸念は，脱出や避難が難しい環境下で，突然のパニック症状によってとらわれ，あるいは無力にされることにある．

3）　特定の恐怖症

　特定の恐怖症は，特定の対象や状況に応じて持続的で圧倒的な不安によって特徴づけられる．小児において，この不安は泣き叫ぶ，癇癪，動作が止まる，あるいはしがみつきとして現れる．常に不安は，個人が，日常の，社会的，学業上，あるいは職業的な機能を著しく妨げるようなポイントで刺激に遭遇する，あるいは遭遇が予想されるときに起こる．一般的に，恐怖症の刺激は，避けられるか，あるいは非常な不快をともない我慢されている．しばしば小児にみられる恐怖症の亜型は，以下を含む．動物恐怖症，自然環境／災害恐怖症，血液あるいは注射恐怖症，状況的恐怖症（たとえば，エレベーター，橋，飛行，トンネル），仮装した人，大きな音への恐怖などである．不安の焦点は，対象に関連した危害（たとえば，事故の恐怖のための飛ぶことの恐怖），あるいは，身体的症状に関連した懸念から生じるかもしれない．年長の青年はしばしばこれらの恐怖を過剰あるいは不合理と認識するだろうけれども，年少の小児と一部の十代の若者はこの認識を欠く．この認識は認知的発達とともに強くなるため小児の恐怖を過剰に洞察する必要はない．

　上記のような特定の対象と状況に対する恐ろしさは，小児には一般的であり，しばしば一時的なものである．SilvermanとRabian（1993）は，恐怖症反応は過剰で，状況の要求と不釣り合いで，意志の力とは無関係に起こり，回避，持続，不適応を生み出し，正常な発達的恐怖と区別する．診断は恐怖が少なくとも6カ月以上持続し，臨床上重大な障害を与えるときになされる．

4）　社会不安障害

　社会不安障害は，日常の，社会的，学業的，あるいは職業的な機能に臨床的に重大な障害を引き起こすような人間関係や状況への，顕著で持続的な恐怖と定義される．社会不安障害の中核に，パニック発作の基準を満たすのに十分なほど重症かもしれない身体的症状（胃腸障害，震え，発汗，赤面など），身体症状からくる機能障害がある．小児において，症状は，泣き叫ぶ，癇癪，しがみ

つく（しばしば親しい個人に），動作が止まる，および緘黙として現れるかもしれない．社会不安障害の小児は学校に行き，クラスルームあるいはグループ活動への参加，デート，あるいは年齢にふさわしい楽しみに参加することを拒否するかもしれない．そしてグループ設定のなかで重要でない役割をとる傾向がある．もし不安がほとんどすべての社会状況で起こると，障害は"全般性"として特定されるかもしれない．"全般性"はもっとも小児および青年に一般的に起こる（Beidel & Morris 1993, Hofmann 他 1999）．社会状況の回避は対人関係の変化に圧倒されるような不安に対処するための方法として起こっているかもしれない．しばしば小児にとって，もっとも不安を引き起こす状況（学校および仲間関係）は避けることができないこともある．

社会不安障害は，しばしば十代に出現し，幼児期に特徴的な内気あるいは抑制的な行動が先行する．しばしば，障害を発達させる青年に社会的機能低下がみられる．社会不安の小児は成長発達の間中，社会的機能の期待に応えることができない．診断基準を満たすために，症状は少なくとも6カ月間持続しなければならない．そして，小児が仲間関係を作る能力をもつという根拠がなければならない．そして，彼／彼女の不安は，大人との相互作用のなかだけではなく，仲間とのなかで起こらなければならない．年長の青年はしばしばこれらの恐怖を過剰であると認識できるようになり，この認識を欠くかもしれない．この認識は認知的発達とともに強化される．したがって，過剰に「この小児は恐怖が強い」と，小児期に診断する必要はない．

5） 全般性不安障害

制御が難しく，少なくとも6カ月間，週のほとんどの日に起こり，そして多様な異なった状況あるいはできごとに関連する過剰な心配が，全般性不安障害（GAD）の特徴である．小児および青年において，この不安は典型的に，しばしば学問的，運動的，あるいは社会的営みに関連した能力と遂行のテーマに集中する．GADに関連した不安はまた，環境，将来，自然災害，健康，家族などに関する多くのほかの心配を含むかもしれない．それらの心配を裏づける根拠がなくても，これらの小児の恐怖は持続する（たとえば，まだ自分の等級を心配する優等生）．特徴として，GADの小児は規則や法律を厳密に固守し，事実上，完全主義者で，自己決定した次善の成果にもかかわらず非常に自己蔑視的であり，そして自身の能力に対する自信のなさに関連して，非常に多くの外部保証と承認を必要とする傾向がある．小児の不安に少なくとも1つの身体的症状がともなっており，落ち着きのなさ，あるいは動揺，疲労，集中困難，短気，筋肉の緊張，あるいは睡眠の問題のどれかを含むかもしれない．

ほかの不安障害を除外するために，注意深い考慮がなされるべきであり，それは存在する総体的な症状をよりよく説明するかもしれない．さらに，心配が別の身体的あるいは精神的病気の核心的な姿，たとえば，体重増加を恐れること（摂食障害のように）に集中するときは，この診断はしない．診断基準を満たすために，不安は，日常の，社会的，学業的，あるいは職業的な機能を著しく障害するほどに十分な大きさでなければならない．

6） 心的外傷後ストレス障害

心的外傷後ストレス障害（PTSD）は，実際の，または差し迫った死，傷害，あるいは自分自身または親密な誰かへの肉体的な危害を含む外傷的できごとへの病的な反応である．外傷的出来事

は，PTSDを引き出すために，苦しめられた個人によって直接的に証明される必要はない．PTSDの一般的なきっかけは以下を含む：肉体的，性的，あるいは犯罪的性格をもつ人間の暴力；自然災害；自動車事故；病気または傷害；死；および戦争．小児にとって，暴力的でなく，または傷害に至らない発達的に不適切な性的行動の経験もまた，外傷として経験されるかもしれない．

外傷性ストレスへの反応は，青年および成人は強い恐怖または無力感で反応する傾向があるが，小児にとって，しばしばまとまりのないまたは興奮した行動によって特徴づけられる．PTSDに典型的にみられる症状の集まりは以下を含む：外傷的出来事の再体験（フラッシュバックあるいは悪夢）；外傷のきっかけ（すなわち，思考，感情，場所，および外傷に関連した人々）の回避；麻痺，孤立，関心の喪失，希望および短縮遠近法で描かれた将来の感覚の喪失を含む；過剰覚醒（睡眠困難，過度の警戒心，あるいは興奮的な爆発）などである．小児は，彼らの外傷を，遊びまたは行為を通して再体験するかもしれない．そして，それは文字通りその出来事を繰り返す．悪夢をみるPTSDの小児は，外傷への特別な結びつきを思い出すことなく，単純に彼らを怖がらせると表現するかもしれない．とくに，彼らは，時間により，外傷から離れていくので，小児はこれらの症状を自己報告する困難をもつので，感情の制限と同様に活動や関心のいかなる減少にも注目し，親，教師，およびほかの重要な成人は，親密に小児を世話するべきである．PTSDの小児は，より多く，身体の痛みあるいは痛みのような身体的症状を報告するかもしれない．

症状は1カ月以上持続し，PTSDの診断を保証するために，外傷以前の個人の行動からの変化が存在し，そして日常の，社会的，学業的，あるいは職業的な重大な機能障害を引き起こさなければならない．

7) 急性ストレス障害

急性ストレス障害（ASD）は，定義でPTSDと類似しているが，外傷的出来事の1カ月以内に起こる．ASDを経験している個人は，PTSDに関連した症状を経験するかもしれない．そのうえ，個人はまた，外傷後の彼／彼女の環境，現実感喪失，あるいは非人格化の認識の減少を経験する．そして，しばしば，外傷の出来事に関するいくらかの解離性健忘に陥る．診断の正当な根拠となるために，症状は少なくても2日以上4週間以内で起こらなければならない．もし症状が4週間を超えて持続するならば，その診断はPTSDに変更しなければならない．症状は日常的，社会的，学業的，あるいは職業的な機能に重大な障害を引き起こさなければならない．

8) 強迫性障害

強迫性障害（OCD）は，時間を浪費し（1日1時間以上の持続），苦しめ，そして日々の，社会的，学問的，あるいは職業的な機能を損なう強迫観念と強迫行為に特徴づけられる．強迫観念は，侵入的で，繰り返し発生する現実生活の問題に関係しないあるいは影響しないような考え，イメージ，および衝撃として分類される．小児においては，強迫観念は，しばしば，汚染，切迫した危害，死，調和あるいは順序というテーマに集中する．一方，性的あるいは宗教的な強迫観念は青年により一般的となる（Frankin他1998, Geller他2001, Riddle他1990, Swedo他1989）．成人および年長の青年において，強迫性障害は，しばしば自我親和的であり，違和感を感じないため，助けを求めることが難しい．かわりに，親たちが，しばしば，これらの問題を認識し，このための治療を

探す．

　強迫行為は，個人が強迫観念に関連した不安を軽減するために行うように強制されていると感じる反復的な行動あるいは精神活動である．しかしながら，これらの行為は現実的には強迫観念の対象には関係せず，いかなる現実のリスクも軽減させず，そしてしばしば事実上，過剰である．一般的な小児の強迫的行為は，手を洗うことあるいは入浴すること，点検すること，再保証の探求，触ること，あるいはものを順番に並べることを含む．一方，強迫的精神活動は，祈ること，数えること，あるいは決まった言い回しや単語を繰り返すことを含む．しばしば，これらの強迫的行為は，正確な方法で完成されねばならない儀式に発展する．もし中断されると，完全に行われるまで繰り返されねばならない．しばしばはなはだしい時間浪費の努力に終わる．成人は主要な強迫観念および強迫行為に安定する傾向があるが，症状は小児の間におおいに変化する（Turner 2006）．年少の小児では，強迫行為は強迫観念なしで存在するかもしれない（Swedo 他 1989）．ところが，その反対のことが青年において真実（といえる）かもしれない（Geller 他 2001）．ほかの不安障害では事実であるように，小児はこれらの強迫観念が過剰あるいは不適切とわかる認知的能力を欠いているかもしれない．このような認知能力は診断には必要ない．

9）　有病率

　複数の大規模疫学研究によれば，少なくとも1つの小児不安障害の有病率は4〜20％である（Achenbach 他 1995，Gurley 他 1996）．この広い有病率の範囲は，すべての研究にわたる意味論，方法論，および標本特性に関する一貫性の欠如から生じている．換言すれば，研究は不安の多様な定義を用い，多様な評価を用い，ときどき地域社会と診療所との両方の標本において特定の部分集合を不安障害とみなし，そして異なる年齢集団を多様な時間枠を超えて調べた（Krain 他 2007）．とくに，診断基準に達するために，先行条件として機能的な障害を要求することは，有病率を劇的に，2／3まで下げる．また，診療所でみた場合の有病率は，診察後患者を専門医などに紹介することに偏るため地域社会における対象者の有病率より高い（Evans 他 2005）．小児人口では不安障害のうち，全般性不安障害，分離不安障害がもっとも有病率が高い．一方，パニック障害と広場恐怖はあまり一般的ではない（Costello 他 2005）．そのうえ，ある不安障害は，より特別な発達段階でみられる．たとえば，分離不安障害とパニック障害は初期小児期に起こるが青年期までにはまれになり，一方でパニック障害と広場恐怖は小児期には滅多にみられず，青年期に増加する（Evans 他 2005）．

10）　症状の併存

　不安障害はほかの不安障害および抑うつと併存するのがもっとも一般的である（Costello 他 2003，Gurley 他 1996，Rohde 他 1991，Turner 2006）．ある種の小児不安障害はほかの障害と併存する．たとえば，パニック障害と社会恐怖はほかの不安障害とおおいに共存する．事実，社会不安は小児期にほかのどんな不安障害でも有する14.2倍のリスク増加に関連する（Marmorstein 2005）．同様に，恐怖症，とくに特定の恐怖症，社会恐怖および広場恐怖は，著しく相互に共存している．しかしながら，分離不安障害と恐怖症，分離不安障害と過剰不安障害，あるいは分離不安障害とパニック障害は，ほとんど同時に起こることはない．同様に，全般性不安障害と過剰不安障

害は恐怖症とあまり関連していない（Costello 他 2005）．

また，小児の不安と抑うつの間の併存率も高い．この理由は定かではないが，目下のところ，女性の小児期の不安は青年期の抑うつを予想することができるし，小児期の抑うつは青年期の不安を予想することもできる（Costello 他 2003）．

小児の不安障害はまた，注意欠如・多動性障害，行為障害のような外因に帰する障害 externalizing disorder と併存している．不安障害の小児の20％以上が同時に起こる外因に帰する障害を有する（Krain 他 2007）．Beiderman（2005）は，彼の選択的再調査において，ADHD の小児および青年のほぼ1／3が不安障害も有していたことを報告した．この関連性には，ADHD の少女は不安共存の割合が増加し，一方で ADHD の少年はおそらく行為障害と反抗的行為障害の共存に苦しむというように，多少の性特性がある（Krain 他 2007）．

不安障害と物質濫用がごくわずかに同時に発生することも指摘されている（Sung 他 2004，Weissman 他 1999）．分離不安障害を有する小児はアルコール消費の割合を減少させた．しかしながら，全般性不安障害の小児は，青年早期にアルコール濫用の割合が増えていた（Kaplow 他 2001）．

Kristensen（2000）は選択性緘黙の小児のおよそ68％は社会恐怖の基準に対応していることを報告した．同様に，登校拒否は DSM-Ⅳ の診断ではないが，しばしば小児不安障害にみられる．最後に，ほかの不安障害および抑うつに加えて，強迫性障害はチック障害および／あるいはトゥレット障害と顕著に併存しやすい（Turner 2006）．

11） 不安障害の子どもたちへの治療

不安障害をもつ子どもたちを注意深くアセスメントした後，不安障害について親と子どもに教育し，学校職員，主なケア提供者への相談，認知行動療法（CBT），家族療法，薬物療法を含めて，多様なアプローチを含むべきである．CBT は，通常より多くの複合的な不安症状に対する子どもの激しい不安を穏やかにしていく第一段階の治療となる（Connolly 2007）．薬は，子どもの激しい不安症状を和らげ，急性期の症状緩和のために，CBT の補助として使用することができる．（March 2002，Ollendick & March 2004）．報告によれば，必要な治療を受ける不安障害の青年は，20％よりも少ないという．良好なアセスメントを行うことで正しい治療方法と効果的な治療が可能になる．

CBT，行動療法，対人関係療法と三環系抗うつ剤（TCAs），選択的セロトニン再取り込み阻害剤（SSRI）の薬物療法は，不安障害の子どもに有効な治療であることがわかっている．しかし，TCAs は有害作用があることと，SSRI はモニタリングがしやすいことから，SSRI が，典型的に好まれる．それぞれの不安障害のタイプは，CBT のような精神療法的治療，行動療法，対人関係療法，子育てへの介入の効果によって評価され，再検討される．そして，それぞれの精神生理学的調査も再検討される．心理社会的，精神生理学的介入もまたいく人かの子どもと思春期の不安障害が示す調査データと比べられることになる．

（1）認知行動療法（Cognitive Behavioral Therapy ; CBT）

認知行動療法は，Beck（1985）と Kendall（1985）たち，理論家の仕事が基礎になっている．彼らは，子どもの不安障害の認知の歪みと認知の不完全さを導く否定的な自己との対話(self talk)と，

否定的認知スキーマの発達に対する介入を作り出した．(Kendall 2006)．子どもの不安が示す認知理論は，危険な事柄，自傷（harm to self），人格の脆弱性，対処への無力感から出てくるスキーマの結果である(Beck 1985, Kendall 1985)．これらの子どもたちは，否定的な認知と自己陳述(self statements)で，脅かされた環境に，非言語で応答する（Muris 他 2003, Vasey 他 1995, 1996)．認知行動療法を行う高度看護実践家（APN；Advanced Practice Nurse）は，治癒力のある環境で，ストレスと障害に関連した特定の症状への対処技術を子どもたちに教え，不安刺激に向き合うことによって，不安障害に直接的に取り組む（Kendall 2000b)．

CBT 治療は，不安の兆候を確認し，リラックスする技術を獲得し，否定的な自己陳述（self statements）を減少させ，子どもたちを助ける努力をする．状況を避けるよりむしろ不安な状況におおいに対処するスキルを学び，不安のきっかけの情動覚醒を減少し，不適応の自動的過程をより適応的な認知過程に変更する．この治療での目標は，新しいコーピングスキルを強化することである．(Bogels 他 2000, Kendall 2000b, Ingram & Hollon 1986)．

CBT は，心理教育，段階的曝露法，系統的脱感作療法，リラックス訓練，社会機能訓練（SST），自己主張訓練，不安の自己管理，肯定的自己認知の強化，認知の仕方，問題解決技法，対処行動，モデリングを含む．(Kendall 2000b)．

（2）児童期不安の認知行動療法マニュアル

Kendall（1990, 2002）によって開発された「The Coping Cat」のようなマニュアル化されたプログラムは，たびたび不安障害の子どもたちの治療に使用される．「The Coping Cat」プログラムは，16〜20週の期間である．APN ら専門家によって実行され，8〜13歳，14〜18歳の患者を対象とし，子どもと思春期のバージョンがある．プログラムの目的は，不安感情と不安への身体反応の識別，不安を作っている場を認識し，それらの場所で対処計画を策定し，リラクゼーショントレーニング，自分のふるまいの評価，肯定的に自己強化を行い，しだいに不安を引き起こす刺激に慣れていくことができる．最近の不安障害の子どもたちに関する比較臨床試験では，「The Coping Cat」プログラムを使用することが不安症状の緩和に貢献していることを証明している（Kendall, 1990)．9〜13歳の94人の子どもたちの無作為臨床試験で，青年を認知行動療法治療待機対照群に割り当て，フォローアップを治療後とその1年後に行った．治療された患者の56％が，行動チェックリスト得点が下がったと報告している（70以下の得点は，治療された患者では56％，治療待機対照群では25％)．

しかし，1年後のフォローアップは，治療後から著しく違いはなかった．また親のかかわりは治療の変数としては関連していなかった（Kendall 他 1997)．Kendall ら（1994）は，不安分離障害，過剰不安障害，回避障害の9〜13歳の47人の子どもたちを評価した．それらは，親報告書，子ども報告書とし，主要な基準として行動観察に使用された．治療された子どもの64％が，対照群と変わらず，64％のうち5％しか，不安障害と診断されなかった．そして「The Coping Cat」プログラムを受けた子どもたちも，1〜3年の治療後，不安が減少するという肯定的な結果を証明した（Kendall & South-Gerow 1996)．

また，CBT のよりよい結果を生み出すには，子どもに焦点を当てたほうがよいのか，家族に焦点を当てたほうがよいのかについては，若干の論議がある．しかし，CBT は親を含んで行うほうが，子どもだけの場合より不安が低下することが報告されている（Bogels 他 2006, Silverman 他

1999a, Spense 他 2000, Bernstein 他 2005, Wood 他 2006).

(3) 子ども CBT と，子ども CBT に親トレーニングを併用した場合の相違

　Bernstein and colleagues (2005) は，3 つの小学校で分離不安障害，全般性不安障害，社会恐怖症の101 人の子どもたちを評価した．9 週間のグループCBT，9 週間のグループCBT プラス親トレーニング，治療なしの比較群という 2 つの介入群と 1 つの対照群を設定し，無作為抽出で介入の評価を行った．治療プログラムはCBT プログラムとしてマニュアル化された「The FRIENDS」を用いた（Barrett 他 2000）．

　不安障害と診断された子ども CBT ＋親トレーニングは，ベースラインで80％だった不安が治療後33％に減少した．不安障害と診断された子どもだけのCBT グループは，ベースラインで82％だったものが治療後29％に減少した．不安障害と診断され，治療していない対照は，ベースラインで67％だったものが46％に減少した．

　両治療グループは，臨床包括的指標は，0.58 がエフェクトサイズで，治療しなかったグループよりも著しく効果があった．またグループCBT だけより，親トレーニングをプラスしたCBT のほうが子どもの不安が顕著に改善されることを示していた．

(4) 不安障害のための薬物療法

　薬物療法は，神経伝達物質調節障害を含んだ生物学モデルを基礎にしている．脳幹覚醒センターは，青斑核（脳内にアドレナリンを供給する），そして扁桃体（脅かす信号と安全な信号の過程），海馬の中隔核と尾状核と同様に，そして大脳皮質は，脅かす信号と安全な信号を伝達するという，すべての脳神経学領域である．不安の神経生理学の理解が増し，不安症状を減少させる脳のシステム，セロトニン，ギャバGABAergic／glutamergic，ノルアドレナリン，ドーパミンシステムを調節する，不安の薬物療法の治療が発展してきた（Evans 他 2005）．薬物療法の子どもを評価するとき，APN は，現われている症状を基礎として，薬物を選択するために査定を行い，薬を処方しなければならない．子どもと両親は，薬の効果，効果や副作用が出現する時間の長さ，潜在している薬物間の相互作用について，教育されなければならない．書かれた資料（handouts）は，両親と子どもたちが薬物療法についての情報を再び見るための助けとなる．子どもと親の承認によって書かれたものも，薬物療法の効果を促進するなかで重要となる．両親は，薬物療法について少しでも心配がある場合は，ただちにAPN を呼んで質問すべきである．APN は，主なケア提供者から身体的な病歴を書いてもらい，薬物治療をはじめるために優先すべきことを情報として得るべきである．子どもの不安状態には，医療状態や，薬物治療，子どもが心臓の問題，肝臓の問題，その他の深刻な健康問題が前もって存在しないということを確認し，子どもの不安に関する適切な知識をもっていることが必要となる．

　選択的セロトニン再取り込み阻害剤（SSRI）は，OCD の子どもたち，OCD 以外の不安障害に対しても有効である．しかしながら薬物療法は，もっともよい成果を達成するために，行動療法とともに行うべきである（March 2002）．子どもたちは，薬物療法の介入を受けても，いったん薬物療法の継続をやめると不安症状が戻るかもしれない．CBT の間は，再燃を最小限度にし，長時間治療効果を維持できる（Asbahr 他 2005）．

要約

　不安障害は，小児および青年のもっとも有病率の高い精神疾患であることが知られている．小児および青年の不安障害の注意深いアセスメントが，適切な治療と成人の精神疾患の予防を可能にする．不安障害の小児はしばしばほかの診断可能な不安障害，抑うつ，およびほかの外的原因による障害を有するので，併存症が注意深く評価されなければならない．遺伝的性質，環境，および気質の複雑な相互作用が，不安障害の発達をもたらす．それゆえに，完全な小児と家族の発達的，医学的，精神医学的および外傷の病歴が，入手すべき重要な診断情報である．小児の不安を査定するために設計された構造的および半構造的面接は，発達的に生じる正常な恐れと病理を区別し，不安診断を行い確定するために使われるべきである．小児特性評点尺度 child-specific rating scale もまた，最初の不安スコアを査定するために使われるべきである．そして次には不安を減少させ，機能を改善させる治療の効果を評価するために，治療中に定期的に不安症状を査定するために使われるべきである．

　CBTと精神薬理学の両方の治療介入が，小児の広範囲の不安障害の症状を改善させる．TCAsの過剰投与に関連した心臓性の副作用や毒性のために，SSRIがTCAsよりいっそう広範囲に使用される．不安に対して，1つのSSRI薬物療法が別のものより有効であることを示すに十分な根拠はない．しかしながら，単独療法としてのCBTは，単独療法としての薬物療法に比べて優れた効果があることは明白である（DeHaan 1998，POTS 2004）．また，治療の完了あるいは薬物療法の中断の際，CBTは薬物療法に比べてより長期間にわたる効果を示した（Asbahr 2005）．個別に提供されたCBTあるいは親訓練構成のCBTは同じような効果であることは明白である．これらの治療には，NPたちが不安障害の特定の診断分類における不安症状を軽減させるために容易に実践できる社会的有効性訓練マニュアル The Social Effectiveness Training Manual（Beidel 2000）のようないくつかの不安治療マニュアルがある．薬物療法とCBTとの組み合わせと，CBT単独治療，SSRI薬物療法単独治療，およびプラセボと比較したいくつかの研究において，薬物療法とCBTの併用はCBTおよびSSRIの単独療法を凌ぎ，治療後の時点でプラセボより有意に優れていた（Bernstein 2000，POTS 2000）．しかしながら，Cohenの研究（2007）では，外傷後ストレス障害の小児にとって，SSRI治療はCBT治療にいかなる利益も加えなかった．この研究の1つの限界は，親たちがその試験の薬物療法に同意しないという事実のために，患者の募集が困難だったことである．また，親たちは薬物療法に比べてCBT治療により大きなコンプライアンスを有していた．ある1つの研究は，71人の親を対象に，不安障害の小児に対する薬物療法と比較して，CBTの忍容性，信頼性，および有効性を評価した．その結果は，親たちによって，両方の治療とも好ましいとみられていたが，CBTは，短期的長期的に，より受容でき，信用でき，そして効果的であると評価されていた．

2. 不安障害をもつ児童への看護

1) 精神状態の査定

　精神状態は不安障害の強さのため，気分や不安，行動が不安定になり，日常生活へ支障をきたすことが多くなる．あまりしゃべらなかったり，落ち着きがなく，集中力，注意力が低下し，そわそわしたり，落ち着いて一カ所にいられなかったり，逆に引きこもったりするという精神状態がみられる．また特定のものを過度に怖がったりすることが起こる．

2) セルフケアの状況

　気分や不安，行動の不安定さのために，食事量が低下し，排泄行動にも関心がなく便秘になっていたり，また夜間不眠や昼夜逆転がみられ，生活リズムに乱れが生じはじめる．また強迫症状や不安症状の強さのために学校の勉強や何かに従事することが困難になってくる．また両親や家族ともあまり話さなくなったり，あるいは家族とは話せるがそれ以外の人とはまったく話せなくなったり，また何かが起こるのではないかという恐怖のために外へ出たり人ごみにいけなくなったり，というセルフケアの低下が起こってくる．

3) ケア上の目標

　自分の不安，恐怖を管理する方法を修得するとともに，不安や恐怖が起こってくる状況を認識し，認知の再構成を行いながら，状況を管理できる方法を修得していく．また家族も子どもへの罪悪感だけで対応するのではなく，日常生活のなかで家族ができることとできないこと，自分でやってほしいことを明確にしながら，子どもとつきあっていけるようになる．

4) 具体的なケアの方法

　(1) 患者，家族共々，ケア上の目標を一緒に設定し，自分でどのようなことを管理できるようになっていきたいのかを明確にし，そのための方法もやってみて，1週間ごとに振り返る．
　特に，食事や排泄，個人衛生や活動と休息，孤独と人とのつきあい，症状管理において，何をまず自分で管理できるようになりたいか，を家族の意向も含めて明確にしていく（例：トイレのドアノブを触れるようになる，日中，家族以外の人と話す時間をもてる，入浴を2時間以内ですますことができるなど）．
　(2) 看護師は患者とともに，家族・患者と一緒に定めた目標に対し，患者とともに不安や恐怖になる状況，そのときの対応方法，症状管理の方法をいくつか考え，また必要に応じては限界設定（これ以上はやってはいけない，など）も実施し，毎日振り返りを行いながらどのような方法が有効だったのかを検討していく．また対応方法や症状管理の方法は日によって変えることなく，決めたことは1週間はやってみる．そして1週間やってみてやはりうまくいく方法，そうではない方法を検討していく．またどのような状況が恐怖や不安を強くするのか，について行動での表現や言語化を進めていく．

（3）実際自宅でも病棟でやっている方法が実施できるかどうかを外泊を繰り返しながら練習してみる．定めた目標が実施できるようになったら，次の目標を検討するかもしくは，退院して自宅で実施していく．

（4）不安や恐怖が強くなったときに，リラクゼーション法やいくつかの症状管理の方法が実施できるように練習を行う．

（5）また認知・行動療法も行いながら，不安や恐怖に対する認知の再構成を図り，行動の修正を図っていく．

（6）不安や恐怖が強い場合には活動やつきあいを急激に増やすのではなく，治療者が入る少人数の構造的なグループから非構造的なグループへと移行していけるよう配慮していく．

（7）家族と定期的に面接をし，患者への罪悪感を減らすための精神的負担を減らしながら，患者の不安症状・恐怖症状につきあいすぎても，患者の状態が改善することではないことを話しあっていく．

（8）家族への心理教育を提供していく．

（9）病棟でやれている症状管理の方法を家族へ伝えながら，どのような方法が有効なのかについて情報提供をし，自宅で実施可能な方法を検討していく．

（10）家族と患者だけのやり取りではなく，家族以外と過ごす場や時間を確保し，患者と家族が別々に過ごす時間を作り出し，それぞれの生活のペースが保てるようにしていく．

5） ケア上の留意点

（1）家族は患者への罪悪感と疲労感で両価的な感情をもっていることが多い．家族と定期的な面接を通して家族の精神的負担を減らしていくことが非常に重要である．

（2）家族，患者と一緒に，どのような行動をコントロールできるのかを定期的に検討しながら，たくさんのことを実施するのではなく，日常生活を送るうえで障害になること，患者自身がやっていきたいことに焦点を当てて目標を定める．

（3）患者のセルフケアの獲得においては，本人のやりたいこと，自宅で管理していく必要性があるものを目標として定め，いくつかの方法を繰り返し実施していくことで，認知や行動を修正していく．

（4）病棟でやれている方法を自宅でも実施してもらい，また家族にも看護師の患者への支援方法を参考にしてもらいながら実施してもらう．

第8章 解離性・転換性障害に対する児童精神看護学

1. 解離性・転換性障害の概念と分類

1) 歴史・概念

　従来はヒステリーという表現をされていた．ヒステリーは子宮という意味でギリシャ・ローマ時代，女性独特の病気と解され，ヒポクラテスの「体内で子宮が動き回る婦人病」とか，ガレノスの「子宮が充血し，局所に窒息が生じる病い」といわれていた．そのために「魔女狩り」が激しくなったルネッサンス時代には魔女とされたヒステリー女性が多かった．しかし，1870年代になるとCharcot, J.M.がその成因は主に心理的なものであることを催眠術を使って明らかにし，Bernheim, H.がその作用機序は「暗示」という心理作用にあるとされ，「暗示」によって起こる機能障害だとした．それ以来，ヒステリーは女性特有の病気ではないとされた．Babinski, J.はヒステリーを「説得によって治癒可能」だと主張し，「心因説」の基礎を築いた．

　その後，Freud, S.がヒステリーの成因に無意識の記憶，とりわけ性的外傷体験が関係していると主張，この無意識の心理的葛藤が運動性，感覚性，植物神経性の障害，精神障害として，象徴的に顕現したのを「転換」といった．一方，Janet, P.は過去の精神活動の反復に過ぎない精神自動症という概念を作り，精神活動の一部だけが自動化して精神活動が狭小化していく病的形態をヒステリーとし，ヒステリーにおける「解離」の動因としての防衛の概念を明らかにした．

　その後，ヒステリーという言葉は女性差別につながるということから，しだいに使われなくなり，ICDやDSMが出ることで転換ヒステリーが身体表現性障害の転換性障害および疼痛性障害に，解離ヒステリーが解離性障害に言い換えられた．

2) 転換性障害

　DSM-Ⅳでは身体表現性障害のなかに分類され，身体化障害，疼痛性障害，心気症，身体醜形障害などが含まれている．

　転換性障害は児童期・青年期では心理的な葛藤を経験したり，心理的負荷が加わると身体症状を示すという形で反応するのは自然のように思われる．児童期ではけいれん発作などの古典的症状はあまりみられないが，失立・失歩や上下肢の一部の麻痺，失声，視覚障害，聴覚障害などは発生す

ることが多い．とくに児童期では心因性の視力障害が多く認められる．身体疾患を契機に発症することも多いし，周囲の症状を容易に取り込むこともよく経験することである．青年期になると転換性障害は増えてくる．性別では児童期では男女差はないと考えられるが青年期では女性のほうが多くなる傾向にある．児童青年期では摂食障害の一部に転換性障害をともなうことがある．

　成因については単一の成因は考えにくい．心理的要因が強調され，生物学的な要因に関する記述はほとんどない．児童期の転換性障害は子どもの苦しい状況への反応として現れるものと理解したほうがよいとも考えられる．いずれにしても転換性障害の発症は複雑な要因が関与し，単純な因果論での理解を避け，発達段階，家族や近所，教育環境，過去の生育歴，とくに過去の外傷体験，身体疾患などの体験を個々の事例で理解していくことが大切である．

　診断では除外診断であるためにさまざまな身体疾患を想定しながら進めたり，身体的な治療をも試みて判断していかねばならない．このようなときにはDSM-Ⅳの診断基準はほとんど役に立たない．身体症状を表すことで何かを訴えたいと感じとってあげることが必要である．

　面接にあたっては，言葉のかわりに身体が表現していることを踏まえることが肝要である．つまり体を使った表現に近い言葉をみつけて面接を進めることが必要である．しかしそのためには，まずクライエントと治療者の関係性を作ることが重要である．なお経過や予後については断定的なことはいえないが，家族の理解を得ながら治療を進めることが大切である．

（1）転換性障害の診断と分類

転換性障害の診断基準はDSM-Ⅳによると

- A．神経疾患またはほかの一般身体疾患を示唆する，随意運動機能または感覚機能を損なう1つまたはそれ以上の症状または欠陥があること．
- B．症状または欠陥のはじまりまたは悪化に先立って葛藤やほかのストレス因子が存在しており，心理的要因が関連していると判断されること．
- C．これらの症状または欠陥は虚偽性障害や詐病のような意図的に作り出されたり捏造されたりしたものではないこと．
- D．これらの症状または欠陥は，適切な検索を行っても，一般身体疾患によっても，または物質の直接的な作用としても，または文化的に容認される行動または体験としても，十分説明できないこと．
- E．これらの症状または欠陥は，著しい苦痛または，社会的，職業的，または重要な領域の機能における障害を引き起こしている，または医学的評価を受けるに値すること．
- F．これらの症状，または血管は，疼痛または性機能障害に限定されておらず身体化障害の経過中にのみ起こっておらず，ほかの精神疾患ではうまく説明できないこと．

となっている．

　症状や検査結果の変動性，神経学的所見の矛盾，訴えられる症状に比して身体症状が軽いもの，周囲の状況によって症状が変化することなどがあれば転換性障害を疑い，家庭や学校環境の問題，病院内（診察室も含めて）での行動パターン心理検査の所見などを参考にしながら診断する必要がある．

（2）転換性障害の病型と症状（表）

DSM-Ⅳでは病型を4つに分けているが，それ以外にも病型に含まないものを別にあげている．

表 転換性障害の病型と症状

病型	症状
運動性の症状または欠陥をともなうもの	運動麻痺（失立・失歩，上下肢の部分的麻痺，片麻痺，失声，嚥下困難または"喉の塊"など）
	異常運動（舞踏病様運動，アテトーゼ様運動，平衡または強調運動の障害，振戦，チック様運動など）
感覚性の症状または欠陥	皮膚知覚の異常（知覚鈍麻，知覚脱失，知覚過敏，知覚異常）
	視覚障害（視力低下〔高度のときには盲〕，視野狭窄，色覚障害，複視，幻視など）
	聴覚障害（聴力障害〔ひどい時は聾，幻聴など〕）
発作またはけいれんをともなうもの	けいれん（後弓反張，全身性間代性けいれんなど）
混合性症状を示すもの	2つ以上のカテゴリーの症状が明らかな場合
上記の病型に含まれない転換症状	嘔吐，咳嗽，便秘，嘔気，食欲不振，過換気
	心因性疼痛

3) 解離性障害

　解離は1990年以降精神医学分野ではもっとも白熱したテーマになっている．「解離」の定義は観念，知識，感情，体験の統合の失敗であると考えられる（Putnam, F.W.）．つまり，解決困難な葛藤にさらされたとき，それにまつわる観念や感情を関与しない精神の部分から切り離してしまって防衛する無意識的機制を解離反応ということになる．また，Putnamは正常解離と病的解離に二形態があるといい，「正常な解離」は不適切な反応との連合が一切存在しない解離といい，「病的解離」とは解離行動の内容がある限界を超えること（たとえば自分が誰かということに関する情報を忘却すること），および（あるいは）解離行動の持続期間がある限界を超えることである．いずれの場合も，解離が当人の社会的，職業的な働きが目に見えて損なわれる原因となる程度に達していることであると述べている．DSM-IVでは「意識，記憶，同一性，または環境の知覚についての，通常は統合されている機能の破綻」と定義されている．

　子どもの場合は自分を守るためにその感覚や記憶，認知などを切り離し，それが自分に起こったことではないかのように位置づけることはしばしばある．とくに性的外傷を受けた子どもには多くみられている．

　評価尺度として児童解離チェックリスト（CDC），青年解離体験尺度（A-DES），解離体験尺度-II（DES-II）などが用いられている．これらを参考にして診断に役立てることができる．

　疫学的研究ではDESを用いたRoss, C.A.らがカナダで行った調査がある．その結果，3.1％が多重人格性障害，11.2％が解離性障害のどちらか1つの基準を満たしていると述べている．また精神科病院の入院患者の5％から15％が多重人格性障害の基準に該当し，ほかの解離性障害に当てはま

るものはもっと多い．このように解離性障害は現実にはもっと多く観察されるであろう．

（1）解離性健忘（心因性健忘）

「あるときの記憶がすっぽりと抜けている」などの表現でみられる状態であり，過去の一定の期間，まれには全生活史の記憶が失われることがある．不快な感情をともなう失恋や性的暴行などのトラウマに遭うことで，それ以前にさかのぼる逆行性記憶脱失が起こることもあり，その不快な記憶の部分だけが島のように脱失して思い出せないこともある．診断にあたってはほかの解離性障害や急性ストレス反応，心的外傷後ストレス障害（PTSD），身体化障害，コルサコフ精神病など器質性精神障害，向精神薬などの薬物の影響を除外することが必要である．

（2）解離性とん走（心因性とん走）

予期していないときに，突然家庭や学校などから離れて放浪し，その離れた時期の過去を想起することができない．何もなかったように帰ってくる．解離性とん走の持続期間は普通は2，3日であるが長いときには数週間，数カ月になることもある．著者の経験では1カ月に及ぶこともあった．この診断にあたっては解離性健忘と同じようにほかの解離性障害やてんかんなど器質性精神障害，向精神薬などの薬の影響を除外する必要がある．

（3）解離性同一性障害（多重人格性障害）

解離性健忘や解離性とん走と違って，記憶が抜けている間，別の人格（別の名をもつ）になっていることである．つまり，実際の年齢と姓名をもつ人格（主人格という）があって，別の年齢と特性（性が変わることもある）をもつ交代人格（副人格という）がある．副人格は1人のこともあり，複数，多いときにはビリー・ミリガンのように24人となることもある．この主人格と副人格が体と私（人格）を奪い合い，いつも必ず1つだけ出てくる．それぞれの人格はお互いを知り合っていることもあり，一方だけが知っていることもあり，お互いが知らないこともある．主人格は副人格が出てきて何をしたかなどは副人格が消えた後には記憶していない．

人格の交代は突然であり，実際，診察の途中でもなんら刺激を与えないでも起こる．そのときの変化をみていると急に声も表情・態度も変わる．この変わるときに眼球上転や頻繁なまばたきを起こすことが多い．

多くの場合，子どものころに受けた性的虐待などの不幸な体験（トラウマ）が後に解離性同一性障害を起こすといわれている．男性より女性に多く出現するといわれている．

てんかんの部分発作で人格が変わることがあるので注意を要する．

（4）離人症性障害

自分の精神過程または身体から遊離して，あたかも自分が外部の傍観者であるかのように感じている持続的な体験であり，現実吟味が正常に保たれている．しかし，離人症状として著しい苦痛，または社会的，学業的，その他重要な領域における機能の障害をきたす．ただし，統合失調症，急性ストレス反応などほかの精神疾患で起こすものは省く．診断にあたってはほかの解離性障害同様の問題を検討する必要がある．

（5）特定不能の解離性障害

2つまたはそれ以上の，はっきりしたほかと区別される人格状態が存在していないで重要な個人的情報に関する健忘が生じていないもの．宗教などによる洗脳，思想改造，人質になっている間の教化，憑き物などの憑依（たとえば，犬とか狐が体についているといってその真似をするなど），

ヒステリー性昏迷，ガンザー症候群（質問の内容はかなり正確に把握していると思われるが，簡単な質問に対してわざと間違った答えをするかのように正確な応答をしない．たとえば，1＋1は3と答えたり，2＋2は5と答えたり，ちょっとずれたばかげた答えをする．拘禁反応の1つとして司法精神医学で論じられている）などが含まれる．

参考文献
1) 森岡由起子，生地 新：転換性障害（ヒステリー），第1版．松下正明総編，pp185-194，中山書店，1998.
2) Frank W. Putnam : Dissociation in Children and Adolescentes. First published, The Guilford Press, 1997. 中井久夫：解離，pp1-131, みすず書房, 2001.

2. 解離性・転換性障害のある児童への看護

1) 解離性・転換性障害をもつ子どもの特徴

　子どもの精神障害の原因としては，第1に体質的要因（遺伝的要因・染色体異常の影響・子宮内での障害に起因するもの・出生時の障害に起因するもの），第2に身体疾患と外傷（脳の疾患や外傷，または脳に影響を与えない身体疾患），第3に気質要因（活動レベル・律動性・適応性・反応の強さなど），第4に環境要因（家庭・学校・社会など）がある[1]．このように，子どもの精神障害にはさまざまな原因があり，子ども側の要因と，多くの環境要因が相互作用的に影響を与え，それが症状として現れる．

　解離性障害は意識，記憶，同一性，または環境の知覚という通常は統合されている機能の破綻を特徴とし，解離は心的外傷に対する防衛で，精神や行動の過程をその人の残りの精神活動から分離することを含むとされている．解離性障害は解離性健忘，解離性とん走，解離性同一性障害，離人症性障害，特定不能の解離性障害に分けられ，転換性障害に関しては，運動障害，発作症状，感覚障害などの身体症状をともなうものと分類されている．

　幼少期の虐待などによる精神的葛藤をともなう体験を思い出したくないがゆえに，意識・記憶の喪失や別の人格形成，失声・失立・心因性視力障害などの身体症状が現れる．しかし，解離症状の原因が必ずしも虐待と関連があるわけではなく，心理的・環境的なストレスが与える心因性精神障害であり，児童期は自己表現が十分でないがゆえに，そのことが行動として現れる．この表面化している行動が目立ち，行動に隠されている子どもの内的葛藤をいかに理解するかが重要である．

　子どもの疾患を判断するためには，行動の観察はもとより，家族背景，成育歴といった詳細な情報が必要となり，場合によっては家庭という閉鎖された社会に第三者が踏み入ることで，医療者に対するネガティブな感情を親に抱かせる可能性もある．子どもの精神疾患に関しては親との関係性も慎重に構築していく必要があるといえよう．

2) 症状

ここでは，解離性・転換性障害について，DSM-IV-TRの診断基準と症状について述べる[2]．

解離性健忘は，解離性障害のなかでもっとも多くみられ，短期間内の記憶喪失（限局性），全生活史の健忘（全般性），短期間内の一部の想起不能（選択的ないし系統的）に分けられるが，無意識下のできごとであるため，症状の重篤さに比べ本人はさほど苦痛にしていないようにみえる．

解離性とん走は，突然，日常生活を離れまったく違う地域で生活をはじめるが，名前など自分に関しての情報が思い出せない状態である．しかし，一般的・社会的知識は保たれるため，目的をもった行動がとれることから正常にみえる．

解離性同一性障害は，複数の人格が同一個体のなかで形成され，それぞれの人格が独自の個性（性・年齢・言動や考え方など）をもっており，別人格への移行は突然である．ほかの人格が現れているときのできごとに対しての記憶の欠如をともなうが，別人格の存在やできごとに気づいている場合もある．

離人症性障害は，自分自身が夢のなかにいるような感じや，体から遊離した感じといった自身の現実感が喪失するような体験をともなう．しかし，その体験について患者は非現実性であることを自覚できている．

特定不能の解離性障害では，優勢な特徴が，意識・記憶・同一性といった機能の破綻をともなう解離性症状であるが，いずれの特定の診断基準も満たさないものをいう．質問に対していい加減な応答をする（ガンザー症候群），現実感喪失で離人症をともなわない，洗脳などの長期間にわたる強力で威圧的な説得，魂・力・神などといった影響を受け不随意運動や健忘をともなうもの（解離性トランス障害），などが例としてあげられる．

転換性障害では，運動障害に関連した協調運動または平衡の障害，麻痺，嚥下困難，失声などがあげられ，感覚障害では触覚・痛覚の消失，複視，盲，聾，幻覚などがある．また，発作症状として，偽発作，意識消失がある．

しかし，子どもには現実から離れて別世界に行くという解離する能力があり，必ずしも病的な部分だけではない．激しい虐待を体験した場合には病的な解離がみられるが，完成された解離性障害が児童期にみられるのはまれとされている[3]．

児童期の症状としては，自身を責めたり強い不安を感じる，自分を無力な存在と感じないよう状況をコントロールしたいという思いから弱い者に対して暴力的となる，周囲に過敏でいらいらする，多動・注意集中困難で集団生活に適応できない[4]などの特徴がある．

3) 治療

精神療法では，成人に対しては，指示的ないし洞察志向的精神療法が有効で催眠療法や薬物を利用しての面接を組み合わせる治療法が有効であることが報告されている．年齢が低い児童ほど自分の情緒をうまく言語化できないため，言語的能力を必要としたカウンセリングは困難といえる．そのため，遊戯療法などを導入することで情緒的緊張を解放したり，日常の欲求を代償するといった，子どもが自由に自己を表現できる場の提供をしていく．集団精神療法は，お互いの相互作用を通してよい影響を与え合うことが期待され，同世代の子どもとグループ関係がうまくいかない者に

とってはとくに価値があるとされている．また，行動療法は治療目標の達成を目指しており，主な技法としては，関連する行動と環境の変容に注目したオペラント条件づけやレスポデント条件づけ，他者の行動の観察を通してそれらを模倣するモデリング，物事についていままでと異なる考え方を教えることで行動が変容する認知行動療法がある[5]．

また，薬物療法に関しては，疾患に対し特異的に作用する薬物はないため，症状に対して補助的に使われる．たとえば抗不安薬に関しては，クロルジアゼポキシドは小児の場合1日10〜20 mgを2〜4回分服，ジアゼパムは3歳以下では1〜5 mg，4歳以上では2〜10 mgを1〜3回分服が目安とされているが[6]，小児では奇異反応や脱抑制をきたしやすいので注意を要する．SSRIが使用される場合もあるが，青年期以前の年代での自殺関連事象に関するリスクが増加するとの指摘があり[7]，投与は慎重に検討しなければならない．

ただ，薬物を使うことで子どもが抱えている家族関係などの問題を隠してしまう可能性があるだけでなく，治療にかかわる者が非現実的な視点で問題をとらえてしまうという弊害をともなう．副作用の問題もあり，薬物の使用については注意が必要となる．

対象の年齢や疾患の程度などによって複数の治療法を用いていく必要がある．同時に，子どもの治療には両親が治療にかかわらなければ十分な効果は期待できないため，親に対してのケースワークやカウンセリング，家族療法も並行して行うことが重要である．

4）解離性・転換性障害のある児童への看護

(1) 精神状態の査定

外見：不安感から表情の変化の乏しさや口数の少なさがある．他方，反抗的・大人ぶった態度といった側面もみられる．

行動：楽しく過ごせず引き込もる．または，不安や欲求をうまく表現することができないため，落ち着きがなく集団生活に適応できない．衝動や感情をコントロールできないことでの自傷行為や他者への攻撃・破壊的行為といった行動が表面化しやすい．

気分：自尊感情が低く，劣等感・不安感を抱いている場合がある．また，その感情をうまくコントロールできないため，イライラ感が生じたりと気分に波がある．

思考過程：耐えがたい体験に向き合うことを避けるため，もしくはストレスフルな体験が，観念や情動，記憶を切り離すといった防衛機制として働き，不安感や記憶の喪失，衝動や感情をコントロールできない．

思考内容：「よい子」を演じて自己を抑制している傾向があり，周囲（大人）の反応を気にする．また，虐待経験者は親の暴力を問題視するよりも，自分が悪いからそうさせているという認知の歪みがみられる．

言語：言語の学習はなされているが，自分の不安や感情をうまく言語化して伝えることができない．

認識：ストレスフルな体験が，観念や情動，記憶を切り離すといった防衛機制として働き，不安感や記憶の喪失がある．

洞察と判断：自我形成の未熟さや無意識下による症状の出現．また，家庭環境において，親の枠組みの下で自立性を妨げるような生活を送ってきたことから，洞察や判断力については十

分といえない．

(2) セルフケア状況の把握と査定

　本来，自己刺激行動や親の介入により行動の調整や社会化がなされ，行動状態に関するメタ認知が行えるようになるが，適切な介入がされないことで行動や感情が統合されないことに影響する．セルフケアは自分自身を保持したり，自分の健康や安寧を継続できるような行動や学習という意図的な過程であるが，動機づけや意欲が必要となる．児童期は環境に影響を受けながら発達していく過程であり，とくに家庭環境において親の枠組みのなかで生活を強いられている子どもは，自発性という発達課題が達成できず自分の欲求を表現することが困難な状態に陥る．

　疾患の種類や症状の程度などによって違いはあるが，病的体験や持続的なストレスを抱えている状態，病院という新たな環境での対人関係を含めた不安感など，精神状態の不安定や自我機能が低下していることで，日常の生活におけるセルフケア行動に支障をきたしている場合が考えられる．厳しいしつけを強いられてきたならば，本来楽しいはずの食事がとれず栄養状態に問題を生じたり，失敗を恐れて個人衛生などにも関心を向けることや行動に移すことができない．情緒的に不安定であれば活動と休息のバランスが保てず生活リズムの乱れに影響する．また，本来は人とのかかわりのなかで得られる発達課題が達成できていないことで，自我の形成が未熟で感情などをうまく相手に伝えることができないため対人関係をうまく構築できないといった問題も考えられる．そのため，患者のセルフケアを把握する際は，親子関係やいままでできていたこと，できていなかったことを確認したうえで，セルフケアを阻害する要因を査定していく必要がある．

(3) セルフケア上の目標

　重要他者との安定した関係性や安心感，治療者との信頼関係を築くことで，自己の機能を自覚し，現実に対する吟味力や欲求耐性度を高めながら，発達的セルフケア領域における自分らしさを発見できる．

　また，生活の中心となるのは家庭であるため，家庭環境において患者にできることを家族が明確にし，環境改善につなげていくことができる．

(4) セルフケアへの看護

　解離は，成育過程における厳しいしつけ，虐待などのつらい経験がストレス要因となり防衛反応として症状に現れる特徴がある．家庭環境における親（大人）との関係性が日常的なストレス要因となっていることが考えられるため，大人とのふれあいを通して安心して過ごせるような治療環境の提供を意識的に行っていく．

❶抑うつや不安が強い場合は保護的にかかわり，状態が落ち着いている場合は積極的にセルフケアの介入を行っていく．

❷暴力などのストレス要因のない生活を提供するなかで，医・食・住といった基本的な生活を規則正しく送れるよう援助していき，生活環境の場に安心感が得られるようかかわっていく．

❸自分自身を受け入れてもらえているという安心できる場の提供を行う（たとえば，日常生活のケアとは別に毎日スタッフと1日を振り返る，一緒に勉強をする，遊びなど）．

❹寂しいのに他者から避けられるような攻撃的な言動をとってしまうなど，自分の感情をうまく表現できず間違った表現方法をしてしまうことがあるため，自身の感情を別の方法で表現できる内容について一緒に考えていく（フェイススケールで感情を伝えるなど）．

❺ストレスが高まった場合の対処法について一緒に考えていく．スタッフがいろいろ提案するのではなく，患者自身が決めていけるような手助けを行う．

❻自己評価が低い場合は，肯定的にかかわっていき，患者自身が実感できるような取り組みを行う（たとえば目標を決め，それができたらシールを貼っていくなど）．

❼レクリエーション活動を取り入れ，目的を他者と共有できる体験を通すことで，人とのかかわりの必要性や安心感が得られるような機会を作っていく．

❽スタッフの言動に一貫性がないと，何を信じればよいかわからず混乱を生じさせたり，不信感を抱かせるため，なんらかの枠組みや目標を設定したりする場合は，情報の共有を意識的に行っていく．

❾解離以外の方法で，ストレスへの対処方法がとれるよう，健康的な対処行動（たとえば人がいないところでものを投げる，看護師に表現してみる，泣く，思いっきり遊ぶなど）話し合いながら実施してみる．そしてどのような方法だと実施できるのかを決定していく．

❿さらになにが解離を起こさせているのか，何が苦しかったりつらいのかを言葉にするのを助けながら話し合っていく．

⓫家族の面会時には，それぞれの反応や関係性を観察し，家庭内での親子関係の姿が把握できるように努めていく．

⓬家族に対しては支持的なかかわりを行いながら，まずは関係性の構築を行っていく．そのなかで，患者が示す行動の意味や症状について説明を行いながら，家族が患者を受け入れかかわっていけるよう教育的な役割を担っていく．

⓭家族として解離を起こした場合にどのように対応できるのかを病棟でのかかわりを伝えながら模索していく．

⓮退院後の生活環境を見据え，入院によって改善したセルフケアを低下させないよう，利用できる社会資源について検討していく．

（5）実施上の注意点

❶大人の意見を押し付けないようにし，子ども自身が考えられるようなかかわりが重要である．

❷子どもは発達過程の途中で自我の形成が未熟であるため，すべてを受け入れるのではなく，悪いことに対してはきちんと伝えていくなかで社会性が獲得できるようなかかわりを意識する．

❸解離症状のきっかけがすべて虐待と関連しているわけではないので，親がいままでの子育てに対して自責の念を抱かないよう配慮する．

❹解離症状を自己アピールの手段とする患者もいるため，振りまわされないようにする．

❺治療に関して，家族は過度に期待をもっている場合があるので，できること，できないことをはっきり伝えていく．

引用文献

1) フィリップ・バーカー：児童精神医学の基礎．山中康裕監訳, pp28-40, 金剛出版, 2001.
2) ベンジャミン J. サドック他編：カプラン臨床精神医学ハンドブック, 第3版, DSM-Ⅳ-TR 診断基準による診療の手引．融 道夫他監訳, pp219-228, メディカル・サイエンス・インターナショナル, 2007.
3) フィリップ・バーカー：児童精神医学の基礎．山中康裕監訳, p125, 金剛出版, 2001.

4）坂田三充総編集：精神看護エクスペール 12 こどもの精神看護．p136，中山書店，2005．
5）フィリップ・パーカー：児童精神医学の基礎．山中康裕監訳，pp297-315，金剛出版，2001．
6）水島　裕総編集：今日の治療薬．p855，南江堂，2010．
7）本城秀次監修：子どもの発達と情緒の障害 事例からみる児童精神医学の臨床．p204，岩崎学術出版社，2009．

参考文献

1）市川宏伸他編集：臨床家が知っておきたい「子どもの精神科」第 2 版．医学書院，2010．
2）井上新平監修：精神科・神経科ナースの疾患別ケアハンドブック．メディカ出版，2005．
3）宇佐美しおり他：オレムのセルフケアモデル 事例を用いた看護過程の展開．第 2 版．ヌーヴェルヒロカワ，2007．
4）坂田三充総編集：精神看護エクスペール 12 こどもの精神看護．中山書店，2005．

第9章 気分障害・統合失調症に対する児童精神看護学

1. 気分障害・統合失調症の診断と分類

1) 気分障害

　気分障害は従来「躁うつ病」や「うつ病」といわれ，基本となる障害として，気分あるいは感情の変化，通常抑うつ気分か高揚した気分がみられる障害と定義づけられている．国際疾病分類（ICD）やアメリカ精神医学会の診断基準（DSM）が作成されるまでは児童期の気分障害は注目を浴びていなかった．先に述べた操作的診断基準で抑うつ気分を中心にいくつかの症状の集まりである症候群として診断されるようになり児童青年期の気分障害の存在が注目されるようになった．

　たとえば，社会実情図録によると20歳未満の気分障害総患者数は1999年10月では男女ともに2,000人であったが2005年10月では男性7,000人，女性8,000人と増えている．警察庁の2006年自殺者のまとめによると学生・生徒の自殺は868人で統計をとりはじめた1978年以来最悪となっている．このうち小学生が14人で前年の2倍，中学生は81人で前年度22.7％増となっている．

　発症年齢は6歳ごろからみられ，うつ病性障害の出現率は児童期で0.5〜2.5％，青年期で2.0〜8.0％の範囲に，双極性障害の出現頻度は青年期で0.6％程度あるといわれている．児童青年期の気分障害，とくにうつ病性障害を中心としたものはこれからの精神科看護では重要な位置を占めるようになる．

　気分障害の成因・病態は基本的には成人における成因・病態と変わらず，なんらかの体質的素因（脳の脆弱性）があって，それに性格因，心理・社会文化的要因，身体因が加わることで発症すると考えられる．病気の経過では多くは寛解しやすいが，再発しやすく，成人になってからも発症しやすく，心理社会的障害を伴うことが多い．

(1) 診断

　診断には国際疾病分類（ICD-10）とアメリカ精神医学会の診断基準（DSM-Ⅳ）が用いられているがここではDSM-Ⅳに基づいて述べる．これらの診断基準は操作的診断基準であり，疫学的・統計学的・生物学的研究には不可欠な診断方法ではあるが，実際の診断にあたっては従来の精神医学的診断方法もあわせて行うことが必要である．

① うつ病性障害

DSM-Ⅳでは大うつ病エピソードとして記載されている（表1）．主症状として（ⅰ）抑うつ気分，（ⅱ）興味や喜びの喪失をあげ，副症状として（ⅲ）食欲不振，（ⅳ）睡眠障害，（ⅴ）焦燥感あるいは行動制止，（ⅵ）易疲労感や気力の減退，（ⅶ）無価値観や罪責感，（ⅷ）集中困難や決断困難，（ⅸ）自殺念慮の9項目があげられ，このうち5項目以上の症状が存在し，それらの症状のうち1つは主症状の存在が必要で，さらにこれらの症状が2週間以上持続し，病前の機能から変化を起こしている状態を定義している．

思春期や青年期では抑うつ気分を自覚して言葉で訴えることは少なく，イライラしたり，不機嫌になったりすることがある．興味や喜びの喪失では「好きなテレビ番組を観たり，テレビゲームをする気がしない」，「友だちとも遊びたくない」などの表現をする．食欲に関しては成長に比べて期待される体重増加がみられなかったり，食べたい気持ちになれないけど無理して食べて，かえって

表1 大うつ病エピソード（高橋三郎ら：DSM-Ⅳ精神疾患の分類と診断の手引き．p129, 医学書院, 1995.）

A. 以下の症状のうち5つ（またはそれ以上）が同じ2週間の間に存在し，病前の機能からの変化を起こしている；これらの症状のうち少なくとも1つは，(1) 抑うつ気分，または (2) 興味または喜びの喪失である
   （注）明らかに，一般身体疾患，または気分に一致しない妄想または幻覚による症状は含まない
(1) 患者自身の言明（たとえば，悲しみまたは空虚感を感じる）か，他者の観察（たとえば，涙を流しているようにみえる）によって示される，ほとんど1日中，ほとんど毎日の抑うつ気分
   （注）小児や青年ではイライラした気分もあり得る
(2) ほとんど1日中，ほとんど毎日の，すべて，またはほとんどすべての活動における興味，喜びの著しい減退（患者の言明，または他者の観察によって示される）
(3) 食事療法をしていないのに，著しい体重減少あるいは体重増加（たとえば，1カ月で体重の5%以上の変化），またはほとんど毎日の，食欲の減退または増加
   （注）小児の場合，期待される体重増加がみられないことも考慮せよ
(4) ほとんど毎日の不眠または睡眠過多
(5) ほとんど毎日の精神運動性の焦燥または制止（他者によって観察可能で，ただ単に落ち着きがないとか，のろくなったという主観的感覚ではないもの）
(6) ほとんど毎日の易疲労性，または気力の減退
(7) ほとんど毎日の無価値観，または過剰であるか不適切な罪責感（妄想であることもある），（単に自分を責めたり，病気になったことに対する罪の意識ではない）
(8) 思考や集中力の減退，または決断困難がほとんど毎日認められる（自分自身の言明による，または，他者によって観察される）
(9) 死についての反復思考（死の恐怖だけではない），特別な計画はないが反復的な自殺念慮，自殺企図，または自殺するためのはっきりした計画）

B. 症状は混合性エピソードの基準を満たさない

C. 症状は臨床的に著しい苦痛または，社会的，職業的，またはほかの重要な領域における機能の障害を引き起こしている

D. 症状は，物質（例：乱用薬物，投薬）の直接的な生理的作用，または一般身体疾患（例：甲状腺機能低下症）によるものではない

E. 症状は死別反応ではうまく説明されない．すなわち，愛する者を失った後，症状が2カ月を超えて続くか，または，著明な機能不全，無価値観への病的なとらわれ，自殺念慮，精神病性の症状，精神運動制止があることで特徴づけられる

過食傾向になって体重増加することもある．睡眠障害では中途覚醒や早朝覚醒があればうつ病である可能性が高い．子どもの場合はかえって過眠になることもある．行動制止では「家に引きこもり，人と会いたくない」，「一日中寝てばかりいる」などがみられるために家族は怠け者とか，わがままとみることがある．一方，焦燥感が多く，攻撃性や家庭内暴力を現わすこともある．疲れやすいと訴えることは多く，気力の減退では知的活動が低下して何も頭にはいらない．学業成績の低下として現れる．罪責感は少なく無価値感を訴えることが多い．自殺に関してはリストカットなどをする傾向が多く，消えてしまいたいなどと訴えることが多い．また，身体的症状（頭痛，腹痛，腰痛，嘔気，下痢，倦怠感など）を訴えることが多い．日内変動（朝起きたときに精神的にも身体的にも調子が悪く，夕方になると調子が改善すること）があればうつ病の可能性が高い．

個々人の発病初期の症状を知っておくことは再発のときに同じような症状ではじまるので重要である．

② 躁病性障害

DSM-Ⅳでは躁病エピソードの診断基準は**表2**に記載されている通りである．軽躁病エピソードの診断基準は少なくとも4日以上持続する高揚した気分，膨張した気分，あるいはイライラした気分がみられ，通常の抑うつ的でない気分と明確に区別されることであり，あとは**表2**であげた症状が3つ以上（気分がイライラしているのみの場合は4項目以上）が存在するもので，このエピソードは症状をもたない人にはみられない明確な変化をともない，気分の障害や機能の変化は他人によって観察されるものである．

表2　躁病エピソード（高橋三郎ら：DSM-Ⅳ精神疾患の分類と診断の手引き．p131, 医学書院, 1995.）

A．気分が異常かつ持続的に高揚し，開放的または易怒的ないつもとは異なった期間が，少なくとも1週間持続する（入院治療が必要な場合はいかなる期間でもよい）

B．気分の障害の期間中，以下の症状のうち3つ（またはそれ以上）が持続しており（気分が単に易怒的な場合は4つ），はっきりと認められる程度に存在している
(1) 自尊心の肥大，または誇大
(2) 睡眠欲求の減少（たとえば，3時間眠っただけでよく休めたと感じる）
(3) 普段よりも多弁であるか，喋り続けようとする心迫
(4) 観念奔逸，またはいくつもの考えが競い合っているという主観的な体験
(5) 注意散漫（すなわち，周囲があまりにも容易に，重要でない関係のない外的刺激に転導される）
(6) 目標志向性の活動（社会的，職場または学校内，性的のいずれか）の増加，または精神運動性の焦燥
(7) まずい結果になる可能性が高い快楽的活動に熱中すること（たとえば，制御のきかない買い漁り，性的無分別，ばかげた商売への投資などに専念すること）

C．症状は混合性エピソードの基準を満たさない

D．気分の障害は，職業的機能や日常の社会活動または他者との人間関係に著しい障害を起こすほど，または自己または他者を傷つけるのを防ぐため入院が必要であるほど重篤であるか，または精神病性の特徴が存在する

E．症状は物質（例：乱用薬物，投薬，あるいはほかの治療）の直接的な生理学的作用や一般身体疾患（例：甲状腺機能亢進症）によるものではない
（注）身体的抗うつ治療（例：投薬，電気痙攣療法，光療法）によって明らかに引き起こされた躁病様なエピソードは，双極Ⅰ型障害の診断に数えあげるべきではない

③ 双極性障害

　双極性障害には双極Ⅰ型障害と双極Ⅱ型障害とがある．双極Ⅰ型障害は1回以上の躁病エピソードを示し，経過中に大うつ病エピソードを示す病態があるときに診断する．双極Ⅱ型障害は軽躁エピソードを1回以上示し，大うつ病エピソードをも示す病態をいう．児童青年期の場合は最初に大うつ病性障害があって数年後に躁病相が出現するといわれている．しかし，明確な躁病相やうつ病相を認めず，躁うつ混合状態を呈したり，特定不能の双極性と診断される例がある．また，1日のなかで急速に病相が交代することもある．

④ 気分変調性障害

　気分変調性障害はうつ病性障害と同じかそれ以上の頻度で発症するともいわれている．自分でときに調子がよいと感じるときが数日か数週間あるが疲れと抑うつを中心とした軽症のうつ状態が少なくとも1年以上続き，何事をやるにも努力を要し，日常生活で必要なことはなんとかやれている．

⑤ 気分循環性障害

　少なくとも1年以上軽躁病症状をともなう期間と，抑うつ症状をともなうが大うつ病エピソードの基準は満たさない期間が何度も反復する．この症状が2カ月以上を超える期間，存在しないことはなかったことが必要である．ほかの条件は気分変調性障害に順ずる．

(2) 分類

　気分障害の分類はDSM-Ⅳによると図の通りである．

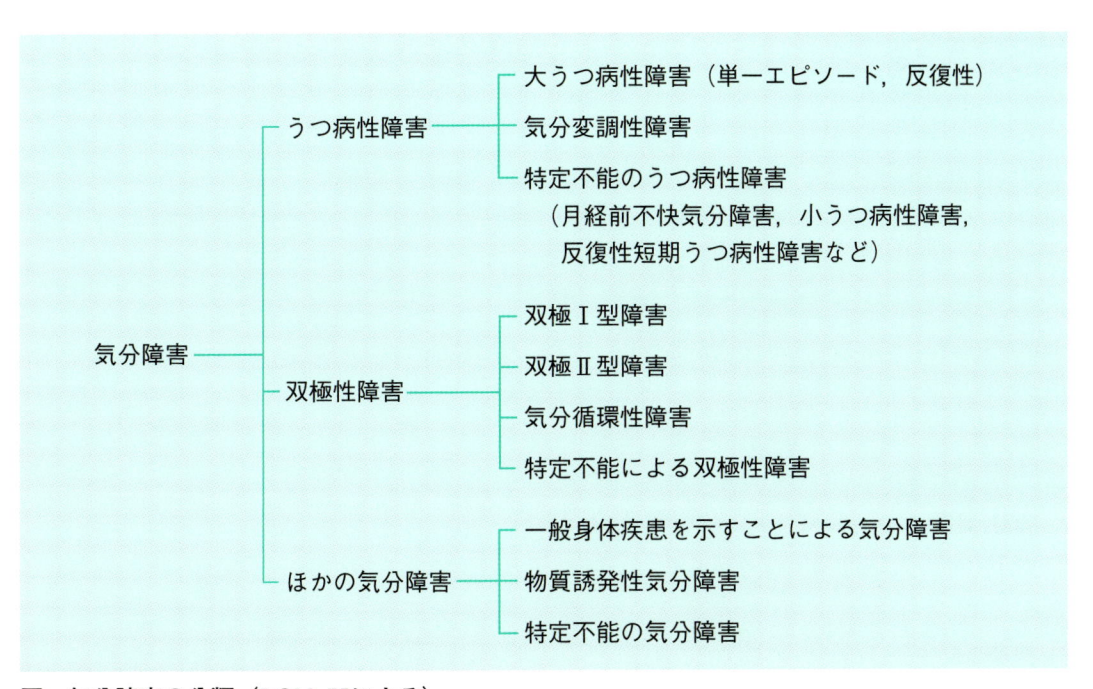

```
気分障害 ─┬─ うつ病性障害 ─┬─ 大うつ病性障害（単一エピソード，反復性）
          │                 ├─ 気分変調性障害
          │                 └─ 特定不能のうつ病性障害
          │                       （月経前不快気分障害，小うつ病性障害，
          │                        反復性短期うつ病性障害など）
          │
          ├─ 双極性障害 ─┬─ 双極Ⅰ型障害
          │               ├─ 双極Ⅱ型障害
          │               ├─ 気分循環性障害
          │               └─ 特定不能による双極性障害
          │
          └─ ほかの気分障害 ─┬─ 一般身体疾患を示すことによる気分障害
                              ├─ 物質誘発性気分障害
                              └─ 特定不能の気分障害
```

図　気分障害の分類（DSM-Ⅳによる）

2) 統合失調症

統合失調症は総人口の1%弱の人が一生のうちに罹患するといわれている．児童期においても統合失調症が発症するのは古くから知られていた．Kraepelin, E. は15歳以下での発症は統合失調症の6.2%と述べ，Bleuler, E. は統合失調症の5%は児童期に発症していると述べている．その後，一時は自閉症（Kanner, L. の提唱）と児童期統合失調症との概念に混乱が生じたが，ICDやDSMが出ることでこの両者は明確に区別された．就学前の子どもは空想上の人物を信じたり，一過性の妄想が出たり，成人のような理論や現実概念を用いることが難しいので妄想や思考障害の存在を明らかにすることは困難であるので6歳以下の児童での発症はきわめてまれである．児童期では男女比では男性のほうが女性より2倍程度発症率が高い．15～16歳から成人型の統合失調症の数が増えていく．思春期発症の例では人を避け引きこもることからはじまり，いつの間にか人格の平板化をきたすものが多い．また，神経発達的な異常（言語発達遅延など）や奇妙で不安で孤立した病前性格が多いという論文もある．

(1) 診断

成人と同じ診断基準が用いられる．DSM-Ⅳによる診断基準は**表3**の通りである．

基本的にはSchneider, K. の1級症状である思考化声（自分の考えが外部からの声として聞こえてくる），対話形式の幻聴（2人以上の人が会話しているのが聞こえる，内容の多くは患者に関することである），自分の行為を注釈する声の幻聴，身体への影響体験（よくみられるのは電波が送られてきて脳みそをぐちゃぐちゃにされたなどの異常な感覚として他人からされる体験である），思考奪取（自分の考えが抜き取られる，それで考えることができない）および思考への干渉（他人にむりやり考えさせられる），思考伝播（テレパシーでわかるとか以心伝心とか表現する），妄想知覚（知覚の対象に突然特別な意味づけをする．たとえば，白衣に赤インクがついているのをみて自分は殺される身であるなど表現），感情・意欲・意志の領域での外からのさせられ体験（相手からいいようにさせられているなどと表現）が重視されている．

児童期では幻聴の内容は単純なもので，短い文からなっている．妄想内容は迫害的なものが多いが単純である．11歳以上になると妄想は体系化されてくるが，妄想をもつ能力が完成するのは18歳くらいといわれている．また，思春期に発症し，統合失調症のような人格変化をきたさない思春期妄想症（妄想性障害）との鑑別も必要である．さらに幻覚・妄想や社会性の障害がみられるアスペルガー症候群など発達障害との鑑別が診断上問題になる．この点に関しては統合失調症では自我境界が弱体化しているので能動性が弱まり他者のほうが優位となるが，アスペルガー症候群では強固な自我境界をもっているので自分のほうが優位であるという違いがある．また，統合失調症では感情の平板化，思考の貧困，意欲の低下などエネルギーポテンシャルが低いが，アスペルガー症候群ではそれが低下しないという違いがある．

(2) 分類

統合失調症では病型として分類され，DSM-Ⅳでは評価時点での優勢な症状によって定義されている．

① 妄想型

1つ以上の妄想，または頻繁に起こる幻聴がみられ，解体した会話，解体したまたは緊張性の行

表3 統合失調症（高橋三郎ら：DSM-IV精神疾患の分類と診断の手引き．p119，医学書院，1995．）

> A．特徴的症状：以下のうち2つ（またはそれ以上），それぞれは，1カ月の期間（治療が成功した場合はより短い）ほとんどいつも存在
> (1) 妄想
> (2) 幻覚
> (3) 解体した会話（例：頻繁な脱線または滅裂）
> (4) ひどく解体したまたは緊張病性の行動
> (5) 陰性症状，すなわち感情の平板化，思考の貧困，または意欲の欠如
>   （注）妄想が奇異なものであったり，幻聴が患者の行動や思考を逐一説明するか，または2つ以上の声が互いに会話しているものであるときには，基準Aの症状1つを満たすだけでよい
>
> B．社会的または職業的機能の低下：障害のはじまり以降の期間の大部分で，仕事，対人関係，自己管理などの面で1つ以上の機能が病前に獲得していた水準より著しく低下している（または小児や青年期の発症の場合，期待される対人的，学業的，職業的水準にまで達していない）
>
> C．障害の持続的な徴候が少なくとも6カ月間存在する．この6カ月の期間には，基準Aを満たす各症状（すなわち，活動期の症状）は少なくとも1カ月（または治療が成功した場合はより短い）存在しなければならないが，前駆期または残遺期の期間では，障害の徴候は陰性症状のみか，もしくは基準Aにあげられる症状の2つまたはそれ以上が弱められた形（たとえば，風変わりな信念，異常な知覚体験）で表されることがある
>
> D．統合失調感情障害と気分障害の除外：統合失調感情障害と気分障害，精神病性の特徴をともなうものが，以下の理由で除外されていること
> (1) 活動期の症状と同時に，大うつ病，躁病，または混合性のエピソードが発症している
> (2) 活動期の症状中に気分のエピソードが発症していた場合，その持続期間の合計は，活動期および残遺期の持続期間の合計に比べて短い
>
> E．物質や一般身体疾患の除外：障害は，物質（例：乱用薬物，投薬），または一般身体疾患の直接的な生理学的作用によるものではない
>
> F．広汎性発達障害との関係：自閉性障害やほかの広汎性発達障害の既往歴があれば，統合失調症の追加診断は，顕著な幻覚や妄想が少なくとも1カ月（治療に成功した場合は，より短い）存在する場合にのみ与えられる

動，平板化したまたは不適切な感情が著明ではないもの．

② 解体型

解体した会話，解体した行動，平板化した，または不適切な感情が著明にみられ，緊張型の基準を満たさないもの．

③ 緊張型

（i）カタレプシーまたは昏迷，（ii）過度の運動活動性（明らかに無目的で外的刺激に影響されない），（iii）極度の拒絶症（あらゆる支持に対する明らかな動機のない抵抗，あるいは動かそうとする試みに対する硬直した姿勢の保持）あるいは無言症，（iv）意図的に不適切なまたは奇異な姿勢，常同運動，顕著な衒奇症，顕著なしかめ面などとして示される自発運動の奇妙さ，（v）反響言語または反響動作，以上のうち少なくとも2つが優勢であるもの．

④ 鑑別不能型

妄想型，解体型，緊張型の基準に当てはまらないもの．

⑤ 残遺型

顕著な妄想，幻覚，解体した会話，ひどく解体したまたは緊張病性行動などが認められず，陰性症状の存在が持続的に示されるもの．

参考文献

1) 傳田健三：子どものうつ病．金剛出版，2002．
2) 本城秀次：児童期分裂病．松下正明総編，pp281-293．中山書店，1998．
3) 石坂好樹：児童期の感情障害．松下正明総編，pp301-315．中山書店，1998．

2. うつのある児童への看護

1) 子どものうつの特徴

　近年，子どもをとりまく社会環境はますます厳しくなっている．24時間止まることを知らない時間と人の流れ，飽和点を超えている情報量，そのような社会環境のなか，大人でさえ溺れそうになっている．大人にゆとりがないため，子どもを十分守ってあげることができず，子どもたちもその洪水に巻き込まれている状況である．子どもたちの楽しみである友だちとの遊びや，ゲーム，テレビ，漫画でさえ，ときにはストレスになる．

　そのような環境は，子どもたちに少しずつひずみを作り，出口のない苦しみを知らず知らず子どもは感じるようになる．このような社会的要因やそれに起因した個人のイベントや，それをうまく対処できない性格的な要因などから，うつ状態に陥る子どものケースがある．

　子どものうつも，大人のうつと同じように，意欲や関心の減退，睡眠障害を示すが，その症状の現れ方は大人の場合と少し異なる．大人は，言葉で自分の症状を表現し，自分あるいはまわりから勧められて受診することができる．しかし，子どものうつの場合は，言葉で自分の症状を表現することが難しい．身体症状の訴え，学校に行きたくない，イライラした様子などの行動上の問題などとして表現される．そのため，周囲の大人たちは子どもの変化を病気としてとらえきれず，単なるわがままととらえてしまい，子どもの心の叫びに気づかないことが多い．子どものうつは，成長するにしたがい大人のうつに移行しやすいという特徴もある．

　子どもの精神状態の不調から，最悪の結果として自殺がある．平成10年から日本人の自殺は，年間3万人を超えている状況である．そのなかで，未成年者の自殺者数は全体の約2%である[1]といわれている．年齢階級別の死因順位をみると，自殺は10～14歳では3位，15～19歳では2位を占めている（ちなみに，20～39歳の死因の1位は自殺である）．自殺の原因は多岐に及ぶ．心の病が，自殺の原因の一部を占めていることは明らかである．

　ここでは，子どもの異常を病気としてとらえ医療につながった場合の，医療の現場での子どもの症状の理解と対応について述べる．

2） 症状

　大人のうつの場合，抑うつ状態を言葉で表現することができるが，子どもの場合は，言葉での表現の乏しさがある．的確に表現することができないため，気分の落ち込みややる気のなさを，「わかんない」「びみょー」「別に」「うざったい」などという思春期の子どもがよく使う言葉で表現される．頭痛，腹痛，吐き気，体のだるさ，疲れなどの身体的な症状として表現されることもある．これらは日内変動があり，朝がもっとも不調で夕方から少し楽になるというパターンをとる．行動の異常としては，興味や関心の低下，好きなことが楽しめなくなる，集中力の低下，外出しなくなる，学校へ行きたがらない，学力の低下などがあり，ときにはイライラしたり，リストカットなどの自傷や他者への暴力暴言などの問題行動として現れることもある．希死念慮がある場合は，「消えたい」と表現されたりする．

3） 治療

　子どものうつの治療は，軽度から中等度は精神療法が主流で，中等度から重度になると向精神薬が使用されることもある．また，認知行動療法も有効であるといわれている．

（1） 薬物療法

　大人のうつ病と同様に，子どものうつにも抗うつ薬が使用される．もっとも効果が高く一般的に使用されているのはSSRI（選択的セロトニン再取り込み阻害剤）である．ほかに，三環系抗うつ薬，四環系抗うつ薬などがある．

（2） 精神療法

　子どもは自分が病気であるという認識が乏しい場合が多い．子どもがどれくらいの言語化できる力があるかを確かめながら面接が進められる．表現力は乏しい場合が多いため，言葉になりやすいような質問や声のかけ方が必要とされる．子どもの場合も，自殺の危険性があることを認識し，治療のプロセスのなかで自殺の危険性が確認される．

（3） 認知行動療法

　子どものうつの場合でも，治療プロセスの時期を選び，認知行動療法が効果的である場合がある．自分自身の気分に気づいたり，ストレスに気づいたりすることを助ける手法をとり，否定的な思考パターンを変える．

4） 子どものうつに対する看護

（1） 精神状態の査定

　全体的な印象：外観，表情，行動，態度などの全体的な印象を観察する．身だしなみや服装，からだの動き，視線などから，言葉で抑うつ気分を表現することが乏しい子どもの場合，外見の変化からうつを察知することは重要である．集中力の低下や興味の減退が，服装・髪型などの変化につながる場合もある．行動態度は合目的であるか，衝動性や脅迫的な態度はないかなどを観察する．このような行動態度は，睡眠障害や気力の減退，集中力の低下などの症状が表面に現われたものであるが，個人の性格や生活体験などによって現われ方が異なる．

気分：憂うつ，不安，恐怖，絶望感，不機嫌，心気的，平坦さなどを観察する．大人のように落ち込んでいる様子だけでなく，イライラした様子や過活動となる場合もある．また，大人のように自覚しているとは限らず，言葉にも表現できない場合が多い．

話し方・会話：混乱，支離滅裂，話が飛ぶ，途切れる，思考が遅い，単調，まわりくどいなど思考の現われを観察する．表現は乏しいが丁寧に観察する．医療者との会話，家族との会話，他人との会話なども観察する．

思考障害：思考の流れや思考内容に異常はないか確認する．
　　考え方の内容，思考の停止はないか，どのように物事の認知をしているかなどを観察する．

判断と洞察：現状を認識できているか，日常生活を管理できているかなどを観察する．

(2) セルフケアの査定

水分・食事・呼吸：食欲障害はうつ病の典型的な症状である．子どもの場合も食欲の低下，食べたいという気持ちの消失などから，食事摂取量が減少し体重減少などの症状が出現する．まれに，過食に傾くこともある．

排泄：身体症状として，便秘や下痢の訴えもある．

個人衛生：睡眠障害や疲労感，興味の減退，集中力の低下から派生する状態として，着替えや入浴・洗髪など，日ごろ行えていたことができなくなる場合がある．食欲の低下・体重減少などから体力の低下をきたし，「だるい」「おっくうだ」などの身体的症状から，清潔を保つなどの基本的な日常生活行動に影響が出ることも考えられる．

活動と休息：睡眠障害は，ほとんどのうつの患者にある症状である．入眠障害，中途覚醒，熟睡感の欠如などが出現する．このような睡眠に関する症状は典型的なうつの症状である．現代の子どもにありがちな昼夜逆転であっても，1日のうちどこかで良質な睡眠が得られている場合が多く，このような場合はうつの典型的な睡眠障害とは区別される．

孤独と人とのつきあい：学校へ行けない，友人や教師と会いたがらない，自分の部屋に閉じこもるなどの症状がみられる．気持ちが十分言葉にならないため，家族は，子どものわがままや怠けととらえられてしまうこともある．

危険防止：子どもの場合，大人のうつのように落ち込んで沈んでいるようにみえる場合もあるが，周囲へ言葉で自分の状態を伝えることができないため，攻撃的な言動になったり，暴力行為であったり，自傷，自殺企図などの問題行動として表現されることもある．

(3) 精神状態・セルフケアのアセスメント

精神状態の程度とセルフケアのレベルをアセスメントし，子どもがどのレベルにあるのかを確認する．また両者に影響する情報を確認する．子どもの弱い部分，健康的な部分をみきわめることで，子どものどこに働きかけるのかを考える．そのうえで，短期目標，長期目標を設定し，子どものもっている健康な部分に働きかけたり，家族の健康的な部分に働きかける．

(4) セルフケア上の目標

精神状態の査定とセルフケアのレベルからアセスメントをし，長期目標・短期目標を計画する．長期目標は，今後子ども自身がどうなりたいと考えているのか，家族が子どもにどうなってほしいと考えているかを把握し検討することが重要である．

① 長期目標

　退院後自宅で抑うつ状態や不安・イライラなどを言葉で表現し，周囲の人（両親，教師，医療者など）に伝えることができる．まずは，具体的な達成可能な目標をあげ，1つ達成できたら次の目標をあげる．気分の変動はあるが，行動化をコントロールしながら，学校などの社会生活へ戻っていくことができる．家族も，本人の頑張りを評価しながら，サポートすることができる．

② 短期目標

■ 言語化をうながす

　イライラする気持ちや，学校へ行きたくない気持ちなどを家族や教師へ言葉にして伝えることができる．家族や教師は，言葉にして言えたことを評価しながら，小さな目標を達成できるようにサポートする．

■ 身体化・行動化のコントロール

　身体的な訴えがあるときは，傾聴し症状に対応する．リストカットなどに関しては，あまり大げさに取り上げず，傷の処置などして時間を置いて面接など行う．また，面接をしながら本人の好きな健康的な対処法に置き換えていけるよう話し合い，やってみる．

■ 活動と休息のバランスをコントロール

　夜間は十分な睡眠がとれるよう睡眠前の工夫を行う．

■ 孤独と人とのつきあいをコントロール

　友人，教師，家族などの他者とのつきあいがストレスとなることがもっとも多い．距離の取り方，1人の過ごし方，つきあい方の内容などを指導していく．

　また，家が居場所である場合は，家族は本人をあまり急かせず，家では安心してゆっくり過ごせるように見守ることを家族に指導する．

■ 家族・環境調整

　患者をとりまく家族の状況や考え方を把握し，子どもの状況を理解しサポートができるように調整する．

■ 社会復帰（復学）

　社会復帰（学校へ戻る）の仕方を考え，子どもが無理なく学校へ戻れるようにサポートする．そのために教師との話し合いを行い，教師の子どもへの対応方法についても確認する．

　学校へ戻ることが難しい事例などは，家に引きこもってしまわないように社会との接点を作る．

(5) 看護計画・具体策

　うつ状態の程度をアセスメントし，その程度によって介入の方法を考えていく．

- 発達段階に応じた対応が必要である．言語発達の良好な子ども（言葉で自分の気持ちを表現できる）には，大人のうつと同じように接してもよい．看護面接などで振り返りなど行うことができる．しかし言語発達が不十分な子どもの場合，子どもにわかる平易な表現や非言語的な方法を使うことが望ましい．言葉になりそうなら少しずつ話を聞いていくことで，頭のなかの混乱を解いていく．面接では，患者がどんな問題を抱えており，そのことに対する患者の感情を言葉にするよう促していく．しかし，決して急かせず子どもの言葉に耳を傾ける．
- 身体化・行動化は，言葉で気持ちを表現できないために起こる．気持ちを言葉で表現できず，頭痛や腹痛などの身体症状として表現される場合が多い．また，同じく表現できない気持ち

を，他者への暴言・暴力として表現されたり，抑うつ感の解消のためにリストカットなどの自傷行為など危険な行動をとったりする場合もある．子どもの行動とどの程度言語化できるか，誰に比較的話ができているのかなどを観察し，言語化を促す介入を行っていく．具体的には，日常生活などの基本的な状況から言葉で表現することを促していく．また，不安感・イライラ，自傷したくなったときなど，その他その時々の症状を看護師・医師など医療者へ伝えることから指導する．次に言葉で表現できるようになったら，できたことを評価していく．このとき，過剰に褒めすぎないことも大切である．褒めることで，また褒められなければとの過剰な期待を負ってしまう可能性もあるからである．

- 精神状態の程度により，介入の方法を考える．重度の場合は，見守りに徹する．陰から見守るのではなく，見守っていることを行動で伝え，必要なときは医療者が常に側にいるという安心感を提供する．具体的には，時間を決めて子どもの様子を観察する．子ども自身に，時間ごとに様子を見に来ることを伝え，それを確実に実行する．子どもの様子をみて，短い声かけを行ったりタッチングを行ったりして，子どもへ見守られている安心感を保証する．また，日常生活の基本的なセルフケアの不足を補う介入を行う．中等度の場合は，休息と活動のバランスをとりながら，活動範囲や人とのつきあいを増やしていく．子どもと話し合って達成しやすい目標を立てる．軽度の場合，自分で生活の大部分をコントロールすることを見守り，定期的に振り返りの面接を行う．

- ほかの入院患者，医療者，家族，友だちとの関係性について日常生活を通して観察していくとともに，面接などで距離のとり方などを一緒に考えていく．周囲に気を遣い疲れ果てることがある．表面上は楽しそうにみえても子ども自身は相当疲れている場合もあるため，上手に距離を置くことを促す．

- 患者をとりまく家族の状況を把握する．家族は，患者にどう接していいかわからない場合が多い．こころの病は，周囲から理解が得られないことが多い．子どものうつに対しては，まだまだ理解が低い状況であるため，周囲からはずる休みとみられたり，乱暴者ととらえられたりする場合もある．家族自身もそのようにとらえている場合もある．まずは，家族に理解してもらうことが重要である．医療者は，家族自身を支えながら理解を促していく．子どもが病気になったことで，あのときこうすればよかったと後悔するよりも，今後どう子どもを支えていくかを医療者とともに考えていけるように支える．具体的には，来院時に家族の話を聞く．家族のストレスの軽減につとめる．そのうえで，看護師が患者にどう接しているかをみてもらい説明する．

　患者は，自分の状態を医療者には伝えることができず，母親など家族を通して訴える場合がある（電話，伝言，携帯メール）．この場合の家族へのアドバイスとして，子どもからそのような電話があった場合，電話してくれたことを否定的に評価せず受け止めたうえで，子ども自身が自分で看護師に話してみるように言い添えるよう指導する．また，言葉にできない子どもへの働きかけとして，日常的に，不安や希望などあれば看護師へ伝えるように話す．入院中はいつも医療者が見守っていることを，医療者の言葉や行動で表す．また，退院に向けての調整として，状況によっては子どもと家族を含めた面談の必要性がある場合もある．

- 社会復帰（復学）

うつになりやすい子どもの性格的な特徴として，真面目でがんばりすぎる場合があるため，学校へ戻る場合も十分考慮する必要がある．いきなりフルタイムで授業に戻るのではなく，身体症状・精神状態を確認しながら短時間から授業に出ることが有効と思われる．家族や教師の理解と協力が必要である．子ども自身へも，頑張りすぎないこと，力を出しすぎないことなどを指導する．

(6) 看護実践上の注意

精神状態とセルフケアのレベル，セルフケアに影響を及ぼす周辺状況を十分アセスメントし，患者個別にケアの目標と介入計画を立案することが重要である．しかし，そのためには子ども・家族との信頼関係を築き，看護師としての知識や技術を駆使し，医療者間での情報を共有し対応することが重要である．また，患者が戻っていく家族を含めた環境を調整し，社会復帰（復学）をスムーズに行うための調整を行う．このように，子どもの情報を十分把握し，子どもと家族の意見を取り入れ，先の見通しを十分考慮した目標・計画を立て実行することが重要である．

(7) 子どものうつの早期発見のために

- 子どもの日常と違う行動や言動がみられたときは，うつの可能性を疑う．しかし，うつ病なのか適応障害なのか判断が難しい場合が多々ある．適応障害の場合は，原因となったストレス因子が解決すると終息に向かう．うつ病の中核症状（食欲障害，気分の日内変動，倦怠感，興味・関心の消失，気力の減退など）が存在するかどうかをポイントに判断する．
- 大人のうつ症状と比較しない．子どもの場合，抑うつ感がなく，イライラなどの症状として現れる場合もある．
- 家庭や学校での活動性，睡眠状態，行動を確認していく．
- ほかの病気はないか．ADHDなどの発達障害や統合失調症の初期症状である場合もある．
- 家庭や学校の環境的要因を確認する．

(8) おわりに

子どものうつは，早期に発見し，医療機関へつなげることが重要である．そのためには，子どもの身近にいる親や家族，学校の教師が子どもの変化にいち早く気づいてくれることが大切である．そして，親，教師，医療機関が連携をとりながら子どもが健康を回復し学校へ帰っていくのをサポートし，社会全体で子どもが安心して生活できる環境（家庭・学校・親・教師のあり方）について考える必要がある．

参考文献

1) 児童生徒の自殺予防に向けた取組に関する検討会：子どもの自殺予防のための取組に向けて（第1次報告），2007. 3.
2) 傳田健三：小児のうつと不安．新興医学出版社，2006.
3) 厚生労働省：平成22年人口動態統計年報．
4) 野嶋佐由美監修：精神看護学．日本看護協会出版会，2002.
5) ティモシー・E・ウィレンズ，岡田俊監訳・監修：わかりやすい子どもの精神科薬物療法ガイドブック．星和書店，2006.

3. 統合失調症のある児童への看護

1) 統合失調症のある児童の特徴

　若年発症の統合失調症は診断が困難である．若年発症の統合失調症（ここでは主に 15 歳以下を考える）については，1900 年代前半から議論の対象となっているが，その理由は自閉症と若年発症の統合失調症は同じ病因によるという仮説から成り立っているものであったからである[1]．しかし，1960 年代後半に Rutter, M. らを中心とした英国学派は，自閉症の基本的な障害は，言語および認知面の障害であり，統合失調症とは明確に区別するべきである，と主張した[2]．すなわち，若年発症の統合失調症は自閉症とは異なり，ある程度精神発達がなされた後に，幻覚，妄想などの病的症状が出現してくるものであると考えられるようになった．

　統合失調症の特徴的症状について，DSM-IV-TR では，以下のように説明している[3]．

　特徴的症状として，以下の 5 つのうち 2 つ（またはそれ以上），おのおのは，1 カ月の期間（治療が成功した場合はより短い）ほとんどいつも存在する．

- 妄想
- 幻覚
- まとまりのない会話（例：頻繁な脱線または減裂）
- ひどくまとまりのないまたは緊張性の行動
- 陰性症状，すなわち感情の平板化，思考の貧困，または意欲の欠如

　これらの症状の発現により，「社会的または職業的機能において，仕事，対人関係，自己管理などの面で 1 つ以上の機能が病前に獲得していた水準より著しく低下している」ことが存在し，さらに，障害の持続的な徴候が「少なくとも 6 カ月間」存在することを，診断基準としてあげている．

　しかし児童に自閉症性障害やほかの広汎性発達障害の既往歴があれば，統合失調症患者の追加診断は，顕著な上記の症状が 1 カ月間，存在した場合にのみ統合失調症ということになる．

　また，DSM-IV-TR では統合失調症の類型を，下記のように分類している[4]．

❶妄想型：妄想型は「1 つ，またはそれ以上の妄想，または頻繁に起こる幻聴にとらわれていて，解体した会話や行動，緊張病性の行動，平板化した感情はどれも顕著ではない」という特徴がある．

　　30 歳以降が，好発年齢である．体系化された妄想や，被害的な内容の幻聴にとらわれているため，臆病にみえても攻撃的だったり，人を疑ってかかったりするため，人間関係においては，トラブルを起こしたり，引きこもっていることも多い．病前には，ある程度の社会生活を送っていたことも多く，発病してからも，比較的社会生活は送れている場合もある．妄想は，嫉妬妄想，被害妄想，誇大妄想，世界没落体験などがみられる．緊張型や解体型のタイプよりも発症は遅く，比較的予後は良好であることが特徴である．

❷解体型：解体型は「解体した会話，解体した行動，平板化した，または，不適切な感情が顕著にみられて，緊張型の基準を満たさない」というものである．ほかでは破瓜型という分類の方法もある．20 歳前後が好発年齢で，意欲の低下や，感情鈍麻が緩やかに進行する．発症は，

緩徐で，潜行性であり，社会に対しては無関心である．自発的な行動もなく，外観も荒廃している．対人関係には問題があり，自室に閉じこもって無為な生活や孤立して自閉的な生活を送っている．感情は平板化し，著しく不適切なことも多い．緊張型の基準は満たさない．

❸緊張型：緊張型は，運動の不動性（昏迷または緘黙），過剰な運動の活動性，拒絶，姿勢の異常，反響言語，反響行為などの精神運動性の障害である．20歳前後が好発年齢で，激しい症状ではあるが，比較的速やかに寛解状態を迎え，そのときには，重篤な症状を残すことなく生活できることが多い．予後も，比較的良好である．

❹鑑別不能型：はっきりした妄想，幻覚，滅裂，または著しく解体した行動をとるが，妄想型，緊張型，解体型の基準は満たさない．

❺残遺型：過去に統合失調症のエピソードが存在していたが，現在は，顕著な陽性症状（妄想・幻覚・滅裂・解体した行動）はなく，2種類以上の残遺症状（たとえば，感情鈍麻，社会的引きこもりなど）によって症状の証拠が存続している．

統合失調症を有する児童の特徴としては，症状や機能については，成人の統合失調症患者の場合と類似しているが，とくに自閉症性障害を含む広汎性発達障害を合わせもっている場合も多く，自閉症性障害の特徴，すなわち，不十分な言語能力・社会的技能であることを理解したうえで，かかわる必要がでてくる．

2） 治療

これまで，統合失調症は，躁うつ病とともに内因性精神病と呼ばれてきた．しかし，今日では，脆弱性─ストレス─対処モデルが広く普及している．

脆弱性─ストレス─対処モデルとは，社会，家族，認知機能といった環境因子と神経伝達物質，遺伝といった生物学的因子の相互作用によって脆弱性が形成され，それに身体的あるいは心理・社会的ストレスが加わり，それに十分対処する対処方法を有していないために症状が発現するという考え方である．このモデルは，これまで成因として考えられてきた遺伝学的研究，神経学的研究，神経化学的仮説，心因論などを統合視点から考案したものであり，今日もっとも支持されている．

統合失調症の治療は，薬物療法が中心となるが，精神療法，作業療法や心理教育といった心理社会学的療法やリハビリテーションを組み合わせて行っていく．また，症状に応じて，入院治療，外来治療を選択する．

（1）薬物療法

統合失調症治療の主剤として使われる抗精神病薬は，大きく分けて，定型抗精神病薬（フェノチアジン系，ブチロフェノン系）と，非定型抗精神病薬に大別される．

現在は，錐体外路症状などの副作用が少ない，非定型抗精神病薬（リスペリドンやオランザピン，クエチアピン，ペロスピロン）を第一選択薬として用いるようになったが，非定型抗精神病薬のなかでもリスペリドンが第一選択肢，それでも症状が緩和しなかったり精神運動性興奮が減らないような場合には，オランザピン，クエチアピンが用いられる．そしてそれでも症状に変化がない場合に，定型抗精神病薬が用いられる．

また，治療抵抗性の場合には，2種類の非定型抗精神病薬の併用（リスペリドン＋オランザピンなど）や気分安定薬の併用が勧められている．

(2) 精神療法

　統合失調症の治療は，長期間に及ぶものでもあり，医療者と患者の信頼関係を築くことはその後の経過を左右することからも，精神療法的アプローチは大変重要である．

　精神療法は，主に支持的精神療法が行われ，個人だけでなく集団精神療法も行われ，症状がありながらも受け入れられる安心感を提供していくことになる．また成長発達上，言語化のレベルにも限界があるため，プレイセラピー，絵画療法など言語に頼らない治療法も組み入れ，体験の表現と体系化を進めていく．また児童が統合失調症になることで親は罪悪感をもつようになり，今後のことを考え，不安感や緊張感も高くなる．したがって親や家族に対する精神療法は非常に重要であり，家族の罪悪感，精神的負担感を減らしていくことが重要になる．

(3) 心理社会学的治療とリハビリテーション

　薬物療法や精神療法と合わせ，心理社会学的治療とリハビリテーションとして，SST（社会生活技能訓練）や作業療法，生活訓練，家族に対しての教育・治療などのプログラム（心理教育）が行われる．これは入院中に限らず，デイケアでも行われている．また地域での生活のサポートとしては，作業所や社会復帰施設，訪問看護など，就労面・生活面のサポートも用いられる．とくに再燃や再発を短期間で繰り返すような場合には訪問看護を通しての症状管理，服薬管理，家族への精神的支援は重要な支援の要素となる．

3) 統合失調症を有する児童への看護

(1) 急性期

① 精神状態の査定

　統合失調症の急性期では，患者は脳の化学伝達物質障害により，過覚醒の状態であり，幻覚や妄想，感情の急激な変動，集中力も低下し，興奮したり，衝動性が強まる．このように，1日のなかでも変動が激しく，精神状態が重度の状態にある場合，患者にとってストレスとなる環境を避け，抗精神病薬による薬物療法も用いることで，より休息をとれるよう働きかける必要がある．セルフケアへは保護的にかかわる．また，この時期は，適切な判断や，病気であるという認識をもつことができないことがあり，患者は，患者自身が体験している世界と現実との間で混乱している状態でもあるため，入院や治療の必要性を受け入れにくく抵抗を示すこともある．

　身体面は，精神状態にともなって，これまで患者がもっていた身体疾患の増悪や，低栄養状態や脱水などを起こすことがあり，精神状態だけでなく，身体状態においても危険性が高いこともある．

② セルフケアの状況とアセスメント

　セルフケアにおいては，全体的に不足している状態であり，症状の強さやそれにともなう恐怖感，不安感により食事や水分の摂取，入浴や更衣といった個人衛生ができなくなり，夜間不眠で昼夜逆転していることが多い．また，活動と休息では，不眠や過活動，または活動の低下，危険の予知が適切にできないといったことが起こる．

　一方，患者の家族や周囲の人々は，患者の症状の増悪にともない，患者へのサポートで疲弊している．また，初発の場合は，さらに，精神疾患であることのショックを抱え患者の病気を認められないことが多い．

③ ケア上の目標

患者と家族が悲観的にならず，刺激やストレスを最大限に減らし，患者と家族が向精神薬による症状の管理を受け止められるようになる．また限られた環境のなかで食事や睡眠，休息がとれるようになり，時間の流れや身体感覚を獲得できるようになっていく．

④ セルフケアへの支援

- 急性期では，患者の精神状態は，思考内容，思考過程，気分，行動，衝動性が重度で日内変動があったり日常生活への支障が大きい．したがって，刺激やストレスを遮断し，抗精神病薬による薬物療法によって精神状態の安定を図り，休養を促すとともに，セルフケアへは保護的にかかわることが重要である．

  この時期の患者は，幻覚・妄想の世界と現実との間で混乱をきたしており，自我の境界が弱まっている状態である．そのため，自我の境界を脅かすものとして，極端に水を怖がり入浴を拒んだり，触れられるのを嫌がったりする．患者が自室に閉じこもっているのも，自我を守るための対処としての部屋であることから，患者の一見不可解な行動も，意味があるものである．また症状にともなう不安感や恐怖感が強いため，15分に1回ずつ訪室し，不安感や恐怖感を軽減していく．

- 身体感覚の強化と生活時間の流れの提供を15分から30分に1回提供していく．患者は症状に振り回され，自分の状態や周囲の状況を適切に認識できなくなっているため，生活リズムが崩れ，セルフケアが著しく低下している．まずは患者が安心して休める環境を作っていく必要がある．休息の妨げとなる刺激を避けるとともに，患者とのかかわりにおいては，患者が体験している世界の理解に努めながらかかわり，具体的に日時や食事など告げ，時間の感覚を認識できるようにかかわり，空腹感や排尿の感覚など身体感覚を呼び覚ますことができるよう声かけや誘導を行っていく．また，治療やケアに際しては，丁寧に説明し実施することが大事である．

- 症状の管理がもっとも重要であるが，向精神薬に対する患者本人，家族の抵抗も強い．したがって薬の意味を患者や家族に十分説明しながら，また便秘や口渇，振戦など副作用への対処も速やかに行い，向精神薬に関する不安を減らしていく．

- 症状に対する向精神薬の効果をモニタリングし，向精神薬の症状に対する作用と副作用を主治医と話し合っていく．

- 家族については，病状や病気，生活の仕方に関する心理教育を実施し，病気や病状，治療に関する理解を推進していく．

- 精神状態と合わせ，全身状態の管理も不可欠である．全身状態をよく観察し，栄養状態の改善，睡眠，清潔面の改善を図れるよう，患者の刺激となる環境を調整し，そのなかで，不足しているセルフケアを援助していく必要がある．また，抗精神病薬による薬物療法が行われることから，症状の変化の観察はもちろんのこと，副作用の観察を丁寧に行うことが大事である．とくに，投薬初期は副作用が出現しやすいので，留意する必要がある．薬物療法により，幻覚妄想や衝動性といった陽性症状は改善されるため，症状の変化とセルフケアの変化をよく観察し，不足しているセルフケアの援助を行う．

- また，家族に対しては，患者の状態悪化によるショックと混乱，これまでの患者への対応によ

る疲弊を考慮してかかわる必要がある．早い段階から家族に対してかかわり，患者との具体的なかかわり方や，今後の見通しなど含め，わかりやすく説明するとともに，家族も休むことが必要であることを伝えることが重要である．

(2) 回復期の看護ケア

① 精神状態の査定

統合失調症の回復期では，思考内容，思考過程，衝動性，気分，行動の波などの精神状態が中等度まで改善し，精神状態がよいときにリハビリテーションやセルフケアの促進に向けた働きかけ，精神状態が悪い日には，無理をせず，セルフケアについては代行できることを伝えてかかわっていく．

② セルフケア状況の把握とアセスメント

回復期初期では，症状の改善とともに睡眠が徐々に改善され，入浴や食事，活動の仕方も落ち着き，セルフケアにおいても改善がみられるが，状態は不安定で，日によって変動する．そのためセルフケアにおいても，食事や睡眠，入浴や更衣，活動の仕方がまだ変動し安定しておらず，状態をみながら支援することになる．すなわち調子がいい日は自分でやれるよう促すが，調子が悪い日にはこちらで代行したりしながら，調子に応じたセルフケアの促しを行っていく必要がある．また調子のよい日には自分でやりたいことを自己決定しながらやれるよう勧めていく．

③ セルフケア上の目標

精神状態としては中等度なので，状態が安定している日は自分でやりたいことをやれるよう勧めていく．また状態の悪い日は，無理せず人に代行してもらいながら日々を過ごしていく．

④ セルフケアへの支援

- 回復期においては，患者の精神状態は，日によって変動があるため，いい日にはセルフケアを促進したりリハビリテーションを促す．たとえば心理教育は生活技能訓練には導入し，また症状管理の方法を一緒に話し合うことが必要になる．しかし悪い日には無理をせず，休息をいれセルフケアも支援できるところは支援していく．
- また調子をみながら精神状態のいい日には今後の生活においてどのような生活がしたいのか，そのためにどのようなセルフケアが必要なのかを検討していくことが重要になっていく．統合失調症では，再発を繰り返すことによって，脆弱性が促進され，症状も残存することから，再発を予防するためのケアが必要である．再発の要因として，服薬の中断や，患者の対処能力とストレスとのアンバランスが主にあげられる．そのため，服薬を継続し，ストレスと上手につきあうための過ごし方を入院中から準備していく．日常生活はもとより，心理教育や作業療法，外泊などを通して，少しずつ患者自身が行えるよう，教育的にかかわる．
- 家族に対しては，これまでの患者へのかかわりに関し，よくやっているという肯定的評価を提供しながら，一方，病棟では患者の状態に日々どう対応しているかを家族に情報提供していくことで，家族の患者への対応方法がより具体的にイメージできることにつながる．

(3) 慢性期の看護ケア

① 精神状態の査定

回復期を過ぎ，精神状態の各項目が安定し，中程度から軽度であれば，リハビリテーションやセルフケアをより積極的に促進していく．

慢性期では，患者の精神状態は変動があまりなく，固定された状態となっていく．個人差はあるものの，陽性症状よりは，陰性症状が強く表れ，幻覚や妄想が残存することもある．セルフケアにおいても，あまり変動はなく，一部の手助けがあれば生活できるレベルである．しかし，再発の危険性も抱えている時期である．しかし慢性化はどの状態でもおこりうる．

② セルフケア状況とアセスメント

精神状態は固定化してくることにともない，食事や排泄，活動の仕方や日々の過ごし方についても固定化していく．病気の特徴で退行しやすい面ももつので，閉鎖的な環境で生活を長期にすることで，やれることまでやれなくなる可能性をもつ時期でもある．したがって患者が退院後生活する場，家族の患者への期待，患者自身がどういう生活を送りたいのか学校への復帰や社会性の獲得ができる場を検討しながら必要とされるセルフケアに関する訓練を行うことが重要になってくる．

③ セルフケア上の目標

ストレスを管理しながら，退院後の生活の場に応じたセルフケアを獲得していく．また家族自身も患者の状態を理解しながら患者へ対応できるよう対応方法を獲得していく．

④ セルフケアへの看護

- 退院後の生活の場に応じて必要とされるセルフケアは何か，について患者，家族と確認し，優先順位をつけていく（例：薬の内服，活動の管理，睡眠や休息の確保など）．
- 患者の精神状態やセルフケアを低下させるものを明確にし（服薬の中断，ストレス，周囲の理解のなさ，周囲の患者への期待の高さなど），これらの要因にどう対応していくのかを患者，家族ともども検討していく．
- 家族自身が患者の病状悪化や日々の言動に対応できるよう，対応方法を獲得できるよう情報提供を行っていく．
- 家族面接を通して，家族の罪悪感，精神的負担感を減らし，必要に応じて社会資源（訪問看護の導入，患者がほかの友人と交流したりリハビリテーションしていく場の確保）が活用できるよう情報提供を行っていく．
- またこの時期，単に病状悪化を防ぐだけでなく，患者の病状がありながらも QOL を維持できるよう支援していく．すなわち，身体的安寧，心理的安寧，対人関係，セルフケア，経済的安寧が保てるよう本人・家族と話し合いながら目標を立てて，何から取り組むのか優先順位を立て，活動のスケジュールを検討していく．

4) ケアの実施上の注意点

患者が児童の場合，早い時期に子どもが統合失調症になってしまった家族のショックは大きい．したがって患者と同様，家族のショックや精神的負担感を十分に考慮しながら家族が患者の状態を受け入れ，対応できるよう支援し続けていくことが非常に重要となる．

引用文献

1) 松本英夫：統合失調症，「精神科治療学」編集委員会編，児童・青年期の精神障害治療ガイドライン，VOL. 23, p319, 2009.
2) 前掲論文1), p320.

3）高橋三郎・大野裕・染矢俊幸訳：DSM-Ⅳ-TR，精神疾患の分類と診断の手引き．pp125-126，医学書院，2002．
4）前掲書3），p126-129．

参考文献
1）南裕子監修，宇佐美しおり編：精神科看護の理論と実践．ヌーヴェルヒロカワ，2009．
2）宇佐美しおり・野末聖香編：精神看護スペシャリストに必要な理論と技法．日本看護協会出版会，2009．

第10章

身体疾患をもつ児童への児童精神看護学

1. 心疾患をもつ児童への看護

1) 心疾患をもつ児童の特徴

　新生児期・乳児期から心不全やチアノーゼを起こす重症の先天性心疾患をもつ子どもは，手術や心臓カテーテル検査などの外科的治療および症状管理の内科的治療を受けるために，数カ月に及ぶ長期入院，あるいは就学年齢までに数度にわたる入院を経験する．哺乳や激しい啼泣，座位や立位での遊び，感冒などが心負荷となり生命の危機に及ぶ場合もあるため，自律哺乳や身体を使う遊び，外出や集団生活を避けることが多くなり，乳幼児期における運動機能や社会性の発達が妨げられやすい．水分制限や運動制限に対する不満感，身体の成育が不十分なことによる劣等感をもちながら学齢期を迎える子どもも少なくない．また，幼少期に行った治療の記憶がない場合でも，胸部に残る手術の傷跡に恐怖感や羞恥心を感じる児童もいる．

　幼児後期や学童期に症状が出現する中等症の先天性心疾患，川崎病による冠動脈病変や心筋疾患や不整脈など後天性の心疾患をもつ子どもは，発症を機に入院治療や定期通院がはじまり，水分制限や運動制限，長期にわたる内服や抗凝固療法にともなう出血への配慮などが必要となる．自律性を発達させる時期にこのような生活を送ることで，友だちと同じように行動できない劣等感や孤立感を深め，親に頼らざるを得ないもどかしさを感じやすい．また，胸痛や呼吸苦により「このまま死んでしまうのでは」という恐怖を体験する．

　一方で，心疾患をもつ子どもの親は，丈夫な体に産んであげられなかった罪責感，治療のリスクへの不安，突然死の恐怖，成長や将来への不安などを抱きながら，活動負荷，水分・塩分制限，易出血や感冒による心不全のリスクなどに配慮した育児を行うこととなる．

症状

　心不全の症状は成人と同様で，易疲労感，運動機能の低下，動悸，息切れ，発汗がみられ，低酸素状態に陥るとチアノーゼが出現する．また，低酸素状態が長期間に及ぶと，指先が球状に拡大するばち状指が出現する．心筋梗塞や頻拍性不整脈では胸痛が認められ，徐脈性不整脈では失神発作，けいれんなどの症状を呈する．学齢期では，体重増加不良や学校健診での心電図異常により心疾患が発見される場合もある．

表1　心疾患をもつ子どもと家族の精神状態を査定する視点

病気の認識	死への不安・恐怖を感じているか，治ると考えているか一生つきあうと考えるか，病気を特別なこととらえているか，健康な人と変わらないと考えているか，病気のことに関心をもっているか，病気をもつ自分には限界があると感じるか，病気のおかげでよい体験ができたと思うことがあるか，予後をどうとらえているか
ボディイメージ	手術の傷・ばち状指・口唇チアノーゼ・小さくやせた体格・浮腫などの受けとめ方，人工物が入っている感覚があるか，自由に体を動かせる感覚があるか
治療に対する反応	理解・納得しているか，痛み・つらさ・恐怖があるか，安楽・安心と感じているか，面倒に感じているか，医療者への親しみ・信頼があるか，療養環境が快適か
自己肯定感・自尊感情	したいことができない・我慢していると感じているか，自分は不幸と思っているか，仕方ないという納得・あきらめがあるか，劣等感・挫折感・孤独感・恨みがあるか，特別扱いされることや心配されることへの抵抗感があるか，生活上の楽しみ・自分でできること・将来への目標や夢があるか，自分を理解・支援してくれる人がいると感じているか

治療の概要

　先天性心疾患の手術療法には，心不全やチアノーゼの改善や重篤化を防ぐ姑息的手術と，根治手術がある．同一疾患であっても，病状や手術時の年齢によって適応となる手術療法は異なり，学齢期までに数回の手術を行うことも少なくない．保存的療法としては，強心薬，血管拡張薬，ACE阻害薬，ARB（アンジオテンシンⅡ受容体拮抗剤），β遮断薬，利尿薬，抗不整脈薬などによる薬物療法，酸素療法，ペースメーカー装着などが行われる．また，これらの治療法では救命・延命が困難な重症心疾患では，心臓移植の適応となる場合もある．

2）症状と精神状態の査定

　心不全症状があるときには，日常生活にも支障をきたす息苦しさや倦怠感などの身体的苦痛が大きいため，自信の喪失や死への恐怖感が生じやすい．また，家族や友人が心配するのではないかという気がねも大きくなる．状態が安定しているときには，健康な友人と同じように扱ってもらいたい自尊心と同時に，心負荷を考慮して活動を調整するもどかしさや苛立ちをもつことがある．親は疾患が重症でなくとも，子どもを失うかもしれない恐怖や成長に対する心配にさらされる．心疾患の重症度，治療の内容や期間，症状の特徴や苦痛の程度を十分把握したうえで，表1の視点から精神状態を査定する．

3）心疾患をもつ児童への看護

（1）セルフケア状況の査定

　突然死の恐怖から家族は育児に慎重になったり過保護になったりする傾向もあり，乳幼児期から家族がどの程度子どもの医療的ケアや日常生活の介助にかかわってきたかが，セルフケアに大きく

表2　心疾患をもつ子どもと家族のセルフケア状況を査定する視点

十分な空気	体調に応じて酸素吸入を行うなど，安楽な呼吸が維持できているか
水分・栄養・排泄	水分・塩分制限を把握し，調理の工夫などで実施・継続できているか，心負荷がかからないように排便コントロールができているか，利尿薬の服用により水分出納のコントロールができているか
活動と休息	息切れや疲労感がなく行動できる範囲はどのくらいか，疲労感を感じたら休むことを自他ともに認めているか，不必要な安静を強いられることがないか
社会的相互作用・発達の促進	学校生活を継続することができるような工夫や協力依頼をしているか，学校や地域の仲間との交流が保たれているか，子どもの気持ちや事情を理解してくれる仲間や学校の先生がいるか，安静にしながらできる遊びで余暇を楽しんでいるか，子ども自身ができる行動に家族や周囲の人が手を貸しすぎていないか
危険の予防	抗凝固療法にともなう注意点を把握しているか（出血のリスク，禁忌食品），心臓ペースメーカーや薬剤注入ポンプ使用上の注意を把握しているか，感染性心内膜炎を予防するための清潔行動が習慣化しているか，体調不良時，急変時の連絡や対処の方法を把握しているか

影響する．セルフケア状況を査定する視点を表2に示した．

(2) ケア上の目標

- 生命の危機を感じるような苦痛や恐怖が少ない生活を送ることができる．
- 生活上の制約を極力少なくし，子どもの能力が最大限に発揮できるようにする．

(3) 具体的な看護計画と実施

❶ 本人の病気のとらえ方を確認し，療養行動をとりながら日常生活を送っている努力を十分に認める．本人が突然死の可能性も理解している場合には，いまできることを精一杯行うことを支持し，進学・就職・結婚・予後など将来にかかわる具体的な疑問の解消を図る．

❷ 呼吸困難や胸部不快感により本人が恐怖感を訴える際には安楽な姿勢をとらせ，落ち着いた態度で素早く必要な処置（バイタルサイン測定，頓用の薬剤投与，酸素投与，加湿，鎮静）を施す．軽い無酸素発作の場合は，膝を抱えてしゃがむ蹲踞の姿勢をとることで，右左短絡を減らして肺血流量を増加させることができる．また，手を握るなどのスキンシップを図って緊張を和らげる．

❸ 低酸素発作やチアノーゼが生じた際に家族や周囲の人が冷静に対処できるように，症状が和らぐ姿勢（蹲踞の姿勢）や呼吸の仕方，医療機関への連絡の方法などを明確にしておくことによって，不安の軽減を図る．

❹ 子どもや家族が恐怖や苦しみを表出するときは「いまとてもつらいのですね」と共感的に話を聞き，恐怖や苦しみの内容を整理していく．また，リラクゼーションを取り入れて緊張を緩和したり，問題解決につながる療養行動の工夫（身近な相談者を作る，具合の悪いときの対処法を示すカードを学校関係者とともに作成する，ピアサポートグループから情報を得るなど）を一緒に考えたりする．

❺ 我慢や無理をして周囲を心配させないためには，自分の体調を把握したうえで「これはできる」

「こうすると楽」「これは大丈夫」と意思表示することが重要であることを子どもに説明し，実行できたときには褒めて行動を強化する．
❻日本学校保健会が策定した「新・学校生活管理指導表」や，同会が作成した「心臓手帳」を活用して，診断名・医療機関・具体的に可能な運動や遊びなどの情報を学校の教員と共有し，子どもが過度な制約を受けることなく適切に活動できるようにする．また，息切れ・胸部症状・失神などを起こした際にとるべき行動，緊急連絡先をわかりやすく表示したものを作成し，子どもの保護や指導にあたる人が対処の仕方を理解できるようにする．

■ ケア上の留意点

疾患や療養行動について話題にする際，「〜はできない」「〜に注意」という表現を多用せず，「〜ができる」「〜すればよい」と肯定的な表現を用いることで，生活上の制約への抵抗感や漠然とした恐怖感が増強しないよう配慮する．

参考文献
1) 山城雄一郎，茂木俊彦 監修，石沢 瞭：難病のこども支援ネットワーク（編）：難病の子どもを知る本②心臓病の子どもたち．大月書店，2000．
2) 全国心臓病の子どもを守る会（編・発行）：心臓病児者の幸せのために．2005．
3) 仁尾かおり，藤原千恵子：先天性心疾患をもちキャリーオーバーする高校生の病気認識．小児保健研究，65(5)：658-665，2006．

2. 小児糖尿病をもつ児童への看護

1）小児糖尿病をもつ児童の特徴

15歳以下で発症する糖尿病の多くは，インスリンの分泌能力が極端に低下，またはなくなり，インスリンが絶対的に欠乏している1型糖尿病である．生涯にわたってインスリン療法が不可欠で，1日に数回の血糖測定とインスリンの皮下注射が必要となる．発症時や体調不良時には高血糖による口渇や倦怠感が強く，またインスリン導入初期には冷汗やしびれなどの低血糖症状を体験するため治療に対する恐怖感を抱くこともある．学童期以降にインスリンの自己注射をはじめる際には，自分で注射する恐怖感や他人から好奇心をもたれることへの抵抗感をもつことが多い．インスリンの分泌や効きめが悪くなる2型糖尿病は成人に多く発症するが，学齢期や思春期に発症する例も増えている．2型糖尿病の場合には，食事療法と運動療法が治療の基本となり，病気の子どもの生活の工夫だけでなく家族の協力も求められる．

親にとっては，幼い子どもに血糖測定の採血やインスリン注射を行うことが忍びないと思う罪責感や恐怖感，毎日欠かせない治療や健康管理を継続することへの負担感，子どもに療養行動を任せていく不安感がある．血糖コントロールが不良な状況が長期に及ぶと，糖尿病網膜症，糖尿病性腎症，糖尿病性神経障害などの合併症を発症する恐れがあるが，血糖値が極端に高いか低い状況でな

ければ自覚症状を感じないことも多いため，血糖コントロールへの意欲を長期的に維持することは大きな課題となる．

症状

多飲，多尿，体重減少が主要な症状である．高血糖状態が続きケトアシドーシスに陥ると，嘔吐，けいれん，昏睡を呈する．感冒や胃腸炎，大けがなど糖尿病以外の病気になった場合（シックデイ）には通常より血糖が高くなり，糖尿病昏睡を起こしやすくなる．また，インスリン療法を開始した後には，低血糖症状にも注意が必要となる．

治療の概要

1型糖尿病ではインスリン療法が治療の基本となり，その効果を高めるために，必要に応じて運動療法や食事療法が行われる．超速効型または速効型インスリンを食事前に注射し，中間型または持効型溶解インスリンを寝る前などに注射する1日4回法のほか，最近では，小型の携帯用注入装置を使って超速効型インスリンを持続皮下注入する方法も普及してきている．2型糖尿病では，食事療法と運動療法が治療の基本となり，補助的に薬物療法が行われる．小児糖尿病における食事療法は成人とは異なり，成長に必要なエネルギー量を満たす必要があるため，極端なカロリー制限は行わない．厚生労働省の「日本人の食事摂取基準」を基に，血糖値，肥満度，身長の伸び，思春期のはじまった時期などみて，摂取量を調整していく．

2) 症状と精神状態の査定

糖尿病＝成人病とイメージされやすいため，級友にからかわれたり不摂生が原因と誤解されたりして傷つく子どももいる．さらに，摂食障害やうつ病性障害に陥ったり，自己破壊的行動を示したりするケースも少なくない．生涯にわたり治療が必要となることで，子どもも家族も将来に対して悲観的になりやすいことを考慮し，表3に示した視点で子どもと家族の精神状態を査定する．

3) 小児糖尿病をもつ児童への看護

(1) セルフケア状況の査定

乳幼児期には保護者の手によって血糖測定やインスリン皮下注射が行われるが，就学以降は子どもが自分で行えるように，外来通院や糖尿病キャンプなどを通じて教育がなされる．年齢や理解力に応じたセルフケア状況を表4に示した視点で査定する．

(2) ケア上の目標

● 子どもと家族が病気を肯定的に受け止め，心身の健康を維持することができる．
● 周囲の人々との交流や協力関係をもち，子どもと家族が孤立しない．

(3) 具体的な看護計画と実施

❶ 糖尿病に対する否定的な感情（怒り・恨み・嫌悪感など）をもっている場合には，十分に表出されるように共感的態度で時間をかけて話を聞く．

❷ 1型糖尿病の場合にはインスリンを補っていれば健康な生活を送ることができること，努力しても血糖コントロールが困難な時期や体調があることを本人と家族に知ってもらう．

❸ 血糖コントロールが困難なときには，悔しさや無力感を当然の感情として共感的に受け止める．そして，できているところを認め，より治療効果が得られるような工夫の仕方を子ども・

表3 糖尿病をもつ子どもと家族の精神状態を査定する視点

病気の認識	治ると考えているか，一生つきあうものととらえているか，糖尿病という病名に対する抵抗感や羞恥心があるか，低血糖に対する恐怖感があるか，合併症に対する不安があるか，病気を特別なこととらえているか，健康な人と変わらないと考えているか，自分の力で病気をコントロールできると考えているか，病気のおかげでよい体験ができたと思うことがあるか
ボディイメージ	血糖測定にともなう出血や針の跡に対する嫌悪感や抵抗感があるか，インスリン注射にともなう皮膚の変化を気にしているか，体重の増減を過剰に気にしているか（太ることへの恐怖感・抵抗感があるか）
治療に対する反応	治療を継続することを苦痛と感じているか，治療は苦痛ではないと感じているか，インスリン注射をする際の恐怖感や困難感があるか，低血糖時に補食をすることへの抵抗感・罪悪感があるか，血糖コントロールが不良なときに自責感・無力感・挫折感があるか，医療者への親しみ・信頼感があるか
自己肯定感・自尊感情	したいことができない・我慢していると感じているか，仕方ないという納得・あきらめがあるか，劣等感・挫折感・孤独感・恨みがあるか，病気にとらわれていると感じているか，自分は不幸と思っているか，生活上の楽しみ・自分でできること・将来への目標や夢があるか，自分を理解・支援してくれる人がいると感じているか

表4 糖尿病をもつ子どもと家族のセルフケア状況を査定する視点

十分な空気	高血糖や低血糖による失神が頻繁に起こっていないか
水分・栄養・排泄	口渇時に必要な水分摂取ができているか，成長発達に必要な栄養素とカロリーをとっているか，無理なく継続できる食事療法を行っているか，多飲・多尿の症状や食事摂取量を把握しているか，症状・食事・運動・体重の状況を医療者に正確に伝えているか
活動と休息	健康維持に必要な運動量を理解しているか，必要以上に運動やレジャーを制限せず適度な活動をしているか，無理なく継続できる運動を行っているか，運動や旅行の際には低血糖を予防する対策を立てているか，重度の糖尿病性合併症があるときには運動を控えているか
社会的相互作用・発達の促進	子どもの成長に応じて療養行動を子ども自身に任せているか，周囲の偏見があるときは正しい説明や気にしない対応をしているか，子どもの気持ちや事情を理解してくれる仲間や学校の先生がいるか，学校で血糖測定・自己注射・補食をする環境を整えているか，誕生会などは特例日と割り切ったりインスリン量を調整したりしているか，糖尿病キャンプや患者・家族会に参加し仲間と交流しているか
危険の予防	「シックデイ（糖尿病以外の病気にかかったとき）」の対策を知っているか，高血糖や低血糖にともなう体調不良を日常的に我慢していないか，適切な量のインスリンを投与しているか，就職を検討する際に低血糖による危険が少ない職業を選択しているか

家族とともに考える．食事療法や運動療法は，気分や季節に応じて内容を変更したり，さまざまなバリエーションから子ども自身が選択するよう促したりする．

❹発症後できるだけ早い時期に，同じような仲間（同じ病院で治療する仲間，患者会，書籍など）がいることを紹介し，希望に応じて直接体験者と話ができる場を設定する．

❺幼稚園や学校の教員に，病気の内容・ほかの生徒への説明方法・低血糖時の対処・血糖測定やインスリン注射を行う環境・補食の管理方法・体育や部活動や宿泊行事への参加について，説明や相談をする．子どもの療養行動が特別なことではなく，生活上の健康管理として当然ととらえられるような環境作りを，子どもと家族・学校・医療者で検討する．

■ ケア上の注意点

子どもに食べ物や体重への過剰な反応，インスリンの大量投与などの自己破壊的行動，うつ病性障害などの兆候がみられるときは，メンタルヘルスの専門家による治療が不可欠となるため，重症化しないうちに早期に連携をとる．

参考文献

1) 日本小児内分泌学会糖尿病委員会編：こどもの1型糖尿病ガイドブック 患児とその家族のために．文光堂，2007．
2) 日本糖尿病学会，日本小児内分泌学会編：小児・思春期糖尿病管理の手びき，第3版．南江堂，2011．

3. 血液腫瘍疾患をもつ児童・骨髄移植を受ける児童への看護

1） 血液腫瘍疾患患者の児童の特徴

小児がんの治療成績は近年飛躍的に向上し，もっとも発生頻度の高い急性リンパ性白血病の5年無病生存率は70％を超えるようになったが，依然として予後不良の疾患も多い．そのため病名を告げられた家族のショックは大きく，子どもへの病名告知をためらうことも少なくない．また，小児がんの治療には，数カ月の入院，化学療法や放射線照射による副作用（嘔吐や下痢，脱毛，倦怠感，皮膚の掻痒感など），中心静脈カテーテル留置や手術など侵襲的な治療をともなうため，子どもの身体的・精神的苦痛ははかりしれない．骨髄移植を受ける場合には，強力な化学療法の後，外部とは遮断された無菌室でさまざまな制約のある生活を送るため，身体的苦痛に加え閉塞感や孤立感を深める可能性がある．さらに近年では，小児がん自体の侵襲や治療によると考えられる身体的問題（内分泌障害・中枢神経障害・二次がんなど），心理的問題（PTSDなど），社会的問題（学業不振・就職問題・結婚問題など）といった，いわゆる「晩期障害」が，成長発達の過程にある子どもにとって深刻な問題となっている．

症状

それぞれの疾患により症状はさまざまである．造血器腫瘍では，貧血，出血傾向，易感染症，発

熱，倦怠感，骨痛がみられ，脳腫瘍では頭痛，嘔吐，傾眠，学力低下，性格変化，易疲労性，斜視，歩行障害などがみられる．その他の固形腫瘍は，腫瘍部位の腫脹変形，疼痛により気づかれることが多い．疾患による症状とともに注目すべきは，確定的検査や治療のために何度も行われる骨髄穿刺や腰椎穿刺に伴う苦痛と，化学療法や放射線療法の副作用症状（骨髄抑制症状，粘膜障害，脱毛，皮膚障害など）である．

治療の概要

　血液腫瘍疾患の種類に応じて，化学療法，放射線療法，手術療法，免疫療法などとともに，副作用症状を軽減し治療効果を高めるための支持療法（輸血療法，栄養療法など）が行われる．発症から初回の治療が終了するまで，数ヶ月から1年に及ぶ入院治療が行われることも多く，自宅療養後も外来通院や継続治療のための入院を繰り返すこととなる．

　骨髄（造血幹細胞）移植は，大量抗がん剤治療や放射線療法の後に，ドナーから採取した骨髄液を移植（点滴）する療法で，本人の骨髄機能はいったんすべて破壊されるため，無菌室での治療が行われる．移植後も，化学療法や放射線療法の副作用症状への対症療法，皮疹・黄疸・下痢を主症状とする移植片対宿主病（GVHD）が起こった場合のステロイド治療など，さまざまな治療が行われる．

　また，血液腫瘍疾患の治療が終了し寛解した後も，数カ月から数年後に健康障害（成長・発達，二次性徴，心臓・肺，腎臓，二次がんなど）が生じることがあり，そのような晩期合併症の有無の確認や，再発の有無の確認のために外来通院を行うこととなる．

2) 症状と精神状態の査定

　親や祖父母が小児がんを不治の病ととらえて嘆き悲しみ，子ども自身が治癒を目指して治療に向かう気持ちとの間にギャップが生じることがある．そのような大人の様子を子どもは敏感に察知し，病名や病状に対する疑問や治療の苦痛を率直に表出できない場合もある．子どもの我慢や気遣いが精神状態に悪影響を与えていないかを考慮し，**表5**に示した視点で精神状態を査定する．

3) 血液腫瘍疾患患者の児童への看護

(1) セルフケア状況の査定

　予後不良の疾患という認識や長期入院の不憫さから，親は子どもに過保護になったり適切なしつけをためらったりすることがある．病状や必要な療養行動，子どもの年齢に応じたセルフケア状況を**表6**の視点で査定する．

(2) ケア上の目標

● 子どもと家族が誤解することなく病状を理解し，納得して治療を受けることができる．
● 病気そのものや侵襲的な治療処置に伴う苦痛が緩和され，希望や楽しみをもって日常生活を送ることができる．

(3) 具体的な看護計画と実施

❶ 発症時や治療の初期には，まず家族のインフォームド・コンセントが得られるように説明と心理的ケアを行い，そのうえで治療の主体である子どもの納得（アセント）やインフォームド・コンセントを得る．子どもへの説明に最初から家族が同席するどうかは，子どもが安心できる

表5　血液・腫瘍疾患をもつ子どもと家族の精神状態を査定する視点

病気の認識	"がん"という言葉の意味を知っているか，病名を知らされているか，治癒と寛解の違いを理解しているか，予後をどうとらえているか，死への不安・恐怖を感じているか，周囲の反応を子どもがどう感じているか，病気や死の話題をしてもよいと感じているか，病気のおかげでよい体験ができたと思うことがあるか
ボディイメージ	脱毛・ムーンフェイス・多毛・色素沈着・身体の部分的欠損などに対する反応，感染予防のマスク・放射線照射のマーキングなどに対する反応，長期療養にともなう体力低下，車椅子の使用などに対する反応
治療に対する反応	治療の内容・期間・副作用について理解・納得しているか，病気や治療にともなう痛みを感じているか，治療や入院にともなう苦痛・恐怖があるか，療養行動の拒否・拒絶がみられるか，医療者への親しみ・信頼があるか，安楽や安心が得られているか，療養環境が快適か
自己肯定感・自尊感情	したいことができない・我慢していると感じているか，自分は不幸と思っているか，仕方ないという納得・あきらめがあるか，劣等感・無力感・孤独感・恨みがあるか，特別扱いされることや心配されることへの抵抗感があるか，生活上の楽しみ・自分でできること・将来への目標や夢があるか，気持ちを偽らずに話せる相手や理解・支援してくれる人がいると感じているか

表6　血液・腫瘍疾患をもつ子どもと家族のセルフケア状況を査定する視点

十分な空気	体調に応じて酸素吸入を行うなど安楽な呼吸が維持できているか
水分・栄養・排泄	生活に支障がなく輸液管理が行われるよう医療者と検討しているか，ステロイド剤投与にともなう空腹や肥満を緩和する工夫がされているか，口内炎や味覚障害があるときには食事形態や味の工夫がされているか，高カロリー輸液が適切に管理されているか，下痢症状が続くときには肛門びらんや腹痛へのケアがなされているか
活動と休息	倦怠感や疲労感があるときには負担の少ない活動の工夫がされているか，悪心・嘔気があるときには気分転換が図れる工夫がされているか，不必要な安静を強いられることがないか
社会的相互作用・発達の促進	入院中も学習や遊びを継続することができているか，学校や地域の仲間との交流が保たれているか，子どもの気持ちや事情を理解してくれる仲間や学校の先生がいるか，気分転換や思い出づくりになる行事や旅行に参加できているか，自分でできる日常生活行動を子ども自身が行っているか，病気や死をタブーにせず疑問や不安を率直に話し合えているか，親の会や小児がん経験者の会などの社会的サポートを得ているか
危険の予防	感染の危険を理解し手洗い・含嗽・吸入・生ものの制限を行っているか，出血の危険を理解して外傷や歯磨きの仕方などに注意を払っているか，輸液トラブルや血液型の間違いがないよう医療者と確認し合っているか，体調不良時，急変時の連絡や対処の方法を把握しているか

ことや気がねせずに質問ができることを考慮して決定する．

❷家族が子どもへの病名告知をためらう場合には，子ども同士の会話やさまざまな媒体を通じて病名を知る可能性，子どもは信頼できる大人から十分な準備のもとに説明を受けたいと思うこと，つらい治療を受ける理由を子ども自身が知っておく必要性などを伝え，告知後の子どもの反応にどう対処すればよいかをともに考えられるようにする．

❸ともに闘病生活を送ってきた仲間が亡くなった場合，大人が隠そうとしてもわかってしまう子どもや，隠さずありのままを話してほしいと思う子どもがいることを理解し，子どもが不信感や誤った認識による恐怖感をもたないような説明の方法を家族とともに考える．

❹子どもは痛みを適切に言語表現するのが難しいこと，処置を恐れて痛みを訴えない場合があること，相手との関係性で痛みの表現が変化することを理解したうえで子どもの痛みをアセスメントし，WHO三段階除痛ラダーに沿った薬物療法と非薬物療法（支持的療法・認知的療法・行動的療法・物理的療法）を併用した痛みのコントロールを積極的に行う．

❺入院中は院内学級などで継続的に学習ができる環境を整える．また，退院して復学する際には教員と十分に情報共有を図り，ボディイメージの変容や体力・学力の低下が学校生活の障害とならないような方法を検討する．

❻終末期においては，感染予防のため面会制限や食事制限，無菌室への隔離などの規制を緩和し，残された時間を家族や友人とともに楽しく過ごせるように計画する．また，急変時に蘇生をするか否かなど，最期のときをあたたかみのある有意義な時間にするために何ができるかを家族と話し合っておく．

■ ケア上の注意点

血液腫瘍疾患をもつ子どもの前では「死」の話題がタブーとなりやすい．しかし，「死」は忌まわしいものではなく誰にでも訪れるものであること，「死」を迎える瞬間やその後には親しい人々が本人の望むように見送ってくれることなどを子ども自身が知ることは，死に対する得体の知れない恐怖感を和らげることにもつながると思われる．おおよそ10歳前後で，死の不可逆性や普遍性を理解するといわれることから，「身体はなくなってもみんなの心のなかには生きている」「空からみんなを見ていて」「家族の側に魂はある」「誰もがいつかは死ぬのだからまた会える」などの言葉がけが，孤立感を抱かせないケアになるのではないか．

参考文献

1) 小俣智子：子どもからみた小児がん．よく理解できる子どものがん 診療を深めるための最新の知識とケア，別所文雄，横森欣司編，pp175-182，永井書店，2006．
2) 濱田米紀：痛みのある子どもと家族への看護．ナーシング・グラフィカ28 小児看護学―小児の発達と看護，中野綾美編，pp292-303，メディカ出版，2006．
3) 渡辺 新：小児白血病 君の病気について知ろう．南山堂，2002．
4) Charles M. Schulz著，細谷亮太訳：チャーリーブラウンなぜなんだい？ ともだちがおもい病気になったとき．岩崎書店，1991．

4. 腎・肝疾患と臓器移植

1) 腎・肝疾患と臓器移植を行う児童の特徴

　腎臓・肝臓は，きわめて多様な機能を営む臓器であり，慢性化する場合も多く，重症化すると腎不全や肝不全となり生命を脅かす．腎不全・肝不全の根治療法として臓器移植が行われている．

　腎移植は，他臓器と異なり脳死ではなく心臓死からの移植や生体からの移植も可能であったため，現在多くの施設で行われている．近年は，HLA型の検査による組織適合性の向上や免疫抑制剤の開発により生着率や生存率も上昇[1]してきている．

　肝移植については，平成22年7月の臓器移植法の改正によって，家族の書面による承諾により15歳未満の小児からの臓器提供が可能となったが，健常人の部分肝移植を用いる生体肝移植が中心に行われている．18歳以下の生体肝移植の原疾患は，胆道閉鎖症などの胆汁うっ滞性疾患が最多で，急性肝不全，代謝性疾患が続いており，先天性の疾患が多い．ドナーの続柄は，両親が約96％を占めている．10年後の生着率も近年では，約70％に上昇している[2]．

　臓器移植は，成功すればこれまでの心身・社会のなかでの制限のある生活から，顕著にQOLの改善が可能となる．しかし，小児の場合は，慢性に経過する疾患や移植が心身の発達や社会適応能力の発達にも影響を及ぼすことが大きい[3-6]．治療のうえでは身体的合併症の治療や予防・管理だけでなく，精神的な発達や家庭環境を整えることも重要である．

(1) レシピエントとその家族の心理社会的問題

① 移植前の心理社会的問題と引き起こす要因

ⅰ）幼児・学童期

■ **移植前の母子の密着**

　腎不全においては，長期間の腹膜透析などで行動をともにする時間が長く治療をしていくうえでも母子密着を強いられる．また，末期の肝疾患や反復する高アンモニア血症などによる代謝性危機を有する家族は，精神的・社会的危機状態にあることが多い[7]．このため，身近な母親に依存・退行を示しやすい．子どもの病気への罪責感も影響して患児に対して過保護であり，罪責感を防衛するためにも子どもの依存・退行をより受容する傾向にある．これは，患児と母親の情緒面の破たんを防ぐ役割を担っていると考えられる[8]．このように心理的な密着が起きやすい場合，分離不安障害が生じやすい．さらに，子どもの独立心や達成指向性は有意に低下したり，情緒的・社会的に未熟でコミュニケーション能力などが低いこともあり不登校などの学校適応能力が不良なものが多い．

② 移植後の心理社会的問題と引き起こす要因

ⅰ）幼児・学童期

■ **共生的退行状態**

　とくに，母子間の移植では拒絶反応を恐れる母親の過保護・過受容な態度とも関連して，母子の心理一体感が補強され，幼児的な共生状態が持続している場合がある．この原因は，移植後親子の情緒的結合がより強化され，親から完全に許容されるという状態になることにある．さらに，佐藤

らの調査[9]では，片方の心身の機能低下が生じると他方も同様に感じるシャム双生児効果を呈する場合もあった．

■肝移植後の微細脳障害

移植前の栄養不良やビタミン類の欠乏などでの慢性的栄養障害と長期間のQOL不良による情緒の未熟性，移植後の免疫抑制剤による直接的な中枢神経作用などに起因して，肝移植後の小児では，学習，記憶，抽象思考，概念形成および視空間認知能が障害されるなどの肝移植後の微細脳障害が生じる場合がある[10]．これらも学校や社会生活においての不適応能力を低下させる要因と考えられる．

ⅱ）思春期

■不安・焦燥状態などの神経症状態

学童期から青年期になるにつれて拒絶反応への恐怖が徐々に増加し，ドナーへの罪責・負債感などに悩まされる．拒絶反応を経験したことのある患者では，腎臓を失うことの不安のなかで生きており，移植腎を大事にすれば生活が萎縮し，生き生きと生活すれば拒絶反応の発生が高まるというジレンマに陥るダモクレス症候群や死の恐怖や透析療法へ戻る心配が病的に強まり萎縮した生活を送る（short life syndrome）のものが多くなる[11]．これは，同様に肝移植後の患者にも適応されると考える．このため，家族や周囲の仲間などのコミュニケーションがうまくもてないと，社会や学校適応が悪化し，親への依存や現実回避的傾向が強くなり，いっそう不安になり自信喪失が増強し，この状態が固定・増強しやすい傾向になる．

また，「早く学校に行きなさい」「しっかりしろ」などと，自立的生活を要請されたりドナーや周囲の人々の甘えへの許容度が低下したり，家族や仲間などとのコミュニケーションがうまくもてないと，しだいに依存性や回避性が強くなり，分離不安・見放される不安や拒絶反応への恐怖が強くなり，周囲に過剰に不安を感じる[12]ようになったり，疾病へ逃避し心身症状を呈したりする場合もある．

■ステロイド剤の副作用の容姿変化による影響

ステロイド薬大量投与による低身長，中心性肥満，ムーンフェイス，多毛，大腿骨骨頭壊死などによる歩行障害などの副作用によるボディイメージの悪化がある．友達から容姿を指摘されショックを受け深刻に悩んだり，「みんなと違う」自分に対して嫌悪感や羞恥心を覚え，自信がもてなくなったりすることもある．このような自己評価の低下が生じて適応障害となる場合もある．さらには，ステロイド剤を棄薬し拒絶反応を起こした症例もある[13]などコンプライアンスの低下も起こる．

■ドナーに関する問題

小児の場合は，親が自発的に希望してドナーになる場合が多い．患児の苦悩をみていられずに，親の責任・義務感や近親者への義理などに縛られて断りきれずドナーになることを決めているものが多く，日本においての生体移植の場合は，ドナーは母親の場合が多い．拒絶反応を繰り返したりすると，患児は母親の思いへの負担や罪責感が増強し，家庭内でも率直なコミュニケーションがとれなくなり，多くの心理社会的問題を起こしやすくなる．

③ 移植後の経過が不良な場合の心理社会的問題
ⅰ）うつ状態と依存的ひきこもり状態

　拒絶反応の結果，腎機能の廃絶により再び透析医療に戻ることによって移植前や透析時よりも深い抑うつに陥ることもある．これまでの生活のなかで患児は，学校生活では消極的で引きこもりがちであり，家庭では母親に過度に依存的となる依存的引きこもりとなる場合が多いが，そのうちには思春期以降に移植腎の摘出の可能性の増加や高卒後の目標喪失から典型的なうつ状態になる場合がある[14]．また，腎臓を失ったばかりでなく夢や希望までも失ったことによる挫折感や，ドナーの大きな犠牲を徒労にしたという罪責感・恥辱感やみんなに見放される孤立無援感なども強烈で，生きていく基盤の喪失感をもつ者もまれではなく，うつ状態になりやすい．肝移植においても，移植肝不全となると，再度，肝の提供を受けないと生命の危機に直面し，腎移植と同様に罪責感や恥辱感も出現し，同様の状態になる場合も考えられる．

2）腎・肝疾患と臓器移植患者への看護

（1）症状と精神状態査定

　これまで述べたように，腎・肝疾患，臓器移植の患児は，気分や行動が不安定で，不安も高い状態にあると考えられる．

　腎・肝疾患と臓器移植患者の特徴より，過度のストレスやうつ状態や不安など，児のおかれた療養環境により適応障害，気分障害や神経性障害などの発症からセルフケア不足の状態も考慮する必要がある．胆道閉鎖症の長期生存例では，思春期以降に精神的な不安定をきたし，精神的ケアを要した症例が約2割であった[15]．このため，患児や親への継続的で発達・移植後の状態に合わせた支援が必要である．

　疾患によるセルフケア状況の把握のために，発達状態，健康状態，これまでの日常生活スタイル，現在の治療と診断，患者・家族のおかれている状態と今後の希望についての情報を収集する．とくに移植に関して，患児の精神発達レベルの判定，患児の性格特性，家族の健康度の判定，ドナー選択をめぐる家族内力動や移植に至るまで，さらに移植後から現在においての心理的なプロセス，移植に対するモチベーションなど，移植に対してどの程度精神的な受容がなされているか，移植に対する不安などの評価を行い対処する．さらに，患児や家族の不安や心理状態，社会生活・学校生活での問題，家族関係などの評価を行い対処する．小児の場合は，両親の精神状態が児の精神状態に影響するため，小児だけでなく家族の評価も重要である．

　たとえば，移植の影響で，活動や人とのつきあいのバランスが低下していたり，母親以外の人と相互作用できにくくなっていたり，成長発達上獲得すべきセルフケアが低下していたり，ということがあり，これらがなぜ起こっているのかを検討していくことが重要になってくる．

（2）ケア上の目標

　小児の臓器移植では，単に臓器が生着しているだけでなく，生活の質が改善し，心身の発達や社会適応能力の発達が重要である．

　移植前の目標として移植前のレシピエントおよびドナーに対する精神的負担や問題を軽減し，円滑に移植が行えるようにする．

　移植後の目標として精神発達を伸ばし，移植後の生活を楽しんで過ごせるように継続的に支援す

る．個人の自立性を発達させるのに必要な資質とバランスを発達・維持し，個人が効果的に機能できるような家族関係・社会関係を育み生活できるようになる．

　セルフケアを支援していくうえでのケア上の目標としては，自分の症状・治療に関する管理がどの程度本人に行えるのか，何であればできるのか，また移植や治療によって影響を受けているセルフケアは，何であれば本人が自分で実施していけるのか，また家族はそれに対してどのような協力をすればいいのか，がケア上の目標となる．

(3) セルフケアへの看護

❶ 移植前の疾患よる症状，移植後の状態や拒絶反応・感染症などの合併症，免疫抑制剤・ステロイド剤による副作用や免疫抑制剤・ステロイド剤の必要性を理解し，そのときどきの症状に対処できるよう指導して，具体的な支援を行っていく．

❷ 心理社会的成長発達段階によっても反応の仕方は異なり，また急性期か慢性期なのかによってもセルフケアへの支援の仕方は異なる．移植および移植の治療にともなう症状を受け止めながらも日常生活のなかで自分で決めてやっていけること，たとえば活動の仕方，人とのつきあい方，症状の管理の方法を具体的に自分で検討していけるようになる．そのために，（たとえば）

- そのときの疾患の症状，合併症・副作用などの症状のなかで，どのような活動レベルだと活動が可能なのか，自分で活動してみて，どの活動が実行できるのかを検討できるように話し合い，具体的な活動のスケジュールを立てていく．
- そのときの疾患の症状，合併症・副作用などの症状のなかで，どの程度人とかかわれるのか，1人で過ごしたほうがいい時間と他者と過ごせる時間，遊べる時間をどの程度確保することが可能なのかについて話し合い，具体的な人と過ごす時間を決めていく．
- これらを数日実施してみて，自分に合う方法，症状悪化を防げる方法を再度検討しあう．

❸ 心理社会的成長発達段階に応じたセルフケアが実施できるようになる．

- 学童期の場合，症状による活動制限や感染予防などの制限された環境のなかで，友人と遊べたり自分の活動に従事できることが重要であるが，このような活動を，どこでどの時間実施できるのかを母親も交えて一緒に検討していく．
- 思春期の場合，親からの心理的独立や価値感・行動面における自律性が重要となる．疾患や治療環境のなかで母子の密着・依存状態を起こしやすいこともあり，何かを自律して決定することができるようになることは重要である．このような場面に直面したときには，実現するための具体的な方法を話してもらったり，自分の気持ちを吟味し気持ちが整理できるような働きかけを行う．

(4) 実施上の留意点

❶ 患児の症状の悪化や入園・入学などのライフイベントに関連して，母子関係や心理的問題も増悪することが多いことを考慮しながらケアしていく．軽くとも拒絶反応が起きた場合は，母親の不安は感応的に患児に伝わり，患者も不安をもちやすいため，検査値に一喜一憂しないことや適宜状態の説明を行い母親の過度な不安を和らげるなど母親への対応も行う．

❷ 母子の密着・依存を軽減・予防するためにも，自立心や主体性を育てる視点で実施する．母親がドナーの場合は母子の一体感が強まり，より共生的になりやすいため，過度の干渉や過保護になっていないか，子どもへの接し方など定期的に確認を行う．

❸気持ちを受け止め，頑張っている患児を認める言葉かけを行ったり，病気だからできないことに焦点を当てるのではなく，できること，健やかな面にも目が向けられるようにして自己評価の低下を起こさないようにする．

❹看護を実施する際には，移植医，看護師，移植コーディネーターや精神科医，臨床心理士，ソーシャルワーカーなどがチームを組んで移植に携わり，チーム全体で患者の不安を受け止め患者を支持していく体勢をとる．さらに，移植を受けた小児がよりよい学校生活を送れるようにするために担任，養護教諭など学校側に情報の提供や教育を行っていく必要がある．

❺拒絶反応をきたした場合など，患者は激しい精神的動揺をきたすこともあるが，拒絶反応のためのステロイドの使用がこの混乱を促進し，せん妄状態を惹起しやすくすることもあるので症状の観察には注意する．

引用文献

1) 日本臨床腎移植学会：腎移植臨床登録集計報告（2007）-2 2006年実施症例の集計報告（2）．移植，42（5）：419-422，2007．
2) 日本肝移植研究会：肝移植症例登録報告．移植，41（5）：599-608，2006．
3) 佐藤喜一郎，赤星恵子，鈴木泰代・他：小児・青年期の生体腎移植の精神医学的問題．児童青年精神医学とその近隣領域．31(5)：327-350，1990．
4) 福西勇夫：がん医療・臓器移植のリエゾン精神医学に関する臨床研究．月刊ナーシング，18（2）：86-90，1998．
5) 春木繁一：腎移植，がん医療における患者の精神的問題．月刊ナーシング，18（2）：69-75，1998．
6) 小林明子，伊藤雄平，本田雅敬・他：SF-36による小児腎不全患者のQOL評価．神戸大学紀要，63（3・4）：39-45，2003．
7) 藤澤知雄：肝移植の現状と展望．小児看護，25（3）：363-371，2002．
8) 福西勇夫：がん医療・臓器移植のリエゾン精神医学に関する臨床研究．月刊ナーシング，18（2）：86-90，1998．
9) 佐藤喜一郎：小児期における臓器移植と発達に及ぼす影響・精神医学的問題．小児看護，25（3）：1585-1590，2002．
10) 藤澤知雄：肝移植の現状と展望．小児看護，25（3）：363-371，2002．
11) 佐藤喜一郎：生体腎移植患者のこころの悩み．こころの科学，38：2-9，1991．
12) 佐藤喜一郎：臓器移植の精神医学的問題．精神科治療学，7(4)：337-346，1992．
13) 佐藤喜一郎：小児期における臓器移植と発達に及ぼす影響・精神医学的問題．小児看護，25（3）：1585-1590，2002．
14) 佐藤喜一郎：生体腎移植患者のこころの悩み．こころの科学，38：2-9，1991．
15) 黒田達夫，佐伯守洋：胆道閉鎖症の長期経過．小児看護，28(9)：1114-1117，2005．

第11章 児童精神看護学の実践―事例を通して

1. 転換性障害

1）はじめに

　身体表現性障害は，身体疾患を思わせるような身体症状が存在する．しかし，身体疾患やほかの精神疾患では十分に説明することができないものである．DSM-Ⅳ-TRでは身体表現性障害には，身体化障害，鑑別不能型身体表現性障害，転換性障害，疼痛障害，心気症，身体醜形障害，特定不能の身体表現性障害が含まれている．これらは鑑別診断で身体疾患を考慮すべきである．

　身体化障害は通常30歳以前で発症するとされている．多彩な身体症状を長期間にわたって認めるが，小児の場合は多症状であることは少ないとされている．疼痛障害の主症状は痛みだが，小児の場合，片頭痛や腹痛，関節痛，足の痛み，緊張性頭痛，心悸亢進，心臓痛などがみられる．心気症は自分が重篤な病気に罹患しているという恐怖や不安が持続した状態とされ，学童期よりみられはじめ，小児では漠然とした病気への不安や恐怖を抱いていることが多いといわれている．身体醜形障害は外見に対する否定的なとらわれが持続した状態とされ，小児期での受診は少なく，青年期以降に多いとされている．

　ここで述べる事例は転換性障害に分類される．転換性障害は随意運動または感覚機能について，説明ができない症状または機能障害がみられる．小児では歩行の問題や心因性視力障害，けいれんなどがみられることが多く，さらに女児に多いとされる．

　転換性障害をもつ児童の特徴としては，症状のはじまりや悪化に先立って心理社会的問題・ストレスが存在していると考えられる．具体的には家族員の病気や死亡，親による虐待や不適切な養育，親の離婚や不和，親との関係性，年下同胞の誕生や同胞間との葛藤，引越しや転校といった環境の変化，友人や教師との関係などがあげられる．また，この障害をもつ児童たちは，自分たちが幼いころに病気のために入院し親から注目を浴びた経験があったり，親が病気がちであったりし，身近にある病気を見本として症状を作ることも多い傾向がある．

2） 事例概要

(1) 事例紹介

　Aさん，女性，小学6年生．両親と弟（小学2年生）と4人暮らし．初回入院（児童精神科病棟）．父はAさんが幼児期のころから長距離トラックの運転手をし，母はAさんが小学校へ上がったころから，弟を保育所に預け，近くのスーパーにパートに行っている．1歳のときにけいれん発作があり，小児神経内科でてんかんと診断された．以後，小児神経内科で定期的にフォローされており，抗てんかん薬の内服を継続し，5歳以後大きなてんかん発作はない．母はAさんのてんかん発作を心配し，幼少のころより家で遊ばせることが多く，同年代の友だちと遊ぶことは少なく，弟ができるまでは1人で，弟が生まれてからは弟と一緒に過ごした．家ではぬいぐるみで遊んだり，塗り絵や絵を描いて過ごすことが多く，いまも人や動物の絵を描くことが好きでよくしている．また，お気に入りのくまのぬいぐるみがあり，抱いて過ごしていることが多い．Aさんには軽度の知的障害があり，物覚えが悪く，母はAさんを叱ることが多かった．小学2年生ごろから勉強の遅れが目立ちはじめ，友だちからいじめられるようにもなった．ときどき腹痛や頭痛を訴えるようになり，学校に行きたがらないこともあったが，母は勉強の遅れを気にし，異常がないとわかると学校へ行かせていた．小学6年生になった4月中旬，学校ではじめてのてんかん様けいれん発作がみられた．その後もたびたび学校や自宅でてんかん様けいれん発作がみられるようになり，6月初旬，精査目的で小児科病棟へ入院となった．入院後も何度かてんかん様けいれん発作がみられたが，てんかんは薬物療法にてコントロールできており，検査でもとくに異常はみられなかった．そのため，てんかん様けいれん発作は偽発作と考えられた．さらに入院後自傷行為がみられるようになり，精神的な治療が必要と考えられたため，児童精神科病棟へ転棟となった．

(2) セルフケアに関する要因

　てんかんの診断を受けた以外には身体的疾患はなし．偽発作は夕方以降ベッド上でみられることが多い．軽度知的障害があるが，小学校は普通学級に通学，学力的には小学2年生程度である．日常生活行動はとくに問題なく自立している．経済的には両親の収入で生計を立てているが厳しい．父は幼いころから子どもの世話は母にまかせっきりであり，面会にもほとんど来ない．母は弟には期待をかけ，褒めることが多いが，Aさんのことは「なぜ，こんなこともできないのか」「弟を見習いなさい」と幼いころから怒ることが多く，面会中も怒っている姿がたびたびみられ，Aさんが泣いていることもある．また弟もAさんのことを姉のように思えず，横柄な態度をとるようになっており，Aさんは弟に対しても何も言えない状況であった．母は偽発作に関しては過剰なまでに心配し，学校の先生や看護師に注意して観察してほしいと希望した．Aさんは弟や父については何も言わなかったが，母の面会は心待ちにしており，「お母さんに会いたい」とよく話した．しかし，母親にはそれは話せなかった．母はパートに出ているが友だちは少なく，何でも話せる相手がいない．Aさんも親しい友だちはおらず，友だちの話もほとんどしない．

〈主訴および診断〉

　学校や自宅での偽発作，自傷行為．Ⅰ軸　身体表現性障害（転換性障害），Ⅱ軸　軽度知的障害（IQ62），Ⅲ軸　てんかん

〈家族歴〉

　父は身体的問題はないが，1カ月のうち自宅にいるのは数日程度．母方祖父はうつ病にて療養中であり，経済的にも厳しく，祖母はパートでビルの清掃業を行っている．Aさんは母方祖父母になついている．Aさんと弟は学力的には変わらず，弟はAさんに対して横柄な態度をとるようになっている．

〈現病歴〉

　1歳のときにてんかんと診断を受けるが，5歳以降大きなてんかん発作はみられず，5歳で軽度知的障害の診断を受ける．小学2年生ごろから頭痛，腹痛などの身体症状が出現，小学6年生（11歳）から偽発作がみられるようになり，小児科病棟に入院した．入院後より自傷行為もみられ，精神的な治療が必要と判断されて転棟し，現在に至る．小児科への入院歴は数回あるが，児童精神科病棟への入院ははじめてである．

3） 精神状態・セルフケアの査定とセルフケアへの支持

（1）現在の精神状態および査定

　不安そうな表情をしていることが多く，抑うつ的．行動はやや緩慢で声かけをされることも多いが，嫌そうな感じはみられない．看護師の話は内容やスピードによって理解できないことがあるが，聞き返すといった確認行為はない．自分から話しかけてくることは少なく，話しかけても小さな声でぼそぼそと話し，聞き取りにくい．しかし，女性看護師と話すときはときどき笑顔をみせる．調子のよいときも家族以外は自分から話しかけることはほとんどなかったが，話し声は大きかった．自分は「いらない子ども」と感じており，「死んでもいい，死にたい」と思っている．ときどき自分の爪や鉛筆などでの自傷行為がみられるが，擦過傷程度．調子がよいときは好きなことには集中力もあったが，入院前からは好きなことにもやや集中力に欠けている（表1）．

（2）セルフケアの把握および査定

　143 cm，35 kg．食欲はあまりない．調子がよいときは食欲もあり，好きなものはおかわりをしていたが，入院後は食堂には出てきてなんとか1/2摂取する程度．空腹感はない．おやつは食べる．内服は家ではときどき嫌がることがあり，促しで内服していたが，入院後は拒否することなくできている．排泄・個人衛生はとくに問題なくできており，偽発作のときも尿失禁はないが，入浴時は転倒の恐れがあり，見守りは必要．自宅でもとくに問題はなかった．日中はベッドで漫画を読んだり，絵を描いたりして過ごすことが多いが，声をかけるとデイルームでテレビ（とくにアニメ）を観ることもある．他患者とのかかわりはほとんどなく，1人で過ごすことが多い．看護師にも自分から話しかけることは少なく，話しかけてもぼそぼそと話す程度で会話はあまり続かず，母との面会中も会話をしているよりも一方的に母が話していることが多い．家では自分からも話をしていたが，学校では1人で過ごしていることが多かった．ときどきベッドで爪や鉛筆を使った自傷行為がみられるが，擦過傷程度．自傷行為は入院前はみられなかった．また，偽発作もみられ，孤独とつきあい，危険防止のセルフケアが低下している（表2）．

（3）セルフケア上の目標および看護ケア

① ケア上の目標

　上記の結果から，なんらかの不安をもちながら，自分の気持ちをうまく言語化したり，適切に表

表1 精神状態の査定（Aさん）＜入院時＞

- これらの精神状態の項目で，日内変動が強かったり，日常生活への影響が強い場合には，向精神薬の力が必要です．
- またこれらの項目が2～3日は安定しているが，まだ不安定という場合には，精神状態をコントロールするために，向精神薬だけではなく，精神療法や芸術療法などが役に立ちます．また調子がいいときにはセルフケアを促進しますが，調子が悪いときには保護的にかかわります．
- これらの項目が1週間安定しているような場合には，積極的に（退院後に必要な）セルフケアや年齢に応じたリハビリテーションが必要です．

---

1) 外見：程度（軽・中・重）
　(1) 身だしなみ
　　□きれいだが，季節感なし　□あまりきれいではない　□乱れている
　　□汚い　■整っている
　(2) 体の動き
　　□リラックスした感じ　□過活動　□適切　■遅れがち　□固い動き
　　□動きが奇妙（理解が難しい）
　　＊調子がよいときはリラックスして行動もスムーズだが，入院後は動作はゆっくりで声かけが必要
　(3) 視線
　　□合う　■目が合うのを避ける　□断続的　□一点凝視
　　＊調子のよいときは視線は合い，目をみて話もするが，不安が強いと俯きがちで視線を合わせないようにする
　(4) 看護者への態度
　　□協調的　□やや要求がち　□敵意　□威圧的　□イライラ・興奮がち
　　□不満ばかり　□懐疑的　■引きこもりがち
　(5) コミュニケーション
　　□自己主張的　■受け身　□攻撃的
　　＊家では自分からも話すが，学校では自分からは話さず．入院後も自分から話しかけることはほとんどない．

2) 行動：程度（軽・中・重）
　□合目的的　□困惑状　■衝動的　□強迫的　■引きこもり
　＊調子がよいときも外へはあまり出たがらず，家で過ごしたがる．入院後は自室で過ごすことが多く，声をかけるとデイルームへ出る．

3) 言語：程度（軽・中・重）
　□明確　□早め　□せきたてられるように話す　□叫ぶ　■ささやく
　□（やや）繰り返し
　＊調子がよいとちょうどよい大きさで楽しそうに話すが，調子が悪いと小さめの声でぼそぼそと話し，聞き取りにくいことがある

4) 気分：程度（軽・中・重）
　□楽しそう　□穏やか　■悲観的　■無力　□怒り　■心配・恐怖
　＊調子のよいときは表情もよく，楽しそうに過ごすが，入院後は抑うつ的でやや怯えた様子

5) 不安：程度（軽・中・重）
　□弱い　□中等度　■強い
　＊母から見捨てられないか不安が強い．普段も怒られると一時的に不安が高まる

6) 思考過程：程度（軽・中・重）
　□混乱　□思考が遅い　□話がとぶ　■思い込みがやや強い
　＊自分は必要のない子どもだと思い込んでいる

7) 思考内容：程度（軽・中・重）
　　□現実的ではない　□幻覚　□妄想　■希死念慮あり
　　＊入院前より「死んでもいい」と思いはじめ，入院後も母から注意を受けたりすると「死んでもいい，死にたい」と思うようなった．小6までは希死念慮はなかった．
8) 認識：程度（軽・中・重）
　　□現実見当識はやや低下　■集中力の低下　□注意力の低下
　　＊入院前より苦手なことに対しては集中力は低かったが，入院後は絵を描くことなど，好きなことに対してもやや集中力の低下を認める
9) 記憶力：程度（軽・中・重）
　　■5分前のことを覚えている　□過去のことを記憶していない
10) 洞察：程度（軽・中・重）
　　■状況を認識できる　□状況を認めることが困難　□人を責める
11) 判断と日常生活：程度（軽・中・重）
　　■日々のことを管理できる　□生活について非合理的に判断して行動する
12) 自分・他者への危険度：程度（軽・中・重）
　　(1) 自傷したいと考えているか　■はい　□いいえ
　　(2) 最近，自傷をしているか　　■はい　□いいえ
　　(3) 暴力の既往があるか　　　　□はい　■いいえ
　　(4) 行動化の既往があるか　　　□はい　■いいえ
　　＊入院後より自傷行為がみられたが，入院前から自傷したい気持ちはあった

表2　セルフケアの査定とセルフケアに関連する情報＜転棟1週間後＞

①セルフケアの査定（該当するところにチェック）

	過去	現在	過去	現在	過去	現在	コメント
	全介助		部分介助		支持・教育		
水分・食事・呼吸					○	○	食欲はあまりない．内服はいやがらずに行う
排泄					○	○	とくに問題はない．偽発作時も尿失禁などはみられない
個人衛生					○	○	更衣はとくに問題ないが，入浴は偽発作による転倒の恐れがあり，観察は必要
活動と休息					○	○	過活動になることなく，逆に自室にいることが多い．テレビを観たり，漫画を読んだりしている
孤独とつきあい			○	○			他患者との交流は少なく，1人で過ごしていることが多い．発語も少ない
危険防止			○	○			偽発作による転倒などの危険性がある．自傷行為もみられる

出することができず，偽発作として表出されたり，自傷行為となっていると考えられるため，まずは，どのようなときに自傷行為がしたいのか，どのようなときに偽発作があるのかを医療スタッフと一緒に振り返り，自分の気持ちを少しでも言語化できるようになることを短期目標とする．また自傷行為をしたいときにどのような対処方法があるかも一緒に考えて練習していく．そして長期目標として自分の感情を適切な方法で言語化，表現できるようになり，自傷行為や偽発作が減少（消失）すること，家族や友人との関係性の改善を目指す．そのため，家族調整や退院後の学校生活について，Aさんの現状に合わせられるよう，担任・養護教諭などを交えて検討していく．

② 看護計画および実施

- 偽発作や自傷行為がみられた場合，その前の状況・できごとなどについて観察・情報収集する．偽発作時は，SPO_2測定や血圧測定などを行い，てんかん発作かどうか判断する．偽発作のときは安全な環境を作り，必要最低限のケアにとどめておく．自傷行為に関しても必要最低限の処置にとどめておき，叱責したりはしない．
- 1日に1回15分程度，看護師と話をする時間を設定する．看護師と信頼関係ができ，話をすることに慣れるまではAさんの好きなことなどAさんが話しやすい内容からはじめる．話をすることに慣れ信頼関係ができれば，偽発作や自傷行為がみられたときの振り返りを行い，そのときの自分の気持ちを言語化できるようにかかわる．また，自傷行為がしたくなったときに何か別の方法がないか一緒に考え，実施してもらう．自分の気持ちを言語化できたときには十分に褒める．
- 1週間に1回，看護師と前項について振り返り，内容の修正を行う．自傷行為を行わず，別の方法で対処できたときは十分に褒める．またうまくいかなくても叱責せず，Aさんの頑張りを認める．
- 話や振り返りを行うときは，Aさんがわかりやすい言葉で端的に話をするようにする．必要時には紙に書いて説明するようにする．
- 普段からAさんの得意なことや頑張っていることなど，自尊心が高まるように肯定的にかかわる．
- 自分の思いを表出することの手助けや自尊心を高めるため，作業療法や芸術療法などを取り入れられるよう，臨床心理士や作業療法士に依頼し，実施してもらう．
- 主治医，臨床心理士，看護師，ソーシャルワーカー，院内学級の教諭，母とともに1週間1回面談を行い，病棟での様子，自傷行為や偽発作の状態や努力している様子などについて話し合い，本人について肯定的にフィードバックする．
- 母に対しても同意が得られれば専門看護師もしくは看護師，臨床心理士が定期的に面談を行い，母のこれまでの育児のこと，夫への思い，Aさんに対する思いなどが表出できるよう支援する．
- Aさんの学力の補充や友だちづきあいの練習のため，院内学級に登校してもらう．また，退院後のAさんの学力や友だちづきあいのサポート，偽発作時や自傷行為の対応方法について，養護教諭，担任と必要に応じて話し合う．

(4) 評価および考察

上記の計画を2カ月行うなかで，Aさんは少しずつ自分の思いを話すようになり，母に弟と比

較されたり，怒られてばかりでたまには褒めてほしいと思っていること，偽発作があれば母は心配してくれるからうれしいと思っていること，弟に横柄な態度をされるようになり，腹立たしく思っていること，友だちとうまく遊んだり，話ができるようになりたいと思っていること，学校の勉強についていけず困っていることなど，言語化するようになった．また，自傷行為は，友だちや弟との関係や勉強がわからず，イライラしたときにしたくなること，偽発作は母に褒めてもらえなかったり，友だちや先生に心配してほしい，気にしてほしいと思ったときに起こることもわかった．また自傷行為がしたくなったときには看護師へ言いに来るようになり，一緒に気分転換が図れるようにもなった．また，母は自分の思いを医療者に話し，Ａさんとのかかわり方を見直すようになったことで，Ａさんを怒ることが少なくなり，Ａさんとゆっくりと話ができるようになった．Ａさんも安心して母と話ができるようになり，笑顔がみられることが多くなった．また，同時に週に3回はあった偽発作はほとんどみられなくなり，自傷行為もみられなくなった．さらに院内学級や病棟で他患者との交流も少しずつみられるようになった．退院後，学校では本人の学力に応じた学習を勧めてもらえるようになり，数人の友だちとも遊べるようになっている．しかし，ときどき何らかの不安が生じると偽発作がみられている．

参考文献

1) 市川宏伸，内山登紀夫，他（編）：知りたいことが何でもわかる　子どものこころのケア―SOSを見逃さないために，第1版．永井書店，2004．
2) 横井公一，前田志壽代，豊永公司（編）：別冊発達27　児童青年精神医学の現在．ミネルヴァ書房，2003．
3) 宮本信也，生田憲正（編）：子どもの心の診療シリーズ3　子どもの身体表現性障害と摂食障害，初版．中山書店，2010．

2. 引きこもり

1) はじめに

　引きこもりの原因は多岐にわたっている．うつ病や統合失調症，強迫性障害，パニック障害，適応障害，発達障害などの二次的な問題として起こったり，結果的に引きこもりになったりする．また，思春期の心の成長の一過程としての不登校から引きこもり期間が長引いたり，進学・就職浪人から引きこもり状態に陥ったりと，社会的な一因もある．引きこもりはそれ自体が病気ではない．また，家族関係なども含めたさまざまな要因が絡みあって引きこもりという現象を起こしているといえる．

　本節では，アスペルガー障害の結果として長期引きこもりに陥ってしまった思春期の子どもの事例を通して，家庭から医療へのつながりと，医療から地域へ戻っていくための医療者の子ども・家族へのかかわりについて考える．

2）事例概要

（1）事例紹介
Bくん，14歳，男性．両親と3人暮らし．初回入院．

（2）セルフケアに関連する要因
〈セルフケアへの関連要因〉

14歳の中学生であるが，中学へはほとんど通学していない．身体疾患はないが，2カ月ほど，食生活が不規則であったことと強迫的な症状から食事がほとんどとれていないため，顔色も悪くやせが目立った．栄養不良の状態であるため，持久力がなく少し歩いただけで「疲れた」と言って座り込んだりした．母親が，患者の好きな食べ物を準備して勧めてもまったく受け付けない状態であった．

友人関係は中学入学と同時に途絶えてしまった．小学生時は学校の担任教師が訪ねてくることもあったが，中学入学後は担任教師と患者とのつながりはなかった．

両親は，自分の部屋に引きこもっているが，食事時間には家族に顔をみせていた間はとくに患者の生活に介入せず見守っていた．父親は患者と積極的に会話することはなかったが，ときどき患者の部屋に行って見守っていた．母親は，やや押し付け気味に食事や入浴を促し，そのことでときどき患者が大声を出した．学校関係者と両親のつながりもほとんどなく，担任教師から状況を確認する電話がある程度であった．

突然家を飛び出す行動や，母親への暴言・暴力などが出現してから両親は対応に困り，病院へ連れて行こうとしたが患者が抵抗し受診することができなかった．家庭内での暴力行為に警察の介入を依頼したこともあった．父親は，状況を比較的客観的にみることができており，患者と母親を支えようとしているが，母親は患者に巻き込まれており，患者の行動に反応して周囲へ怒りや不満をぶつけている状況である．両親は，とにかく暴れないようになってほしいと考えている．また，学校には行けないが，気の合う友人がたまに訪ねてきて一緒に遊び，3食きちんと食べ，夜は寝ることができるようになることが両親の希望である．

〈主訴および診断〉

主訴：食事が食べられない，昼夜逆転，母親への暴力，器物破損．

診断：アスペルガー障害

〈家族歴〉

父親は公務員．母親は主婦．周囲に親戚はいるがつきあいが薄い．母親は，近所の人たちとのつきあいがあまりなく，夫以外相談する相手もなく子育てを孤独に行ってきた．

〈現病歴〉

乳児期より手のかからない子どもであった．言葉の発達に遅れがあったが，4歳ごろより普通に周囲の子どもと話すことができるようになった．幼稚園・小学校とも単独行動することが多かった．同年代の子どもと遊ぶのが苦手で，年下の子どもと遊んでいた．成績は運動以外は優秀であった．とくに理科や算数の暗記が得意だった．周囲の男の子からいじめを受けることがたびたびあり，けがをすることもあった．小学校5年生ごろから徐々に不登校となり，登校時間になると身体的な症状を訴えた．小学6年に進級したころより完全に引きこもってしまい，1日の大半を自分の

部屋で過ごした．パソコンやゲームに熱中し，昼夜逆転状態となり生活が不規則となった．趣味の合う友だちがおり，引きこもった後もときどき遊びに来てゲームを行ったりしていたが，中学入学と同時に転校し連絡も途絶えてしまった．昼夜逆転傾向が強くなると，食事も不規則となり，強迫的な偏食も出現した．また，母親との分離不安が強く，母親が外出すると頻回に携帯に電話をかけたり，母親の側から離れなかったりと母親との密着度も強くなった．その後，さまざまな医療機関に通院したが改善はなかった．2カ月前ごろより，突然家を飛び出したり，「自分は孤独」「誰もわかってくれない」と言って母親に暴力を振るったり，家具を壊したりする行動がはじまった．昼間は寝て過ごし，夜中になると暴れる状況が続いた．両親の制止も聞かず興奮が強く，自傷や他害の心配もあり半ば強制的に両親が本人をともない来院し，入院となった．

3) 精神状態，セルフケアの査定とセルフケアの支援

(1) 現在の精神状態および査定

外見は，髪は肩近くまで伸びている．よれよれのTシャツを着ている．歩行時は，だらだらしたような歩き方で，「疲れた」とベッドに臥床していることが多い．会話時に視線を合わせることは少ないが，質問には短く返答がある．コミュニケーションは貧弱で，言葉のやりとりは続かず，こま切れ的な話し方である．行動は合目的的である．言葉は明確である．興奮状態のときは大声で早口で話す．落ち着いているときは，穏やかな語り口である．話の内容によっては，相手を軽蔑するような口調になることもある．気分は変動が大きく，要求が通らないと暴言を吐いたり悲観的な言葉が聞かれたりと予測不能な変化をみせる．不安の程度は，入院を納得しておらず，ときどき両親や医療者に怒りを向けたり，部屋の片隅で悲観的な言葉が聞かれたり，母親が来なくなることへの不安感を訴えたりすることから中程度の不安と考える．思考過程はとくに問題ない．認知・記憶力もとくに問題ない．洞察は，状況を十分認めることができない状況である．記憶力は良好．自分他者への危険度については，家族への暴力は続いており，イライラをコントロールすることができず，物にあたる行動がある．

(2) セルフケアの把握および査定

水分・食事・呼吸

　　流動物ばかり摂取している（ジュース，炭酸飲料）．体重減少あり．顔色も悪く，持久力がない．

排泄

　　とくに問題ない．

個人衛生

　　入浴は1週間に1回程度で，これは以前からの習慣である．入浴や着替えを促すが，まったく応じない．

活動と休息

　　昼夜逆転状態．明け方までゲームの攻略本やまんがを読んでいる．好きな本は集中して読んでいる．

孤独とつきあい

　　母親と離れることに不安がある．母親の話では友だちをほしがっているとのこと．親戚にしろ身近に同年代の子どもはいない．家では自分の部屋に引きこもっている．

危険防止

　自傷することはない．イライラしたり，気に入らないことがあると自分をコントロールできず，物にあたったり両親に暴力をふるう．

　セルフケアの査定

　患者は，小学6年からほぼ引きこもりの状態にある．それでも，引きこもりながらも家の自分の部屋で好きなパソコンやゲームをして過ごせていたのは，卒業までは同じ趣味の友人がたまに家に来て一緒にゲームを行っていたことで，たった1人でも両親以外に彼をサポートしてくれる人間がいたことが，精神状態・セルフケアを維持できていた大きな要因であったと思われる．引きこもりながらも家で落ち着いて過ごせていた状況である．友人の訪問がなくなり，数カ月後から昼夜逆転傾向が強くなっており，食事も不規則になり最終的にはほとんど食事を摂取しなくなり栄養状態が悪化した．外部との接触がほぼなくなってから他人との接触を望むようになり，短時間外出する母親へ何度も電話する行動から母親との分離不安もあるものと思われる．本人をとりまく状況はまったく改善せず，抑うつやイライラがますます強くなっていることから，孤独感の増強や昼夜逆転・睡眠状態の悪化が増強し，まったく落ち着いて家で過ごせない状況となり，セルフケアの低下につながっている．

(3) ケア上の目標

　長期目標

　学校には行けなくても，家で日常生活のリズムをつけ，3食きちんと食べ，好きなゲームやパソコンなどを行い，昼夜逆転にならない程度に夜間はきちんと眠る．フリースクールなどを含めた施設に通所・通学し，趣味の合う友だちができることで，孤独感を少しでも解消できるようになる．また，イライラを少しでも自力でコントロールでき，暴力に及ばない程度になる．

　社会とわずかでもつながりながら，家で安定して家族との時間を過ごすことができるようになる．

　短期目標

❶食事をきちんと摂取でき，栄養状態が改善し，活動に耐えうる体力をつける．
❷昼夜逆転の改善．
❸気持ちを口に出して表現することができる．
❹イライラしたとき人や物にあたらず，言葉で表現し，コントロールできるようになる．
❺母親と離れる練習．

(4) 看護計画および実施

❶段階的に食事を軟食から常食へと上げていく．
- まず，食べられる物を好きなときに食べてもらう．
- 栄養課と相談し，個人オーダー食で，やわらかい食物（ヨーグルトや豆腐など）を準備する．
- 固形食が食べられるようになったら，3食を決まった時間にとるようにする．

❷テレビの時間，ゲームの時間などを約束し，守ってもらう．
- 消灯時間，起床時間を守る．
- 散歩，ゲーム，買い物などを一緒に行う．

❸イライラして物にあたりそうなとき，あるいは行動がみられたときは，言葉にして表現するよ

う促す．
- 定期的に受け持ち看護師と看護面接を行う．

❹いったん暴れだしたら，安全に気をつけながら静止する．自分から止めるように話しかける．

❺母親と適度な距離をおくようにする．
- 母親への指導：面会時に入院中の様子を伝える．電話での対応．イライラ時の対応の仕方．
- 両親の関係：母親自身の気持ちや，生活の苦労を聞く．

❻退院後どこで過ごすかを話し合う．

(5) 評価および考察

この子どもの場合は，アスペルガー障害がベースにあり，環境要因として両親の不仲や，母親の精神的不安定さも関係している．

入院当初，患者は入院に対する不当性を言葉や器物への暴力行為によって表現していた．ときには，年齢不相応な幼児のように泣きわめくという行動をとり母親を求めたりした．医師・看護師は一貫した態度で接し，要求に対して応じることができないことはできないと患者に説明した．日々の生活に対しては，朝決まった時間に起こす，洗面歯磨きを促し，食事摂取を勧める，入浴・洗髪・着替えなどを促す，着替えを準備するなど，こまごまとした生活の不十分な部分の援助を行い，支持的に対応した．清潔行為はもともとの習慣もあって拒否することもあったが，拒否されても時間をおいたり，翌日などに根気強く勧めるようにした．母親とは適度な距離をもたせ，面会時には2人きりで過ごせるようにした．

患者は徐々に落ち着いていき，食事も普通に摂取できるようになり，体重栄養状態とも改善した．しかし，ちょっとした医療者の言葉に反応し，突然病室内で暴れるという行動はときどきみられたが，原則として言葉で制止し，自分でコントロールできるように促した．当初はまったく収拾がつかず複数のスタッフで病室へ戻すということもあったが，徐々に見守っていると自分から落ち着くということもみられるようになった．また，暴れながらも自分の考えや気持ちを言葉で表現することができるようになり，医療スタッフは気持ちに共感するよう努めた．おとなしいときは，好きな絵を描いたり本を読んだり，看護師とゲームをしたりした．会話は一方的で，相手の感情や間合いといったことに無頓着であった．絵に関しては優れた才能をもっており，将来への希望となるのではないかと思われるほどであった．このように，医師・看護師が一緒に患者にかかわり，患者が安定して不安なく楽しく過ごせる時間をもてるように計画的にかかわった．

同時に両親への介入も続けられた．主治医が定期的に両親と面接を行った．看護師は，電話で子どもの様子を伝え，面会後は必ず母親と話をするようにし，一週間の様子を伝え，看護師・医師がどのようにかかわっているかを説明し，母親が子どもへ対応するときの具体的な方法の学びになるようにした．

母親自身も不安定な状態であったため，医師との面接だけでなく，電話でのサポート，面会後に看護師と話す時間に，母親自身の愚痴を聞いたり相談相手になることで安定した状態が続いた．

退院後どこに生活の拠点を置くか家族医療者で話し合った結果，思春期専門の施設に行くことになったが，患者が納得せずいったん自宅へ退院することとなった．

退院後も患者は，自宅に引きこもっている状況に変化はない．この子どもにとって引きこもりは1つの対処方法であるが，決して心の安寧を得ている状況ではない．しかし，今回の入院を通して

家庭内にとどまって状況の打開ができなかった現象に対して，病院や社会資源とのつながりができたことは有用であったと考える．

今後，この子どもがどのように社会で生きていくのかは大きな問題である．この子どもが社会のなかで何とか生活していくためには，まず親のサポートが必要であり，受け入れる社会資源を整えること，社会が積極的にこのような状況にかかわっていくことが必要であると思われる．

医療者の役割として，医療機関へつながった子どもを，十分理解し，対応の仕方を家族に学んでもらい，家族が家で安定して子どもをケアできるように指導することである．そして，子どもと親を地域へ渡し，地域のケアのなかに入れるためには，地域社会や社会資源との連携が重要となる．

参考文献
1) こころの健康科学研究事業：10代・20代を中心とした「ひきこもり」をめぐる地域精神保健活動のガイドライン. http://www.mhlw.go.jp/topics/2003/07/tp0728-1a.html
2) フォーティナッシュ K.M.，ハラデー・ウォレット P.A. 著，北島謙吾，川野雅資訳：精神科看護ケアプラン．医学書院 MYW，1998．
3) 忠井俊明・本間友巳編著：不登校・ひきこもりと居場所．ミネルヴァ書房，2006．

3. 行動化を有する思春期の子どもへの看護

1) はじめに

言葉として表現できずに行動に移すものを行動化といい，うつ状態や統合失調症の急性期による症状（うつ状態や幻覚，妄想など）で衝動コントロールができずに行動で表現する（物をこわす，自分を傷つけるなど）場合とは区別して用いる．すなわち，行動化は自分の感情や体験を行動でしか表現できないものを指し，回復の過程としては行動化から身体化，身体化から言語化への過程を経るが，これは直線的に変化するものではない．

一方，思春期は自分が何者なのかがわかりにくく，性同一性や職業同一性を求める時期である．精神的な病気をもたずとも精神的に不安定な時期にあり，正常な心理社会的成長発達過程のなかで，親との葛藤を再体験し，自分が何者なのかに直面しながら自分自身を獲得していく過程を経る．この過程のなかでは家庭内暴力や器物破損などにみられる行動か，自分を傷つける行為を繰り返す行動化が繰り返される．

ここでは事例を通して行動化を有する人々のセルフケアへの支援について述べる．

2) 事例の概要

(1) 事例紹介

Cさん，16歳．女性．姉2人（26歳，20歳）との3人暮らし．父親は近くの工場に1人で生活している．母親は本人が3歳のときにほかの男の人と出奔，その後は父と姉が本人を育てたが，父

は男の子がほしかったため，本人が生まれても面会にもいかなかった．本人は男の子として育てられ，思春期であるが男の子のような格好をしている．小学5年生のときに姉と本人が父親を嫌い，姉たちと3人暮らしをするが，生活費や住居費は父が出していた．中学を卒業してから友人とうまくいかず高校入学後すぐに退学．その後，アルバイトを転々とするが続かず，2番目の姉から「あなたなんか死んでしまえ」と言われたことをきっかけに自分の手を傷つける．包丁で自分のお腹を刺そうとしたり，マンションから飛び降りようとし，包丁でお腹を刺したことをきっかけに，救急病院に運ばれるが治療ができずに精神科病院の急性期治療病棟へ任意入院となる．入院後は「退院させてほしい」と訴えるが医療保護入院に変更され入院が継続された．

3) 精神状態，セルフケアの査定とセルフケア上の支援

(1) 精神状態の査定

気分の波が激しく，1日のなかでうつと躁的行動を繰り返す．また日中はほとんど臥床し，夕方から夜にかけて起き出し，病棟のなかで友人たちと喫煙室で過ごす．たばこは未成年であるため注意するもほとんど聞かない．行動は不安定で，父と姉が退院させてくれない，看護師が自分の要求をかなえてくれない，看護師に嫌われていると言い，毎日手首を自傷したり，ドアを蹴破ったりと行動化が続いていた．さらに思考が短絡的で自分の要求が通らないと「嫌われている」「自分なんか生きていても仕方がない」と訴え，看護師を分裂させたり，操作したりしていた．さらに思考内容は被害的で常に「どうやったら死ねるか」で頭がいっぱいだった．またなぜ入院したのか，なぜ行動化するに至ったのかについての洞察や判断はできず，精神状態の査定としては，気分，行動，思考過程，思考内容，洞察と判断力は中等度から重度であった．

(2) 精神の健康度の把握

うつ状態が強いためか入院によるストレスが強いためか，人の話の内容をあまり理解できず，中学は卒業しているが状況や人との話しの中での理解力は低下していた．しかし1人でいられない一方で病院内で友人を作ることは得意だった．人の世話や面倒見はいいが，何かに集中してものを作り上げたり意欲的に何かに従事してみたいという意欲や技術は低下していた．また父と姉は本人に対して支援はしていきたいと考えていたが，一方的に説教をするばかりで本人の立場に立って物事を考えることはできなかった．

(3) セルフケアの把握

DSM-Ⅳ-TRの診断はⅠ軸が適応障害，Ⅱ軸が境界型パーソナリティ障害の疑いであり，Ⅲ軸は糖尿病，Ⅳ軸は仕事が続かないことへのストレスへの対処行動が未熟であり，Ⅴ軸のGAFは45であった．

セルフケアでは，食事は過食傾向で1日6食（人の分をもらって食べる），身長150 cmで体重100 kgであった．排泄は強迫的にトイレットペーパーを集めていたがとくに排泄行動については問題はなかった．また入浴も更衣も自分で行うが過剰にきれい好きな側面もあり，ほかの人が自分の物にさわると，その人に対して暴力をふるったりしていた．さらに1日おき，もしくは毎日何らかの形で行動化していた．入院前は食事への偏りはあり過食傾向ではあったが，自分の身の回りのことはできていた．自宅に引きこもりがちであった．

(4) セルフケアの査定

うつ状態にストレスが加わり，これまでの人格的な課題が思春期に入ったことで露呈し，気分，行動，思考過程，思考内容，洞察力と判断の低下が起こり，食事，活動と休息のバランス，孤独と人とのつきあいのバランス，安全を保つ能力が低下している．

(5) 長期目標および短期目標

父と姉は行動化がまったくなくなるまで入院してほしいと思っており，本人はいますぐにでも自宅へ退院したがったが，行動化がゼロにはならないし，また，いますぐ自宅へ本人の希望通り帰ってもらうこともできないので，父，姉，本人を入れて話し合い，日常生活のなかで行動化の管理ができるようになること，1人でいられるようになること，活動と休息のバランスがとれるようになることを長期目標とし，これら1つ1つに対しどのように看護を展開していく必要があるのかについての話し合いを行った．

(6) 看護計画および結果

①父，姉たち，本人と2週間に1回必ず治療者が入った家族面接を行い，現在，治療や看護がどのように展開しているのかをできるだけ話すことにし，情報共有していった．父も姉も患者に対する期待が高く，行動化への理解がほとんどなかったので，なぜ行動化が起こっているのか，本人が何を表現していきたいと思っているのかについて家族間で話し合いを行うこととした．またどのような生活を送るとより病状が安定し，病気を本人や家族が管理していけるのかについて話し合いを行った．また本人および家族の希望も取り入れた安定した今後の生活とは何かを話しあい，「活動や休息のバランスがとれ，1人でいられるようになり」，「行動化の管理ができるようになる」ことであることを確認していった．

②長期目標を達成するため，1週間に1回治療チームで必ず会議を開き，行動化がどのようなときに起こっているのか，なぜ起こっているのか，そのときの対応方法を治療チームで共有し役割分担を行った．また治療目標を共有し，それぞれの職種の役割分担を話し合った．

③本人，治療チーム間で

- 行動化の管理の方法：自分を傷つけたくなったり，物をこわしたくなったら雑誌を破る，それでもコントロールでできなかったら壁をたたく，それでもコントロールができない場合には看護師と10分間話をしてみる，それでもだめな場合，臨時の薬を内服する，それでもコントロールができなかったら注射をする，それでもだめだったら隔離室でクールダウンをするが，クールダウンをしている間は看護師は訪室できないことを伝え，これらの方法は1週間に1回実施してみてどうだったのかを検討することとした．
- 孤独と人とのつきあいのバランス，活動と休息のバランスをとるため，1人の時間の過ごし方，寂しいときにどのように過ごしてみるか，自宅の生活リズムに応じた病棟での時間の過ごし方などについて，1日1回15分，看護師と振り返りを行い，自分の生活をみつめていくこととした．

これらを2カ月実施していくと患者は行動化を起こすときの状況，すなわち自分が捨てられた気分になり孤独感が強くなり死にたくなること，またどうせ自分はできないと劣等感が強化される，ことを言葉で話すようになり，そのようなときにどういまの状況を受け止めるのかについて，看護師と少しずつ考えることができるようになり，行動化は1～2週間に1回起ころうとするが，自分

でコントロールできるようになっていった．さらに，父，姉も説教するだけでなく，患者と患者の病状以外の話や精神的支援，本人が最大限努力していることを認め，本人へ伝え，また患者の外出，外泊時にも患者の行動化が起こっても対応ができるようになっていった．

(7) まとめ

思春期になると性同一性，職業的同一性の獲得に直面することになるが，それとともにこれまでの生育史のなかでの積み残しもできるようになってくる．この患者の場合，母親や父親から捨てられたという感覚が強く，それが仕事へなかなかつけない自分に直面化することで無力感が強くなり，精神科診断名がつくようになったと考えられた．さらに思春期の患者は同時に家族への精神的支援と心理教育が必要であり，どのように患者とつきあっていけるのか，親の言うことをこれまでのように聞くだけでなく，患者自身の意志や思いがでてくることを伝えながら患者の状況に応じた支援を提供してもらえるよう支援していくことが重要であったと考えられた．

表3　精神状態の査定（Cさん）

・これらの精神状態の項目で，日内変動が強かったり日常生活への影響が強い場合には，向精神薬の力が必要ですし，刺激を減らすことが必要になってきます．
・またこれらの項目が2～3日は安定しているが，まだ不安定という場合には，精神状態をコントロールするために，向精神薬だけではなく，いくつかのコントロールの方法が役に立ちます．また調子がいいときにはセルフケアを促進しますが，調子が悪いときには保護的にかかわります．
・これらの項目が1週間安定しているような場合には，積極的に（退院後に必要な）セルフケアやリハビリテーションを促進していきます．

1) 外見：程度（軽・中・**重**）
　(1) みだしなみ
　　　■きれいだが，季節感なし　□あまりきれいではない　□乱れている　□汚い
　　　＊気分の波が強く日常生活への影響が大きい．
　(2) 体の動き
　　　□リラックスした感じ　□過活動　□適切　□遅れがち　■固い動き
　　　□動きが奇妙（理解が難しい）
　(3) 視線
　　　■合う　□目が合うのをさける　□断続的　□一点凝視
　(4) 面接者への態度
　　　□協調的　□要求がち　□敵意　□威圧的　■イライラ・興奮がち　□不満ばかり
　　　□懐疑的　■引きこもりがち
　(5) コミュニケーション
　　　□自己主張的　■受け身　■攻撃的（要求が通らないとその看護師を攻撃する）
2) 行動：程度（軽・中・**重**）
　　　□合目的的　□困惑状　■衝動的　■（やや）強迫的
3) 言語：程度（**軽**・中・重）
　　　■明確　□早い　□せきたてられるように話す　□叫ぶ　□ささやく
　　　□（やや）繰り返し

4) **気分：程度（軽・中・重）**
   □楽しそう　□穏やか　□悲観的　■無力　■怒り　■心配・恐怖
   ＊退院できないことをきっかけとして見捨てられ感が強い
5) **不安：程度（軽・中・重）**
   □弱い　□中等度　■強い
6) **思考過程：程度（軽・中・重）**
   □若干混乱，短絡的　□思考が遅い　■話がとぶ
7) **思考内容：程度（軽・中・重）**
   ■現実的ではない，希死念慮が強い，被害的　□幻覚　□妄想
8) **認識：程度（軽・中・重）**
   □現実見当識はやや低下　○人　○場所　○時間
   ■集中力の低下　■注意力の低下
   ＊現実的な状況を把握できない
9) **記憶力：程度（軽・中・重）**
   □5分前のことを覚えているか　□過去のことを記憶していない
10) **洞察：程度（軽・中・重）**
    □状況を認識できる　■状況を認めることが困難　■人を責める
11) **判断と日常生活：程度（軽・中・重）**
    □日々のことを管理できる　□生活上のことを合理的に決定できる
    ＊要求は強いが意思決定はできない
12) **自分・他者への危険度：程度（軽・中・重）**
    (1) 自傷したいと考えているか　■はい　□いいえ
    (2) 最近，自傷をしているか　■はい　□いいえ
    (3) 暴力の既往があるか　■はい　□いいえ
    (4) 行動化の既往があるか　■はい　□いいえ

表4　セルフケアの査定とセルフケアに関連する情報

①セルフケアの査定（該当するところにチェック）

	過去	現在	過去	現在	過去	現在	コメント
	全介助		部分介助		支持・教育		
水分・食事・呼吸				○	○		食事は過食，日ごろから偏りは強かった．150 cm，100 kg
排泄					○	○	便秘や下痢などなし
個人衛生			○	○			入浴，更衣は自分でできるがトイレットペーパーをためこむ
活動と休息			○	○			1人でいることがほとんどできない，寝ているか人といるかどちらか，日ごろから寂しがり屋だった．活動は受け身
孤独とつきあい			○	○			1人でいることができない
危険防止			○	○			自傷行為，行動化が1日に1回起こる

＊　過去とは入院前の安定していたときの状況を指す．
＊　これらを査定しながら，入院中の治療目標を明確にする．また退院後に必要なセルフケアが入院前のセルフケアと異なる場合には，教育的アプローチを入院中から行う．

4. 境界型パーソナリティ障害をもつ青年期患者への看護

1）はじめに

　パーソナリティの偏りが著しく，かつ固定的で，そのために非適応的になった状態をパーソナリティ障害と呼ぶ．境界型パーソナリティ障害の特徴としては，感情や自己イメージの不安定さがあげられる．気分のうえでは，コントロールできない激しい怒りと抑うつ，焦燥などの著しい変動を示し，抑うつ状態では，慢性的な空虚感として現れる．対人関係上の問題としては，孤独に耐えられず周囲の人を感情的に巻き込んだり，他者に対する過剰な理想化と逆の過小評価という極端な変化をみせることがあげられる．

　境界型パーソナリティ障害の目立つ行動としては，衝動管理の悪さがある．少しのきっかけでリストカットをしたり多量服薬をする．また，自分を傷つけようとする，器物を破壊する，家族への暴力，過食や拒食，見境なしのセックスといった行動をとろうとする．境界型パーソナリティ障害のある人は，ちょっとしたことでひどく傷つきやすく，自分の衝動や欲求をコントロールすることが苦手である．この傷つきやすさの裏返しで，家族や治療者といった他者を「自分の思い通りに動いてくれる自分の完全な味方」だと理想化する傾向がとても強い．こうした理想化や過度な期待は当然幻想であるから，相手が理想どおりに動かないという現実に出会うと，もろく崩れてしまう．そうなると今度は，その現実を受け入れられず相手を非難し，攻撃してしまう．したがって，対人関係は非常に不安定なものとなり，自己コントロールも難しいため，自己の確立ができにくい．患者は自分の心の動きや感情の動きに対する気づきに弱く，また自分の感情・関心・空想・希望などをうまく表現できないことが多く，そのぶんだけ行動化しやすくなるため，私たちはその表現を助けることが大事である．また，患者は枠がしっかりしておらず，治療中の危険や行動化が大きくなるためルールや約束ごとなどの枠を決めておく必要がある．このようなかかわりのなかで，患者が自己確立・自己決断・対人関係や社会生活上の自己実現・成人的思考の育成などを行えるように援助していくのだが，どれをとっても長時間の根気のいる繰り返しが必要となってくる．

　筆者の勤務する病院には，男女を問わず年間十数例の境界型パーソナリティ障害患者が入院してくる．入院当初は問題行動を繰り返すため，職員もその対応に戸惑うことが多い．対応の統一化を図るため，受け持ち看護師が中心となって多職種で協力し，患者とともに目標を決め，今後の方向性を見出すようにしている．

　今回かかわったDさんも境界型パーソナリティ障害であり，幼少のころから親の愛情不足を感じることが，さまざまな行動化につながり，入退院を繰り返している状況である．また，家族自身もさまざまな問題を抱え不安定な状態にあったことから，Dさんだけではなく家族全体に対するかかわりを行ってきた．

2）事例概要

（1）事例紹介

　Dさん，20歳代前半，女性．母親との2人暮らし．両親は共働きであり，仕事の忙しさから主にDさんの面倒は祖母がみていた．しかし，Dさんが幼少のときに父親が交通事故で急死．中学のころ，勉強によるストレス・母親との関係から，過食・嘔吐がはじまる．高校生のとき，祖母が死亡．Dさんは不安・抑うつ状態でリストカットがはじまり，B病院への入退院を繰り返す．しかし，他患者と集団自殺を計画するなどの行為がみられたため，当院への入院となる．入院中，退院後も自傷行為などの行動化が頻回にみられ，7回の入退院を繰り返している．はじめのころの入院期間は長く，希死念慮や過食・嘔吐，性的逸脱行為を繰り返し，あらゆることに自己の抑制が効かない状態であった．また，母親もDさんとの距離の取り方がわからず，退院に対して不安を訴えることが多かった．家族を含めたケアを行い退院したあとは，4回の入退院を繰り返すも，いずれも数日から1週間程度の短期入院である．

（2）セルフケアへの影響要因

〈対象者の背景〉

　身体面に限っては合併症などもなく，健康．幼少のときに，父親が事故死．その後，母親と祖母との3人暮らし．中学生のころ，塾によるストレスや母親が相手にしてくれないことを苦に過食・嘔吐がはじまる．成績は優秀で有名進学高校に入学するが，祖母が死亡したあと大量服薬や自傷行為が続き，精神科初回入院となる．母親も夫が亡くなってから抑うつ状態であり，アルコールを飲んでは，感情的にDさんに接するようになっていった．友人関係は，女性の親しい友人はいないが，男性とのつきあいは多く，入院時，性的逸脱行為も何度もみられた．

〈ケアシステムに関連した因子〉

- 過去の入院歴：17歳から21歳までの間に，12回の入院歴がある（当院入院歴は7回）．入院期間は，ほとんどが数日から1カ月程度．19歳のとき，最高8カ月の入院あり．
- 19歳のころ，入院中に休学していた高校へ通う．退院後不安定になり退学．その後も，フリースクールや少人数制の塾で自分の居場所探しを繰り返している．

〈病状に関連した因子〉

- 病状：助けを求めたいときにその思いが伝えられない苦しさから，リストカットやアルコールとともに多量服薬などの行動化がみられる．過食・嘔吐を繰り返し，2カ月で体重が12kg減少することもあった．夜間不眠．男性との距離がとれず，性的逸脱行動や自傷行為が頻繁に起こり，規則正しい生活が送れていない．
- 服薬量（1日量）
　クロナゼパム6mg，ビペリデン2mg，塩酸ペロスピロン水和物42mg……朝・夕食後
　フェノチアジン誘導体12.5mg，エチゾラム2mg，ブロチゾラム0.25mg……就薬
　シアナミド5ml……朝
　ジアゼパム5mg　1回2錠，レボメプロマジン5mg　1回2錠……頓服
- 身体状況：内科疾患の合併症はなし

〈これまでの安定したセルフケア〉

　もともと，学校の成績は優秀であり，塾に通いながら自宅では夜遅くまで受験勉強に取り組んでいた．母親は看護師であるため，勤務の都合上，帰宅時間が遅くなることも多かったが，Dさんなりに食事の支度など，家事の手伝いをすることもあり，身の回りの整理整頓もきちんとできていた．父親の急死後，母親もうつ状態となり，しだいに自分も気分の落ち込みを感じ，自ら医療機関に通院するようになる．その後入院するまでは，母親や他者とのかかわりのなかで，自分の思いがうまく伝えられないときに希死念慮やリストカットがみられるようになったが，不安や抑うつを感じながらも，ときには通学したり，買い物に出かけることもあった．

　入院中，看護者と振り返りを行うことで，少しずつではあるが，母親に自分の要求を言葉で伝える，不安の増強時には病院に電話するなど，徐々に正当な意思表示，助けを求めるようになる．しかし思いが伝わらず，結果的に問題を自分のなかで処理できなくなってくると異性，友人との適正な距離が保てなくなったり，不眠によるイラつき，自傷行為を起こし入退院を繰り返す．

　自傷行為また不安定になったときの過食・嘔吐や性的逸脱行為などの行動化は，自分の存在の意味や愛情を確かめたいという気持ちの表れと思われるが，看護者に甘えたり自分の思いを伝えられるときもある．そして繰り返される欲求は，寂しさや不安を満たすものが多く，結果として自分や他者を傷つけることにつながるため，看護者と約束をして毎日振り返りを行うことで，少しずつではあるが過食・嘔吐やリストカットなどの自傷行為が少なくなっていった．

〈ソーシャルサポート〉

- 本人を情緒的に支えてくれる人：医療者，母親，友人
- 物理的に支えてくれる人：母親

〈ニーズ〉

　抑うつ，気分変動，行動，認識（集中力や注意力の低下）の低下，日内変動が強く，行動化が頻繁に起こる．これは，自分の居場所探しや将来への希望・あせりが強くなったり，母親に相手をしてほしいという思いの表れであることが多い．母親からの愛情を欲していることから，他者への交流は積極的であった．人との距離のとり方はうまくできないが，他者とかかわりをもちたいという思いがある．

　発病後，高校を辞めなければならなくなったことで，母親や周囲の期待に応えられない不安や挫折感を感じたと考える．自分を認めてもらいたい，将来への不安から学校への復帰・進学したいという思いが強い．

〈主訴および診断〉

　抑うつ，大量服薬，自傷行為……境界型パーソナリティ障害

3) 精神状態およびセルフケアの査定とセルフケアの支援

(1) 精神状態の査定

表5 精神状態の査定

1) **外見：程度（軽・中・重）**
   (1) みだしなみ
   　　□きれいだが，季節感なし　■あまりきれいでない　□乱れている　□汚い
   (2) 体の動き
   　　□リラックスした感じ　■過活動　□適切　□固い動き　□動きが奇妙（理解が難しい）
   (3) 視線
   　　■合う　□目が合うのをさける　□断続的　□一点凝視
   (4) 面接者への態度
   　　□協調的　■要求がち　□敵意　□威圧的　■イライラ・興奮がち　□不満ばかり
   　　□懐疑的　■引きこもりがち
   　　＊時間や約束を忘れていることもあり，一方的に自分の思いを話すことが多い
   (5) コミュニケーション
   　　■自己主張的　□受け身　■攻撃的
2) **行動：程度（軽・中・重）**
   □合目的　□困惑状　■衝動的　他者とのやりとりで行動化に至る
   ■強迫的　吐く行為などがみられる
3) **言語：程度（軽・中・重）**
   □明確　■早い　□せきたてられるように話す　□叫ぶ　□ささやく
   ■（やや）繰り返し
4) **気分：程度（軽・中・重）**
   □楽しそう　□穏やか　■悲観的　■無力　■怒り　■心配・恐怖
5) **不安：程度（軽・中・重）**
   □弱い　□中等度　■強い
6) **思考過程：程度（軽・中・重）**
   □混乱　□思考が遅い　■話がとぶ
7) **思考内容：程度（軽・中・重）**
   ■現実的ではない　□幻覚　□妄想
   ＊何かのきっかけですぐに希死念慮が出現
8) **認識：程度（軽・中・重）**
   □現実見当識はやや低下　○人　○場所　○時間
   ■集中力の低下　■注意力の低下
9) **記憶力：程度（軽・中・重）**
   ■5分前のことを覚えているか　□過去のことを記憶していない
10) **洞察：程度（軽・中・重）**
    □状況を認識できる　■状況を認めることが困難　□人を責める
11) **判断と日常生活：程度（軽・中・重）**
    ■日々自分のことを管理できる　□生活上のことを合理的に決定できる
    ＊他者に依存的であり，日常生活において細かな指導・援助が必要

12) 自分・他者への危険度：程度（軽・中・**重**）
　(1) 自傷したいと考えているか　　■はい　□いいえ
　(2) 最近，自傷しているか　　　　■はい　□いいえ
　(3) 暴力の既往があるか　　　　　■はい　□いいえ
　(4) 行動化の既往があるか　　　　■はい　□いいえ

(2) セルフケアの査定

祖母の死をきっかけに，母からの見捨てられ感が強く，落ち込み，気分の波，衝動のコントロールが低下し，活動と休息のバランス，孤独と人とのつきあいが低下している．

■ Dさんの精神状態・セルフケアのアセスメント

Dさんは自分の感情をうまくコントロールすることができず，母親からの叱責，集団のなかで自分が受け入れられなかったりすると不安が生じ，そのため食事をとったり，多量の炭酸飲料を飲用することで欲求を満たそうとする．それがやがて大量の喫煙，飲酒へとつながった．個人衛生についても，感情のコントロールができず不安などが増大していったために，それまではできていた身だしなみ，身の回りについても関心を向ける余裕がなくなったと思われる．活動と休息については将来への絶望感，孤独に対する不安感などから逃れるため，夜は早く眠りたいとの思いがあり，飲酒と薬剤の多量服用へと至る．結果として朝は起きられなくなっていき，生活のリズムが乱れていった．孤独とつきあいでは，自分を理解してくれる人がほしい，優しく受け入れてもらいたいという思いから多くの身近な人にかかわりをもちたがり，男性とのつきあいも増えている．危険防止においてはとくに母親に対して，自分を理解してもらいたい寂しさからくる不安を解消したい，関心をもってもらいたい気持ちを表現できずリストカットなどの行動化に至る．

(3) セルフケアの目標

① 長期目標
- 自宅において，気分の波や衝動性の管理をしながら，自分のやりたい活動で生活のペースが保てるようになる．
- 学校に通いながら自分の欲求も満たしながら，人との距離が保てるようになる．
- 母親と適切な距離が保つことができ，自分の居場所を確保できる．

② 短期目標
- 落ち込みや衝動性が強くなったときの状況を認識できるようになる．
- 見捨てられ感を感じたときに人と話したり，行動化以外の方法で対処行動をとることができるようになる．
- 自分のやりたいことを探しながら生活のスケジュールを検討することができる．
- 自分の思いを，言葉または文章で表現することができる．
- Dさんと母親が互いの気持ちを受け止め，距離をとった関係が保てる．
- 自分の居場所をみつけ，将来の目標を明確にできる．

(4) 看護計画および実施

- 日1回15分程度，時間を決めて看護師と1日の振り返りを行う．振り返りの内容としては，行動化や抑うつの程度，生活のリズムが整えられているか，内服ができているか，無駄遣いを

表6 セルフケアの査定

	過去	現在	過去	現在	過去	現在	コメント
	全介助		部分介助		支持・教育		
水分・食事・呼吸			○	○			偏った食事をすることが多い．食事を摂取しても，トイレで吐くことがある．間食が多く，炭酸飲料を好み，多量に飲用する．十代のころより喫煙し，30本/日程度．精神状態が不安定になると，大量飲酒がみられる．落ち着いているときは，食事をとっても吐くことはない．また，インスタント食品などの簡単な食べ物は，自分で準備することができる
排泄					○	○	排泄のコントロールは良好
個人衛生			○	○			入院時は，ベッド周囲の整理や洗濯ができず，看護師と一緒に行っている．また，精神状態によっては入浴・更衣に関心が向かないこともあった．以前はできていた
活動と休息			○	○			夜間の不眠でアルコールとともに多量服薬をしたり，朝起きることができずに生活のリズムが乱れている．金銭管理ができずにお菓子や洋服などにかなりのお金をつぎ込む．復学を試みたこともあるが，定期試験を全教科受ける（名前を書く）ための登校も困難．もともと，遅刻することもなく学校・塾に通い，受験に向けて努力ができていた
孤独とつきあい			○	○			不特定の男性とつきあいがある．女性の友人もいるが，もともと周囲の人間に影響されやすい
危険防止			○	○			母親の態度や言動で希死念慮が出現しやすく，リストカットや多量服薬などの行動化がみられ，入退院を繰り返している．過食・嘔吐の繰り返しから，服薬ができていないこともある．安定しているときは，自分の思いを言葉として表現できることもある

していないか，人とのつきあいのバランスについて焦点を当てる．
● 日々の生活を振り返りながら，どのようなときに見捨てられ感が生じるのか話し合っていき，どのように見捨てられ感を克服できるのかを検討していく．
● 衝動の管理の方法を検討していく（本を破る，走る，など）．
● CNSが運用する1週間に1回の小集団精神療法への参加を促しながら，見捨てられ感を共有し，問題の普遍化，愛他性，親密性を共有しながら見捨てられ感のコントロールができるよう

になる．
- 母親とDさんの関係調整をするため，母親の精神的負担をねぎらいながら，患者への期待，母親自身の患者への対応方法について，1週間に1回ずつ話し合っていく．
- スタッフとの話し合いを定期的に開催し，陰性感情を減らし，患者への支援が継続して実施できるようにしていく．

4）評価および考察

入院当初から，自宅への退院要求や前の病院への転院要求が毎日続き，要求が満たされないと，自傷行為や目の前で倒れるなどスタッフの気を引くような行動が著しかった．同時に，食後の嘔吐を繰り返すなどの異常な食行動や，周りの人に影響を受けやすく男性患者との逸脱行為も目立った．私たちはDさんの状態を観察したり訴えを傾聴し，行動化による命の危険を回避することを考えた．また，自分や他者を傷つけるなどの行動化が現れたときは，必ず"振り返り"を行う時間をとり，自分の起こした行動についてどんな思いであったのかを言葉にして表現してもらうようにした．その際，約束事もするようにした．

しかし，どんなに振り返りや約束事をしても，Dさんの行動化は減少せずに繰り返され，私たちのなかにも裏切られるような気持ちと，やっても同じなのではないかというあきらめの気持ちが現れるようになっていった．Dさんとのやりとりのなかで表れる感情を，看護師としてどのように処理していけばよいのかわからなくなることさえあった．しだいに病棟全体が，Dさんに対して陰性感情を抱いてしまい，Dさんにどのようにかかわっていけばよいかわからなくなってしまったように思われる．

Dさん自身も自分の気持ちが理解されないことや，見捨てられ感から行動化が激しくなっていった．このままではDさんにとってここがよい治療環境ではなくなると感じ，なんとかしなければという思いから，スタッフ間で何度も話し合いを行った．Dさんをとりまく環境や，これまでの生活歴などから，なぜ行動化を起こしてしまうのかを考えた．CNSや担当看護師による家族調整や，行動化を起こすほかの患者を含めた小集団精神療法を行うなかで，Dさんの行動化は，人（とくに母親）に自分をみてもらいたい思いの裏返しであり，愛情や自分の居場所を求めている心の叫びなのではないかと思われた．物事を真剣にとらえていないようにみえたDさんの態度も，これまでの人間関係から自分が傷つかないために身につけた手段だったとも考えられる．私たちは，その行動や言動の激しさに振り回され，本来のDさんをみることができなくなっていたのではないかと思われる．このようななかで，私たちのなかにあった陰性感情も，徐々に少なくなっていったように思う．Dさんとのかかわりのなかで必要なのは，一時的に行動化を止めるための対応だけでなく，私たち自身が揺れる感情のなかで，Dさんを理解し続けようという姿勢と，一定の距離を保ちながら客観的に見守る安定した人間関係ではないかと思われた．

入院生活のなかで，これらのかかわりを繰り返すことにより，少しずつではあるが「手首を切るのが馬鹿らしくなった」などという発言も聞かれるようになった．また，母親に対する思いや，行動化を起こしたくなったときの気持ちを，日々の振り返りや生活コントロールグループのなかで自分の言葉で表現できるようになってきた．

母親に対してもDさんの病気への理解とかかわり方について，ともに考えていくことを繰り返

すなかで，母親なりに外出，外泊時に自宅でくつろぐ時間をそれぞれにできるよう工夫するなどDさんと距離をとる様子がみられるようになった．母親が自分の思いを理解してくれていないのではないかと感じることが，死にたくなる理由の1つとなっていることから，自宅で過ごすときの母親との距離を適切にとるために，それぞれの部屋をもつようにした．これは，行動化を減らしていく結果につながっていったと思われる．また，話し合いを繰り返すことでDさんなりに親子関係を含めて，客観的な視点で自分たち親子の振り返りを行い，見つめることができてきつつあるのではないだろうか．Dさん自身，自分をもっと見つめてほしいという思いや，今後の不安などをわかってくれる家族がいないのではないかという不安感が強かった．しかし自分の思いを行動化ではなく，言葉として表現していったことで，母親もDさんの思いに理解を示すことができてきたと思われる．そしてDさんも母親がこれまで夫，母（祖母）を喪失したことの不安感が強く，社会的，身体的な疲労感も重かったことが，精神的不安定を引き起こしてきたのではないかということを多少なりに理解できてきた．お互いの思いを知ることは，相手を理解することであり，それにより家族としての絆，安心感も生まれ，結果として行動化を含めた問題行動などの減少につながったと思われる．

境界型パーソナリティ障害の患者へのかかわりとしては，枠組みや約束事も必要であるが，患者が自分の思いを行動化としてではなく，言語化できるようにサポートしていく役割が重要となると思われる．この事例を含め，解離性障害，行動化などに至るまでにはさまざまな原因がある．共通して言えることは，私たち看護者は，患者とその周囲の人々にも目を向け，それぞれの心に潜在する根本的な問題点を理解していくことなのではないだろうか．患者と家族のつらさ，悩みを理解することで，医療従事者を含めた周囲の人々も認識・対応が変わり，結果として患者自身が変化することにつながっていくと思われる．

現在Dさんは，当院に7回の入退院を繰り返している．しかし，3回目の入院以降は，本人・母親の休息目的での短期入院のみで，行動化は完全に消失していないものの，自宅での生活を送ることができている．

5）まとめ

今回かかわったDさんは，幼少のころから親の愛情不足を感じることから，さまざまな行動を繰り返してきた．母親は祖母や夫の死からすべてにおいて自分が家庭を支えていかなければならない状況におかれ，ストレスからアルコールを多飲し，子どもの思いや行動をうまく対処できずに攻撃的となることもあった．結果として，母親はDさんに対して自分の愛情をうまく伝えることができなくなり，Dさんの"自分は必要のない人間なのではないか"という思いが行動化につながっていた．私たちは，患者の表面上でみえている問題と思われる行動にのみ目を向けるのではなく，なぜそのような言動に至るのか，患者の思いにどれだけ近づけるかが重要である．そして，患者本人だけではなく家族自身が病んでいることも理解し対応していかなければならない．そのうえで私たちは，家族に治療の協力者になってもらいながら，家族調整をしていくことが必要である．

参考文献
1) 宇佐美しおり，岡谷恵子編：長期入院患者および予備群への退院支援と精神看護．医歯薬出版，2008．
2) クリーガー，R．，メイソン，P．著，荒井秀樹訳．境界性パーソナリティ障害＝BPD 第2版．星和書店，2010．
3) 町沢静夫：ボーダーラインの心の病理 自己不確実に悩む人々．創元社，2002．
4) 狩野力八郎，高野晶，山岡昌之編著：日常診療でみる人格障害 分類・診断・治療とその対応．三輪書店，2004．
5) 平井孝男：境界例の治療ポイント．創元社，2006．

5. 薬物依存患者のセルフケアへの援助

1) はじめに

　近年児童の社会的問題として，凶悪な犯罪の急増があり，薬物使用なども多く関係している．インターネット・携帯モバイルなどの進化にともない，簡単に薬物が入手できる状況になったことで，薬物を使用することが身近になり，犯罪への恐怖感・罪の意識が希薄になったことも一因である．薬物依存は，「嗜癖」（addiction）の1つであり，「好んである習慣を繰り返すうちに陶酔（心地よい快体験）を感じるようになって，習慣の維持そのものが目的となり，ある種の強迫的，反復的な考えが取り付いていくので，自分の意志ではブレーキをかけることができなくなり，コントロール不能な事態に陥る」[1]とされている．薬物依存に関係するものとして，多くは覚せい剤，ヘロイン・モルヒネ・コカインなどの麻薬類，大麻草・マリファナ，シンナー・トルエンの有機溶剤，最近多く用いられるLSD（アシッド），MDMA（エクスタシー），鎮痛剤・咳止め薬・感冒薬，また向精神薬ではバルビツール類系・ベンゾジアゼピン類系などがあり，使用は覚せい剤取締法・大麻取締法・毒物および劇物取締法・麻薬及び向精神薬取締法で取り締まられ，許可なく使用すると処罰されるものである．

　児童期・思春期は，人間形成の基本となる発達段階の重要な時期である．この時期は何に対しても興味をもち，さまざまな経験をする．また，身体的な変化と精神的な変化が混在し不安定な状態の時期といえる．特徴として「大人への反抗」があり，これは，単に「親」への反抗ではなく，社会秩序や権威に対しての反抗という様相を示す．このさまざまなものに対しての反抗や社会状況が，薬物を使用することの要因とも考えられる．このような特徴のなかで，なんらかの障害が生じ，健全な成長ができないと以後の人間関係や社会生活に重大な問題となり，それらの障害の多くの原因は，家庭環境・社会環境があるといえる．

　薬物依存症の支援はほかの依存症と同じく，薬物使用することで生じる身体的・精神的障害を取り除くことが，社会への復帰となる．まず，断薬（依存していた薬物を断つこと）し，身体的な回復を行う．そして，自身の問題を振り返り，断薬を継続し，これまでの生活ではなく新しいものを作り上げていくことが必要となる．また，集団のなかで自身を振り返ることや，同じ問題を抱えた人からの助言を得ることで治療に大きな影響が出る．しかし，思春期の患者においては十分な人格の成長ができない問題を生じ，自ら治療環境を構築することが難しく他者との人間関係をうまくと

れないことで回復がスムーズに行えないことが多い．感情の爆発，性格のゆがみ，家族のサポート不足，社会の受け入れがたさがあり，パーソナリティ障害を併発するケースが多くみられる．

2) 事例概要

(1) セルフケアへの影響要因

〈対象者の背景〉

　Eさん，両親・弟の4人暮らし．小学生のころから欲しいものは手に入れないといけないという性格．反面，いじめにあっていた友人を助けるという正義感も強くあった．腕力もあり相手に傷を負わせることもあった．生活態度は両親の前では素直な「いい子」であるが，実際は，自分が思っていることが言えず，高校の進路についても自分の希望に反して親の意見で決めていた．そのため，両親に「恨み」に近い感情を抱いていた．このことで非行へはしり，もめごとが多くなり，自宅の近隣にある母親の実家へ移り住んでいた．非行行為はエスカレートし，17歳時には窃盗や暴走行為などで2度鑑別所に入所している．

〈ケアシステムに関連した因子〉

　　過去の入院期間・回数：19歳時に地元の精神科を3カ所受診歴有．酔って傷を負い，地元のクリニックへ受診し興奮し暴力沙汰にて1回目の入院となる．その後退院するも薬物および飲酒による問題にて2回入退院をする．

　　地域での生活期間：14歳までは自宅．14歳以降は祖父母宅で生活していた．17歳時2度鑑別所へ入所．退所後自動車工場の寮へ3カ月間入寮していたが，このときもシンナーの吸引を行っており，すぐに辞めていた．退院後は自宅で生活することが少なく，友人宅へ入り浸っていることが多く，このときはシンナー吸引と覚せい剤の使用もあった．

〈病状に関連した因子〉

　　病　　状：覚せい剤使用で感情のコントロールができない．抑うつ状態で希死念慮がある．イライラ・注察感，夜間不眠，他者への暴力・威嚇

　　内　服　量：1日にカルバマゼピン700 mg，オランザピン15 mg，クロルプロマジン150 mg，レボメプロマジン150 mg，塩酸ペロスピロン水和物1日48 mgを超えないこと，マレイン酸フルボキサミン増量150 mgまで，フルニトラゼパム2 mg

　　身体症状：慢性肝炎　内服などはない　食事療法のみ

〈これまでの安定したセルフケア〉

　祖父宅で生活し，地元の友人と遊んでいることが多くみられている．シンナーの吸引は定期的に行っていたが，入院治療することはなく経過していた．就労は決まったところではなく先輩の手伝いをする程度であった．けんかなどはみられていたが，警察沙汰にはなっていない．両親との関係は変わらずストレスを感じ，とくに母親に対しては暴力的であった．しかし，祖母に対しては優しく，手伝いや言葉がけなどみられている．

〈ソーシャル・サポート〉

　●本人を情緒的に支えてくれる人：医師・看護師・精神保健福祉士・両親・他患者
　●物理的に支えてくれる人：両親・祖父母

〈ニーズの査定〉

飲酒問題の改善や覚醒剤をやめたいという思いがあり，地元での薬物に関係する友人関係を清算したい．自分で生活保護を受け単身で生活をしたい．

〈強さの査定〉

刺激に反応しやすく易怒的であるが，冷静なときには社交的であり，友人関係を重要視する．几帳面できれい好きである．

〈環境の査定〉

家族との関係がうまくいっていないため家族調節が必要．薬物を行っている友人が多い．以前の地域での諸問題があるため地域保健師・役所などとの地域検討が必要となる．

〈診断名〉

Ⅰ軸　薬物依存症　Ⅱ軸　パーソナリティ障害　Ⅲ軸　慢性肝炎

〈家族歴〉

両親健在，父親は会社員，母親はパートで働きに出ている．自宅の近くに母親の実家があり祖父母が住んでいる．母親への暴力がみられてからは，両親や弟との折り合いが悪く祖父母宅で生活している．

〈現病歴〉

暴走族の友人が逮捕されたことでうつ状態になり精神科へ受診する．しばらくは，内服治療していたが病状が安定すると中断．当院では2回ほど内服処方されていたが利便性が悪いため，同医師が診察に出向くBクリニックに受診している．

3）精神状態，セルフケアの査定とセルフケアへの支援

（1）精神状態の査定

精神状態は，外見，行動，認識，洞察，判断と日常生活が中等度であり，気分，不安が重度である．

表7　精神状態の査定

1）外見：程度（軽・**中**・重）
　（1）身だしなみ
　　　■きれい　□あまりきれいでない　□乱れている　□汚い
　　　＊衣服には気を使っているが嗜好に偏りがある．（ガラの悪い服を好み周囲中で浮いた感じが強い）
　（2）体の動き
　　　□リラックスした感じ　■過活動　□適切　□遅れがち　□固い動き
　　　□動きが奇妙（理解が難しい）
　　　＊そわそわして落ち着かない状態
　（3）視線
　　　□合う　■目が合うのを避ける　□断続的　□一点凝視
　　　＊多くの時間にサングラスをかけている

(4) 面接者への態度
　　　　□協調的　■要求しがち　□敵意　■威圧的　■イライラ・興奮しがち
　　　　■不満ばかり　□懐疑的　□引きこもりがち
　　　　＊自分の言いたいことばかり一方的に訴える
　　　　＊要求が通らないと大声や文句を連発する
　(5) コミュニケーション
　　　　■自己中心的　□受身的　■攻撃的
　　　　＊大声・威嚇した口調ある
2) **行動：程度（軽・中・重）**
　　□合目的　■衝動的　■強迫的
　　＊深く考えず思いつきで行動する．
　　＊自分が興味のあることには強い集中力をみせる．
3) **言語：程度（軽・中・重）**
　　□明確　■早い　□せきたてられるように話す　□叫ぶ　□ささやく　□繰返し
4) **気分：程度（軽・中・重）**
　　□楽しそう　□穏やか　■悲観的　□無力　■怒り　□心配・無力
5) **不安：程度（軽・中・重）**
　　□弱い　□中程度　■強い
6) **思考過程：程度（軽・中・重）**
　　■混乱　□思考が遅い　□話が飛ぶ
7) **思考内容：程度（軽・中・重）**
　　□現実的　■幻覚　■妄想
8) **認識：程度（軽・中・重）**
　　□現実見当識はやや低下　○人　○場所　○時間
　　■集中力低下　■注意力低下
9) **記憶力：程度（軽・中・重）**
　　■5分前のことを覚えているか　□過去のことを覚えているか
10) **洞察：程度（軽・中・重）**
　　□状況を判断できる　■状況を認めることが困難　■人を責める
　　＊自身の要求が通らない時には周囲の人に対して攻撃する．
11) **判断と日常生活：程度（軽・中・重）**
　　■日々のことを管理できる　□生活上のこと
12) **自分・他者への危険度：程度（軽・中・重）**
　(1) 自傷したいと考えている　　■はい　□いいえ
　(2) 最近自傷しているか　　　　■はい　□いいえ
　(3) 暴力の既往がある　　　　　■はい　□いいえ
　(4) 行動化の既往がある　　　　■はい　□いいえ
　　＊祖父の「死」に対して悲観的になり希死念慮を生じていた
　　＊感情の爆発がある

（2）セルフケアの把握と査定

セルフケアの把握は**表8**に示す．

〈アセスメント〉

長期に薬物を使用することにより，日常生活にもさまざまな影響が出ている．「活動と休息のバランス」では，薬物の離脱にともない不眠や興奮・イライラ感が出現していると考える．また，薬物への渇望・欲求も感情の起伏の大きさに影響していると考える．精神的な不安定さと，眠剤の多量服薬による昼夜逆転が生活の乱れを起こしているため，昼間の生活の充実と，感情の日内変動の軽減を行う必要がある．「孤独と人とのつきあい」では，感情の爆発や衝動的な行為を行うことが多く，とくに家族に対して強い．このことは，母子分離がうまくいかなかったことや，自我の確立，適切な反抗期を経験することができなかった結果，発達段階での問題が生じ，人間関係におい

表8　セルフケアの査定

	過去　現在　　全介助	過去　現在　　部分介助	過去　現在　　支持・教育	コメント
水分・食事・呼吸			○　○	身長 184.8 cm 体重 102 kg BMI 30.2 口渇があり飲水過多である．病院食は全量摂取していた．しかし，起床が遅いために，朝食が摂取できていないことが多くみられていた．間食も多くあり，とくに缶ジュースを飲用することが多くみられていた
排泄			○　○	水分の摂取が多くみられ1日の排尿が10〜20回程度みられている．また，下痢をともなう排便もある
個人衛生		○	○	生活が規則的にできていなかったが，ベッド周辺は片付けられていた．また，定期的な入浴と更衣は行えており，清潔面には自身で気を使っている．また，体に刺青があるために，他者に対して気を使い，個別に入る入浴場を使用
活動と休息のバランス		○　○		眠剤を服用しているも，入眠困難多くみられ，呂律が回らない状態でも，追加眠剤の希望ある．熟睡感は感じることは少なかった．多くの眠剤を使用し，そのため起床時間には起きられず，覚醒しても，行動できる状態ではなかった．倦怠感が強く頭痛があることもたびたびみられ，昼間はごろごろしている状態があった．また，要求が通らないと興奮・威嚇・暴言・暴力行為に増大していくため，隔離室使用をした．精神状態に合わせ時間開放を行い，行動範囲が拡大していった．作業療法は「退院」という目標をもつことで導入・参加できるようになっていった

表8 セルフケアの査定 (続き)

	過去	現在	過去	現在	過去	現在	コメント
	全介助		部分介助		支持・教育		
孤独と人とのつきあい			○	○			中学生のとき父親と言い争いがあり，自宅より母親の実家（祖父宅）へ移り住む．友人との交流が多くあまり家にいることが少なかった．他者とのつきあいは「上下関係」のようなつきあいを好んでいた．また，好意をもたない人ともかかわりをもち，些細なことで立腹しトラブル，衝動行為へまで及ぶこともある．面会時には母親に対しての暴力があり，家族も本人に対し拒絶感が生じている．父親に対しては，自身の考えとは違うが，反論できず，いわれる通り返事をする．そのため，母親に対して反動で感情を爆発する
危険防止			○	○			気分変動が認められ，抑うつ状態になり，希死念慮が強く自傷の危険が高いときと，自身の欲求を通そうとするときには威圧的な言動がみられている．また，衝動的に興奮・暴力があり隔離室を使用することがある．イライラ感の出現も多く，とくに夕方〜夜間帯にかけて頻回であったため，その時間，隔離室を使用していた．イライラを軽減する内服薬の使用は毎日ある．毎日の自分自身の行動や目標に対しての振り返りを行い，問題行動を防ぐ

て常にストレスを感じており，不適切な自己表現をとってしまうと考える．また，「人とのかかわりをもちたい」しかし，「人とのかかわりにストレスを強く感じる」というジレンマを繰り返している．自己の表現方法と感情コントロールは必要であると考える．「危険防止」については，イライラや興奮により，安定した生活を送ることができていない．薬物での不安定に加え，人格的な感情のコントロールができず，セルフケアの低下を招いている．よって，精神的な成長を促すための振り返りや，一貫した対応を行うことが，自分自身を守る力になると考える．

(3) セルフケア上の目標と計画，実施と評価

〈問題行動が多く「振り返り」を行った時期〉

① 長期目標

感情のコントロールができ祖母宅で生活を送る．

② 短期目標

a. 感情のコントロールができる．

b. 病棟のルールに沿った生活ができる．

c. 薬物のフラッシュバックがコントロールできるようになる．

③ 看護計画と実施

a. ●隔離室を使用し刺激の少ない環境を提供する．

● 本人の訴えを聞き本人と考え答えを出すような対応を行う．
　b．● 病棟での生活日課を確認しながら，活動を行う．
　　　●「できること」「できないことを」確実に伝えていく．
　c．● 注射の使用を少なくするよう，気分不安定なときには内服にて調整する．

④ 実施

　a．b．では生活リズムが乱れ，夜間の不眠などがあり，そのことで喫煙欲求がおき，病棟の喫煙時間を守れない状態があった．また，自分の要求が通らないと看護者に対し威嚇し，ほかの患者の状態に敏感に反応し暴力行為もみられていた．そこで，隔離室の使用を検討し，行動の制限を行い，Eさんが刺激の少ない状況で治療できる環境を提供した．入室中も何かしら要求は多く，看護者に対しては威圧的な態度をとっていた．訴えや要求に対しては受容的に受け止めるが，「できること」「できないこと」を伝えるようにした．また，主治医とカンファレンスを繰り返し行い，短時間からの開放で行動の観察を行った．また，母親の面会時にさまざまな要求を行い，要求が通らないと興奮し，暴力があるため家族・主治医と話し合い，家族の面会は父親のみの面会とした．c．に対しては薬物，とくに覚せい剤の欲求を防ぐために依存になりやすい注射の使用を控えるように主治医，看護師，Eさんとの話し合いで説明を行った．説明に対しては「わかりました」との言葉が聞かれるが，毎日のように注射要求が強くあり，威嚇などがみられていた．まずは頓用の内服薬でイライラ感などの改善を試みていった．回診時に注射をすることの危険を説明し，看護師との話のなかでも「どのように生活をしていったら注射を減らすことができるのか」を話題にした．また，注射の欲求をコントロールできたときには評価し，今後も回避していくためには，「なぜ，注射をせずにいられたのか」「そのことを続けていくためにはどうしたらいいのか」を看護師また主治医と振り返る機会を作っていった．

⑤ 評価

　a．b．を実施していたが，当初，易怒性が強く，感情を爆発させることが多かった．ほかの入院患者との暴力でのトラブルや，病棟の看護師に対し自分の要求が通らないことで，暴言での威嚇がみられていた．日内の気分変動も激しく，時間開放を行っていたが，たびたび男性看護師の応援による隔離室入室がみられていた．入室すると自身がなぜ隔離室を使用しなければならないのかが理解できず，やみくもにドアを叩き，大声・暴言など感情を爆発させていた．その都度隔離室を使用することで，ほかからの刺激を回避でき，徐々に感情のクールダウンができるようになった．また，看護師が怒りを聞き，受け止めることで，Eさんの看護師に対する感情の変化がみられてきた．そこで，隔離室より開放し大部屋で生活しはじめたが，環境が変わりさまざまな刺激を受け，そのストレスに対して1つ1つ処理ができず，パニックに陥り感情のコントロールができなくなっていた．興奮・威嚇，過度の要求や無断外泊を行うようになり，再び隔離室を使用することとなる．この状態を繰り返すことで，受け持ち看護師と話し合い，Eさんが自己の「振り返り」をし，自身が，どのような状況にいるのか理解することにつながった．また，主治医と看護師とのカンファレンスで，注射による薬物のフラッシュバックを防止することや，離脱による苦痛を軽減することを話し合い，注射での薬物投与を止めることを本人に伝えた．この時期に気分の変動や興奮がみられたが，根気強く訴えを傾聴し，冷静に話せるときに治療の意図を説明することで，徐々に安定につながっていった．また，振り返りのなかで思ったことをEさん自らが主治医および看護師に対して

の「手紙」を書きはじめた．内容は当初は「なぜ，自分が隔離室に入らなければいけないのか」「興奮したのは自分のせいではない」「こういうふうになったのは家族のせいだ」などと他罰的な言葉が多くみられた．しかし，だんだんと自身のことを考えられる文章となり，さらに，いままでの成長の過程においての振り返りができるようになっていった．主治医や看護師に対しての感謝の言葉がみられ，今後の自分の目標を感情的にならず，表現できるようになった．家族に対しては，いままでの自分自身が行ってきたことへの反省や，今後再び家族へ迷惑をかけてしまうのではないかとの不安と，両親に対して言葉での気持ちの表出が素直にできていなかったため，まずは，生活になれている祖母宅へ退院することを目標にした．

〈単身生活を目標に援助した時期〉

① 長期目標

アパートを探し，単身で生活を送る．

② 短期目標

a. 日常生活において感情のコントロールができる．

b. アパートを探し，安心した生活環境を整える．

③ 看護計画

a. ●毎日の振り返りを行い，自身の状態を自己評価する．

●隔離室を時間開放で使用する．

ただし，精神的不安定な状態になった場合は開放中止していく．

●窓口は受け持ち看護師が行い一本化する．ただし，「話しを聞く」などは各勤務帯の看護師は行うが，「決めごと」などは受け持ち看護師が行う．

b. ●家族へ本人の希望を伝え，主治医，本人，看護師，精神保健福祉士などで話し合う．

④ 実施

a. では隔離室を開放し，個室として使用し様子をみていた．外出の許可が出ると，そのまま自宅へ帰り外泊してしまう行動がみられた．また，受け持ち看護師との振り返りで病棟での人間関係において「（周りが）騒がしい」「話しをしているとイライラする」との言葉が聞かれ，周囲の刺激に反応していた．しかし，自身でも静かな環境で過ごすことがよいとわかっていても「誰かがいないと寂しい」と言い，ストレスを感じる人に対しても近づいていき，自らいらつきを増大させ，感情のコントロールができず注射要求につながっていった．易怒性や威嚇により，感情の抑制ができないときには隔離室を再度使用した．一時的に行動の制限を行うことで，興奮は消失し冷静に考えることができていた．冷静になったところで振り返りを行い，自身の対処法を考えるようにした．イライラ感を感じたならば，自分で隔離室を使い消失するまで刺激より離れるとし，注射を要求せず内服薬で精神の安定に努めるようにした．このことで，注射の欲求は起きるものの看護師と話をすることで安定がみられ，内服薬でのコントロールができるようになっていった．b. では自宅や祖母宅への外泊を行うなかで，変わらず家族との関係が悪く，暴言・暴力がみられていた．母親は本人に対し「恐怖と嫌悪感」を強く感じていた．外泊より帰院し，そのことについて振り返ると，はじめは感情的に家族に対しての不満を表しているが，徐々に自分のいけなかったことを話すことができていった．「自分がいると家族に対し迷惑をかけるような気がする」「イライラを爆発させるかも……」「（覚せい剤などの）交友関係を清算したい」などの言葉も聞かれ，主治医および受

け持ち看護師と話し合いし，Eさん自身の言葉を両親に伝え，家族の感じている「嫌悪感」の軽減に努めていった．そこで，祖母宅への退院を目標にしていたが，家族の近くにいることで感情の爆発，自身が迷惑をかけてしまうという気持ちや，Eさんの考えた環境を整えるために，生活保護を受け単身でアパート生活をすることに目標を修正した．アパートを探すときには自分が警察沙汰の問題を起こしていることでなかなかみつからないことでのイライラもあったが，そのことを冷静に考え，徐々に受け入れることができ，「いままでの自分がしてきたことだから……」と振り返り，目標に向かいアパート探しを根気強く行った．

⑤ 結果

a．ではまずは本人の訴えを十分聞き，振り返りを行うことで気分の落ち着きが以前より早くなっていった．振り返りのときに病棟生活で目標や約束ごとがわかるように，看護師とともに1つ1つ確認をすることで，感情の「抑制」につながった．定期的な振り返りをし，病棟内のカンファレンスを行うことで，看護者内での統一した方針で対応できていた．また，看護者がEさん自身を十分理解していることがEさんにも伝わり，信頼関係がさらに強まった．そうすることで素直に看護者の提案やアドバイスも受け入れることができ，感情のコントロールにつながっていった．

b．については感情のコントロールができはじめたことで，ネガティブな考えから，これからの生活に対して前向きな考えにつながっていった．両親はEさんの単身生活に対して反対であったが，「迷惑をかけたくない」などの素直な気持ちを知ることで，家族に安心感が生まれ，単身生活を行うための協力が得られるようになった．単身生活を行うにあたり，どのような環境を整えるかを話し合い，◎確実な外来通院の約束，◎訪問看護の活用，◎定期的な病棟看護師の訪問などを計画しアパートを探し，退院となった．

⑥ 評価・考察

私たち看護者は，興奮が強く自己の抑制が効かない患者に対し，振り回されることが多く，Eさんに治療に集中する環境を十分に提供できなかった．また，本人が訴えることがさまざまに変わることで，どれが本人の思いかわからず十分に受け止めていない状態であった．病棟での生活も「自由」そのもので，社会的なルールも平気で破っており，注意にもまったく耳をかさず，自己修正をしようとしなかった．同じような問題での入退院を繰り返しているなかで，興奮・爆発などの感情の抑制が効かないことを「なぜだろう？」と考え，本人のいま一番の想いを訴えのなかからみつけ出そうという姿勢で接していたが，当初はEさんが薬物依存・体格は大きく，威圧的な態度，それに加え，激しい興奮や暴力を看護者が受けることが多くあり，陰性感情が膨らみ，Eさんとの距離がうまくとれないでいた．自分たちの陰性感情が，Eさんへのケアの支障になっていることについて多くの話し合いの場をもうけた．夜間帯のみ隔離室を使うことで，看護者が安心してゆっくりと時間をかけ話を聞くことで，徐々にEさん自身の思い，考えを看護者に表すことにつながったと考える．また，看護者とのやりとりのなかで，問題の解決を自身で考え，どのようにすることが一番自分に対しよいことなのかを振り返ることで，感情のコントロールを行うことの要因の1つになったと考える．

隔離室から大部屋へ移室をし，徐々に今後の自分の生活を考えることができ，目標をもつことができた．感情の爆発や，薬物使用へのスリップに対しての可能性は否定できなかったが，自身の目標・思いを繰り返し確認し，どのように進めていけばよいかを話し合うことで，「すいません……

自分が悪かったです」「家族に迷惑をかけたくないので，1人暮らしがしたいです」などの発言が聞かれはじめ，問題行動の軽減になったと考える．

　嗜癖に対しては本人の意識・認識が重要であり，治療を進めていくためには薬物依存にも「やめる」という自身の思いが大切である．しかし，薬物依存では精神依存・身体依存がともない，否認などがあり，なかなか断薬を継続することが難しい疾患である．また，単身での継続にも限界があり，家族の協力や同じ症状に罹患して，現在薬物を使用していない「仲間」が集まる集団「自助グループ」に参加することが，1日でも継続を延ばすことにつながるといわれている．集団のなかで自身の弱さや苦しさを表現することで，自身の問題に対して立ち向かう強さを培っていくことが可能になる．しかし，このような薬物依存の患者には，薬物依存に対してのかかわりも重要だが，思春期での発達段階である「自我の形成」がうまく形成されていないことも大きな問題である．多くに，家庭環境に問題があり，薬物での問題以外の人格的な問題や，社会性を身につけていないことで集団にうまく入れず，サポートを十分に受けることができず回復が遅れることになる．そこで看護師は，患者がどのような家庭環境・背景で成長してきたのかを十分に知ることが大切である．患者の想いを受け止めともに考え悩むことで，手助けになると考える．

　薬物依存症の専門的な病棟はもっていない．しかし，このようなケースの患者はよくみられている．実際このようなケースをケアするにあたり非行行為を行うことで自分をとりまく人間関係が悪化し，自分を守ってくれるはずの家族からも見放され，より，問題行為へ走らせ薬物等の破滅行為が進行する．看護者が「擬似家族」としてさまざまな形で「愛情」を提供することが精神的な安定につながる．同時に家族に対しては，苦悩・疲れ・不安を汲み取り，支えていくことも大切な看護といえる．

引用文献

1) 徳永雅子：アディクション問題とその対処法．東京アディクションセンター，アディクション・カウンセラー養成講座．p12，知玄舎，2006．

参考文献

1) 坂田三允，櫻庭繁，根本英行他編：精神看護エクスペール12 こどもの精神看護．中山書店，2005．
2) 財団法人麻薬・覚せい剤乱用防止センター：Yes to life．廣済堂．
3) 野嶋佐由美，宇佐美しおり他：実践看護技術学習支援テキスト精神看護学．日本看護協会出版会，2004．
4) 宇佐美しおり，鈴木啓子・Patricia Underwood：オレムのセルフケアモデル事例を用いた看護過程の展開．第2版．ヌーヴェルヒロカワ，2007．

6. 肥満

1) はじめに

　文部科学省の平成22年度学校保健統計調査によると，肥満傾向児の出現率は，男子では10～12歳および15～17歳で10％を超えており，15歳が12.40％ともっとも高くなっている．女子では12歳が8.92％でもっとも高くなっている．子どもの肥満は，運動能力の高さや容姿のよさなどに価値をもつことで勤勉感やアイデンティティを確立していく学童期や思春期の子どもにとって，自己価値の低下を招く要因となる．劣等感や自信のなさ，友人のからかいなどによって，周囲とのコミュニケーションが消極的になり，不登校となることも少なくない．家族の生活自体が肥満を助長させたり，親が肥満による子どもの問題を軽視したりする場合には，肥満を改善することに協力が得られず，子どもが孤立感を深めることにもなる．子どもの肥満に対するケアを行ううえでは，子どもの自己価値や積極性の回復，家族の協力を得ることが課題となる．

2) 事例の概要

（1）事例紹介

　Fさん，13歳（中学1年生）の女性．学校の健康診断で高度肥満を指摘され，外来受診したところ，肝機能障害・脂質異常・高血圧が認められた．小学5年生の後半より不登校となり，中学も入学当初の数日間登校したのみ．生活習慣の改善と体重コントロールにより検査データの改善を図る目的で入院となる．入院について母は「入院するほどひどいのですか？」と驚き，Fさんは無表情かつ無気力な様子で「どっちでもいい」と答えていた．

（2）セルフケアに関連する要因

　食事を自分で作ることはなく，母が準備したものを温めて食べたり，常備している菓子やインスタント食品を食べたりしている．母はパート帰りに揚げ物やハンバーグなど子どもの好きな惣菜を買って帰ることが多い．Fさんが夜ふかしをしている間，母は菓子を食べながらテレビを見て過ごしている．部屋の片付けは自分でするよう母から言われるが，Fさんが応じないため，月に1度は母が掃除や布団干しなどを行っている．中学校の担任からは，「無理のない範囲で登校すればよい」と言われている．

〈主訴および診断〉

　高度肥満（肥満度66％），肝機能障害，脂質異常症

〈家族歴〉

　父は47歳の会社員．早朝に出勤し深夜に帰宅する生活で，家に帰らないこともある．育児や家事にはほとんど手を出さず，子どもとの会話も少ない．

　母は42歳の主婦．出産を機に仕事を辞め育児に専念してきたが，Fさんが小学4年生のころより家計を助けるため近所の飲食店でパート勤務をしている（勤務は正午～19時）．母も肥満．父の女性関係を疑っており，子どもの前で父を悪く言うことがたびたびである．

　妹は11歳の小学5年生．学校の健康診断で軽度肥満（肥満度25％）と判定されている．姉妹の

仲は悪くないが，妹は友人との遊びや塾通いで忙しく姉妹で過ごすことは少ない．

〈現病歴〉

子どもの肥満には，内分泌性疾患や薬物治療（副腎皮質ステロイド薬，エストロゲンなど）の副作用によるものも少数あるが，特別な原因疾患をもたず，過食や運動不足の結果もたらされる肥満が大多数を占める．

Fさんに既往歴はなく，幼児期よりおやつにスナック菓子や清涼飲料水を与えられて育ち，就学時には軽度肥満の状態だった．小学3年生ころより，夜22時過ぎまで自室でテレビゲームに熱中して翌朝起きられない生活パターンとなり，朝食をとらずに登校することが増えた．不登校となってさらに生活は不規則となり，10時過ぎに起床して家の中で過ごし深夜3時ごろ就寝する生活．

入院時の測定では，身長161 cm，体重87 kg．文部科学省の調査に基づく学童の標準体重を用いて肥満度（％）＝（実測体重－標準体重）÷標準体重×100[1]で算出したところ，肥満度66％となり高度肥満（50％以上）と判定された．さらに，腹囲92 cm（80 cm以上），中性脂肪134 mg／dl（120 mg／dl以上），血圧154／90 mmHg（125／70 mmHg以上）であり，厚生労働省の研究班が提示した小児期メタボリックシンドロームの診断基準[2]にも当てはまる．

3）精神状態およびセルフケアの査定とセルフケアへの支援

（1）精神状態の査定

子どもの肥満に関連する精神的・社会的要因としては，広汎性発達障害にともなう偏食，ネグレクトや親の嗜好による不適切な食生活，心理的ストレスによる過食などがあげられる．また，肥満による羞恥心，劣等感，自分の体型への嫌悪感などは，自己概念の低下をもたらし，交友関係や社会生活への積極性を阻害する要因となる．

Fさんは「血圧が高いと言われたけどクラクラしたことはない」「大人になってやせたら大丈夫」と肥満に対する病識は薄いが，「太ってるから格好悪い」「友達にみられたくない」「動くとすぐ汗をかくから嫌」とネガティブなボディイメージをもっている．「やせられるのなら」「看護師さんは優しそう」と入院への抵抗感はない．しかし「やせてもどうせすぐに元に戻る」「学校に行っても嫌われるだけ」「家族は私のことを嫌いだと思う」と劣等感・あきらめ・孤独感を感じている（査定の視点は**表9**に示す）．

（2）セルフケアの把握および査定

昼夜逆転，野菜を食べず肉類や菓子を大食，不規則で頻回な間食など，健康を維持増進するための生活パターンが崩壊している．父，母の生活も夜型であり，Fさんの生活を両親が是正することができない状況．排便は4日に1回で，硬便のため肛門が切れて出血することがたびたびあるなど，排便習慣も正常から逸脱している．小学5年生より同年代の友人との交流や集団活動が途絶えており，社会性の発達が阻害される危険性がある．両親の間で信頼関係がなく，Fさんも親の愛情や期待を受ける感覚をもつことができていない（査定の視点は**表10**に示す）．

（3）セルフケア上の目標

肥満の要因・肥満に対する認識・肥満の影響について，Fさん，家族，医療者がともに考え，自分自身や家族がどのようにありたいか・何ができるか・何が難しいかを言語化できるようになる．そして，治療を継続することで，肥満と肥満にともなう高血圧・脂質異常症・肝機能障害を改善す

ることができる．

（4）看護計画および実施
① 問題を自己認識するための面談
セルフケア査定の視点（**表10**）を参考に，これまでの生活習慣を振り返るための面談を，Fさん，母，父のそれぞれに行う．面談は個別に行うことで，家族間の認識や関心の違いが明確になる．面談で明らかになった認識に応じて，気持ちの共感，病状の補足説明，治療の必要性の説明，治療への意思確認を行う．

② 食事療法や運動療法の支援
食事のメニューや摂取量の記録，毎日の体重測定と記録，運動プログラムの実施などについて，Fさんが実践できている事実を褒め，達成感が感じられるように支援する．実践できなかったときには要因をともに考え，明日チャレンジできる目標を具体的に定めたり，何度でも挑戦することに意義があることを伝え，できるだけ到達可能な目標を設定し，頑張っていることを評価し，安易に挫折しないように支援する．

③ 社会との相互作用を促す支援
院内学級への転校を提案し，同世代の友だちとの共同作業や，個々に異なる病状や苦しみを抱えていることへの理解，協力し合う体験の場を作る．病棟の看護師や主治医は，学校での体験やその感想を聞き，孤独感や劣等感が軽減しているか，連帯感や自己肯定感が得られているかを確認する．

④ 家族関係の調整と支援
父に対する不信や不満が，母自身の精神的な問題や子どもへの不適切なかかわりを引き起こしている場合には，受け持ち看護師，専門看護師，臨床心理士，医療ソーシャルワーカーなど，母の気持ちをじっくり聞くことのできる医療者が定期的に面談を行う．感情の整理や言語化を促し，父との関係のとり方を考える支援を行う．

⑤ 家族の食生活改善への支援
食事のメニューや常備している食品や飲料などを目にみえる形で書き出し，食品の買い方や食生活の傾向を母親が認識できるようにする．そのうえで，レトルト食品や惣菜を選ぶ際の工夫（低カロリーの食品や調理法の選択，望ましい食品の組み合わせなど）を母親と栄養士とともに考え，実行できたことや変化をフィードバックする．これらの取り組みは家族の健康や美容にもよい影響を与えることを伝え，母親が肯定的にとらえられるよう支援する．

4）評価および考察

Fさん，母とも「気がついたら太っていた」と肥満に対する認識の甘さがあったが，食生活と運動量を再確認するなかで「食べても満足しない」「1人でいると食べてしまう」と大食や間食の要因を自己認識するようになった．また，入院中にほかの子どもたちと一緒に食事をするなかで，Fさんから「ゆっくり食べるとお腹いっぱいになる」という言葉が聞かれるようになり，よく噛むことの効果も実感していた．毎日の体重測定や食事量の記入は忘れることもあったが，看護師から声をかけられると「そうだった」と実施できており，「完食！」「今日は体重減ったよ」と得意げにみせていた．院内学級については，「同学年の○○ちゃんとお楽しみ会の係になった」とうれしそうに母に話すなど，役を任されることへの喜びを表現していた．入院して3週間目には，朝7時半ご

ろ起床して朝食後9時半ごろに登校するという生活も習慣化し，体重は6kg減少，肝機能・血圧とも改善傾向となったことから，仲間との連帯感や自分に関心や期待が向けられることが，健康管理の動機づけになると確認できた．

母は「学校が楽しいと言うなんて久しぶり」「朝起きられるのがすごい」とFさんの変化に驚いていた．また，「お母さんと一緒にダイエット料理を作りたい」とFさんが話したことを非常に喜び，「私もこんなにやせられるかな」と話すなど，親子で協力しながら体重コントロールを目指すという生活をイメージできるようになっていった．父が面会に訪れないことや「お前のせい」と責められることに対する不満を少しずつ医療者に表出するようになったものの，医療者が父に直接アプローチする提案には消極的な態度を示し，母自身の問題に直面することへの抵抗が感じられた．まずは，母子で取り組める小さな目標の達成を重ねて自信を高め，生活習慣の改善を少しずつ図っていくことが現実的と考えられた．

表9 肥満の子どもの精神状態を査定する視点

肥満という病態の認識	不健康な状態と考えているか，不快感や苦痛があるか，肥満がもたらす影響について知っているか
ボディイメージ	恥ずかしいと感じているか，醜いと感じているか，自分の体型に満足しているか，自由に体を動かせる感覚があるか，体を動かすことを心地よく感じるか
治療に対する反応	理解・納得しているか，安楽・安心と感じているか，苦痛に感じているか，面倒に感じているか，医療者への親しみ・信頼があるか，療養環境が快適か
自己肯定感・自尊感情	したいことができない・がまんしていると感じているか，自分は不幸と思っているか，仕方ないという納得・あきらめがあるか，劣等感・挫折感・孤独感・恨みがあるか，生活上の楽しみ・自分でできること・将来への目標や夢があるか，自分を理解・支援してくれる人がいると感じているか

表10 肥満の子どもと家族のセルフケア状況を査定する視点

十分な空気	息切れや呼吸困難をともなわずに活動することができているか
水分・栄養・排泄	自分が摂取している食事量が適切か否かを判断できているか，規則的に1日3食の食事をとっているか，毎日朝食をとっているか，5つの基本食品を毎日とっているか，嫌いなものでも食べているか，自分の排泄パターンや頻度を知っているか，毎日排便があるように，適当な水分や食物をとり，体を動かしているか
活動と休息	早寝早起きの生活パターンになっているか，日中は体を動かす活動をしているか
社会的相互作用・発達の促進	学校や地域の仲間と交流しているか，学校に通っているか，子どもの気持ちを理解してくれる友だちや大人がいるか，家族への信頼感・愛情があるか，家族としての一体感があるか，家庭内や地域で大人の手伝いをしているか
危険の予防	子ども部屋に親が入って様子を把握することができているか，肥満・高血圧・脂質異常症にともなう危険について知っているか

引用文献

1) 亀山久美子：肥満小児の栄養評価．よくわかる子どもの肥満，岡田知雄 編，第1版．pp63-72，永井書店，2008．
2) 大関武彦：メタボリックシンドロームとは何か．小児のメタボリックシンドローム，日本小児内分泌学会 編，初版．pp2-10，診断と治療社，2008．

7. 性同一性障害

1) はじめに

　性同一性障害とは，反対の性に対する強く持続的な同一感，自分の性に対する持続的な不快感，またはその性の役割についての不適切感を自覚しており，その障害は，臨床的に著しい苦痛，または社会的，職業的，またはほかの重要な領域における機能の障害を引き起こしている状態であると定義づけられている（DSM-IV-TR）．

　性同一性障害という言葉は，社会的認知を得ている．しかし，性同一性障害者が社会の一員として受け入れられているかといえば，まだそこまで社会は成長していない状況である．そのような社会で，性同一性障害の患者は日々生きにくさを感じながら生活している．そして，精神的な問題をかかえてしまう人は少なくない．

　ここでは，家庭や学校，職場などの社会の小集団のなかで日々の生活が困難となり，医療につながった青年期の事例を通して，医療者の介入を紹介する．

2) 事例概要

(1) 事例紹介

　Gさん，18歳，専門学校生，男性．両親，祖母と4人暮らし，姉が1人いるが，すでに嫁いでいる．2回目入院（任意入院）．父親は会社員，母親は薬剤師，両親共働きのため，患者の面倒は幼いころより祖母がみていた．幼少時，ときどき父親から体罰を受けていた．母親からは，言葉の暴力を受けていた．祖母は2年前から神経疾患を患い，自宅療養をしながらときどきデイケアなどを利用している．高校卒業後，服飾関係の専門学校に入学し寮生活をはじめたが現在休学中である．

(2) セルフケアに関連する要因

　幼少期より父親からの虐待や学校でのいじめがあった．11歳ごろから，離人感を感じるようになってからは，落ち着きがなくイライラして，家族や物に当り散らす様子がみられた．頭部MRI異常なし．服飾関係の専門学校休学中．離人感不安感強く，自分の意に添わないことを言われるとイライラとする様子がみられる．入院前は，家族に暴言を吐いたり器物破損をする行動がエスカレートしていた．入院してから両親の面会はほとんどなく，姉がたまに面会に来たり，小遣いを渡したりしていた．祖母が唯一患者の理解者であったが，この2年間は病気のため患者との会話もままならない状況である．過去に同性の恋人がいたが，現在特定の対象はいない．入院中に知り合った同年代や年配の女性の知り合いはいるが，親しい関係ではない．今回当院入院2回目である．前

回退院から，今回入院までの自宅での生活期間は約半年である．

両親は，性同一性障害について，世間的に困ったことだとは考えているが，このことについて取り立てて患者を叱責することはしていない．また，性同一性障害と現在の症状とについては切り離して考えている．そのことよりも，現在の患者の気分の変動やイライラをコントロールできなければ，家で生活することは難しいと考えている．祖母は，患者の性的傾向についてとくに言葉に出して意見を言ったことはないが，意識して避けている様子との母親からの情報あり．姉は，心から理解しているわけではないが，否定もせず弟である患者をありのまま受け入れてサポートしようとしている．

〈主訴および診断〉

主訴：イライラ感．不安感．抑うつ感．
診断：性同一性障害

〈家族歴〉

父親は健康で仕事中心の生活である．母親は薬剤師として仕事をしている．母親は，患者に感情的に巻き込まれやすく，患者幼少時より仕事がうまくはかどらないと，子どもや夫に当り散らす状況があった．

祖母は唯一患者の理解者であり，両親との間をとりもってくれていたが，2年前より神経疾患を患い日常生活が自力でできないことが多くなった．現在はデイケアなどの社会資源を利用しながら自宅で生活している．姉は嫁いでいる．姉も患者の理解者であるが，子どもが小さく他県に在住しているため接触は少ない．

〈現病歴〉

11歳ごろから，自分と自分の生活について言葉で表せない違和感を覚えるようになった．「現実と違う夢のなかにいるような感じ」を覚えたが，このときは自然に改善した．このころから男の子に興味をもつようになり，中学生になるとクラスメイトの男子生徒に恋愛感情を抱いたが，そのことに対して特別な感情は意識しておらず，表面的には受け入れていた．自分が自分ではないような感覚（離人感）はその後2～3回出現し軽快しないため両親が心配し，近医を受診した．検査を受けるが身体的にはとくに問題なかった．高校に入ると，家族のちょっとした言葉に反応して暴言を吐いたり，物をこわすという行動が出現した．両親は精神科クリニックを受診させた．うつ病と診断され，精神科病院へ入院し薬物療法を受けるがまったく効果はなかった．なんとか高校を卒業し服飾関係の専門学校に入学し寮生活をはじめたが，数日通学しただけで，イライラ感と不安感が増強し，通学することができなくなり実家へ戻った．家で外出することも少なくほとんど引きこもって生活していたが，うつ状態悪化し食欲低下体重減少などあり，両親の勧めで精神科受診し入院となった．抑うつ状態は短期間で改善し退院できた．その後自宅で入院前と同様の生活をしていたが，両親への暴言・暴力や器物破損などの問題行動が増悪し，自傷行為も出現したため，家族と距離をおくため再入院となった．

3）精神状態およびセルフケアの査定とセルフケアへの支援

（1）精神状態の査定

外見：髪はやや長めだが清潔で，全体的に身なりはきちんとしている．中性的な服装であり独

創的である．

会話・思考：話し方やしぐさは女性的である．会話時には，相手の目をじっと見つめ視線をはずさない．思考はやや遅く返答に時間がかかる．

判断力：会話内容の核心にたどりつくのに時間を要するが，よく話す．

気分：睡眠障害はない．感情の起伏が激しく，会話中に突然泣き出したり，たわいのない話で高笑いをしたりする．不安時は落ち着きがなくなり，疲労感を訴えるかと思うと外出を希望したりと集中力がなくなる．また，医療者の言葉に反応して大声で叫んだり，悲鳴をあげたり，自分の持ち物やときに病棟の備品を破損したりする．また，今年になって，リストカットをしたり洗剤を飲んだりするなど，以前とは異なる行動化がみられる．

(2) セルフケアの把握および査定

① 水分・食事・呼吸

身長 173 cm，体重 65 kg で前回入院時より 10 kg 増加している．ごくまれに家族と食事することがあったが，基本的に好きなときに好きなものを食べている状況である．現在もやや過食傾向にあり．

② 排泄

とくに問題なし．

③ 個人衛生

風呂好きで身ぎれいにしている．服装は個性的で，ブランドなどにこだわりがある．

④ 活動と休息

買い物に行く以外は自分の部屋に閉じこもる生活だった．

⑤ 孤独とつきあい

幼少時より人との交流が苦手であった．中学高校時代は，学校へは行くが周囲から孤立している状況であった．病棟では，同性患者との交流はほとんどなく，同世代の女性や年配女性との交流はスムーズにできる．現在つきあっている人はいないが，過去に同性の恋人がいた．自分が生物学的な性別に違和感をもっていることを認めている．

⑥ 危険防止

感情が爆発すると行動を自制できなくなりがちである．自分の物や公共の物をこわす行為がみられる．浅いリストカットもみられる．入院前は洗剤を飲むなどの行為があったが，入院後は行動は起こしていない．

⑦ セルフケアのアセスメント

患者は，10歳代のはじめに自分の性に関して違和感を覚えており，その後精神的に不安定な状況が続き，精神科病院への入院もしているが安定と不調を繰り返している．それでも，自宅から通っていた高校はなんとか卒業し，専門学校への入学も果たしているが入学した学校の寮生活になじめずに再度不調となっている．患者の口からは性的問題から人とのつきあいがうまくできていないという認識は語られない．病院では，入院患者や医療者の受け入れがよいためか，比較的安定して暮らせている．

家族や周囲の者から，本人の気に添わないことを言われると，感情をコントロールできなくなり大声を出したり，自分のものやその他の家具などをこわす．問題と直面できていない．言葉は多く

発するが，何にイライラしているのか，何が怒らせているのか，自分でも気持ちを十分表出できず，リストカットなどの行動化につながってしまっている．

気持ちや考えを言葉にして表現することを学び，感情をコントロールすることができるようになり，周囲の環境を整えることで地域に戻ることができると考える．

(3) ケア上の目標

長期目標：抑うつ感・不安感を薬物療法によりコントロールし，イライラ感があるときに，なぜイライラするのかを言葉に出して表現することができる．そして，そのようなとき，どのように対処して，他者への暴言・暴力，器物破損，リストカットなどをコントロールしていくかを医療者とともに考えることができる．また，家で症状をコントロールしながら生活していくために，家族の理解と協力を得る．そして，社会資源を利用して本人が安心して参加できる社会活動を探していく．

短期目標：①性同一性障害に関連した問題行動のコントロール
②行動化，イライラ，不安のコントロールができるようになる
③家族が患者に対応できるようになる
④社会資源を活用しながら自宅で安定して生活がおくれる

(4) 看護計画および実施

① 外見の性と心理的な性の違いの表現を促進する

患者は，性同一性障害を背景にもち，パーソナリティ障害を疑われている．強い衝動性とイライラ，焦燥感，抑うつ感を主訴として入院してきた．性同一性障害に関しては，表立った自責感や深刻さはみられず，そのことをたんたんと語る様子があった．このような状況と病棟の状況を鑑みて，男性4人部屋で，現在70歳代後半の男性患者1名しか入っていない病室を準備した．患者は男性病室での生活に負担を感じ，個室を希望されたが病棟の状況を説明して同意していただいた．

男性看護師に興味を示したり，若い男性医師の個人的な情報を聞きたがったり，柱の影にかくれてじっと観察したりするという行動がみられたが，そのことが周囲の患者や病棟の生活に影響することではなかったため，とくに注目せず看護面接のテーマともしなかった．また，たまたまこの患者の恋愛対象となるような男性患者の入院がなかったため，大きなトラブルになることはなかった．同室の高齢男性患者は，しきりとこの患者と交流をもとうとしていたが，患者のほうはまったく興味を示さず，もっぱら同世代の女性患者や年長の女性患者とグループで話をしていることが多かった．性的傾向の行動に関しては，看護者は見守りを続け，これに関しては大きな介入はしなかった．

② 行動化，イライラ，不安のコントロールを促進する

家族の面会は姉がときどき来て小遣いを渡していた程度で，両親は家族面談のときに来ていた程度であった．家族面談時決まって患者は不機嫌となり，面談中に物を投げつけたり，終了後病棟の備品を投げてこわしたりした．

また，医療スタッフとのトラブルもあり，気に入らないことを言われるとかっとなりいすを投げてこわしたりした．看護者は，本人のクールダウンを待って壊した物の片付けをしてもらったり，面談を行った．患者は，看護者と過剰に話をしたがった．受け持ち看護師が日程を決め看護面接を行い，振り返りを行った．眠前や夜中には面談はしないことを告げ納得してもらった．

また，病棟外へ出たときに，まれにリストカットをすることがあったが，医療者は過度に反応せず，傷の手当てをした後患者が希望すれば面談を行った．洗剤を飲みたくなったと看護師へ言いに来ることもあったが，面談をすると落ち着き，実際に洗剤を飲むことはなかった．

③ 家族への対応

　家族は，退院後の家での生活に不安をもっていた．入退院を繰り返しているが，入院して症状が落ち着いても，家での生活に戻るとだんだん暴力・暴言が増えていくことを繰り返しているため，今回は落ち着いても家につれて帰ることを躊躇していた．

　当初，両親は家族面談時に来院し，決まって患者が面談中に不調となるため，患者と両親だけで話して帰ることはなかった．看護師は両親の話を傾聴し，対応方法などを伝えていった．退院前には母親も週1回は必ず面会に来るようになり，自宅への外泊もされた．しかし，家族の不安は払拭できず，それが患者を不安にさせ，外泊後は落ち込んでいる様子がみられた．

④ 社会資源の活用

　これまでの経緯と入院中の様子から，この患者が自宅で生活することは困難ではないかと思われた．入院生活である程度のコントロールはできてもそれ以上は望めない状況である．

　現在の状態を維持しながら，社会でできるだけ安寧に暮らしていくためには，周りの理解と辛抱強いサポートが必要である．自宅へ帰る前に，実家の近くの施設へ入り，レクリエーションや軽い作業をすることにより，より日常生活に近い状態を経験し家庭へつなげていくことをマネジメントした．

4） 評価および考察

　この患者は，性同一性障害と診断がついているが，精神的安定が得られていない状況であり，性同一性障害への治療に加え精神的問題を解決するための入院であった．このように性同一性障害で精神状態が不安定な場合には，その合併症の治療を優先し，適応能力を生活上支障のないレベルに回復させることが優先される．

　患者は，自己の性に対して早い時期に違和感を覚えている．子どものころからの性的傾向は精神的，社会的，身体的に大きな苦痛を味わってきたものと思われる．しかし，現在は，性同一性障害に関しては表面上認めており，そのことが自責感となっている様子はない．また，それを確認できる精神的状況でもない．

　今回の入院において医療者は，この患者の外観や行動の特徴に特別注目せず，イライラや不安，行動化のコントロールへの介入を行った．男性看護師や男性研修医への興味を示したが，男性医師や看護師が適度に距離をおくことで，問題とはならなかった．また，患者同士の関係もとくに問題なかった．中年の女性患者や同年代の女性と女性同士としての付き合いをしているように見受け，女性患者はこの患者の特性を特別視することなく，自然につきあっている様子がみられた．

　今回の入院では，たまたま同世代の男性患者がいなかったため，恋愛関係に関する問題行動はなかったが，もし対象となるような患者がいた場合，この患者および対象患者がどのような反応を示すかはわからない．男性看護師・研修医への患者の態度から，ある程度の関心を示し，行動を起こしたかもしれないと想像する．このような状況になったとき，病棟管理上どのように対処するかは問われるところである．

家族の受け入れと理解に関しては，現時点では患者の精神的問題の解決が家族の受け入れの可否を決めるポイントである．性同一性障害の理解もさることながら，現在の精神状態が安定し家で過ごせるという目標を達成するための，家族の理解と支援が必要であるが，これは家族にとってもなかなか困難なことで多くの時間を要するものと思われる．医療者は，家族へのサポートと連携も重要である．

　実社会において，性同一性障害をもった人が所属する組織では，これに起因する何がしかの問題が起こっているものと推察できる．病院だけでなく，社会全体としてこのような人々にどう対応するか，どう受け入れるか，あるいは受け入れるべき環境を整えることも問われている．

　このような患者が生きにくさを感じることなく安寧に社会生活を送れるような社会環境が実現することをのぞむが，まずは医療者としてこのような患者をまるごと理解することが第一歩であると考える．

参考文献
1) 日本精神神経学会　性同一性障害に関する委員会　性同一性障害に関する診断と治療のガイドライン　第3版．2006．
2) 山内俊雄：性の境界．岩波書店，2000．

8. 双極性障害のある子への看護

1) はじめに

　児童期には，双極性障害の症状は，気分よりも対人面や行動の変化として現れやすい．さらに周期の短さや不規則さのために周期的変動としてとらえ難いことが多く，精神病症状も出現しやすい．児童期発症型では誇大気分が目立たず，我慢の欠如，周囲との衝突，暴言，脅迫，性的行動の出現，激情発作，リストカットなど行動面の問題にまず気づかれることが多い．家族が子どもの異変に気づくのも，行動上の問題が契機となりやすく，攻撃性，衝動性，我慢のなさ，激怒の持続，学校などのトラブルが手に余るようになってはじめて受診することが多く，気分の変動をあまり意識していないことが多い．ここでは，双極性障害をもつ児童への看護過程について述べる[1]．

2) 事例概要

(1) 事例紹介

　Hさん，16歳，女性，高校2年生．出生・発育にとくに異常はない．両親と姉の4人暮らし．まじめで几帳面な性格．とても頑張り屋で成績も優秀．人から好かれ，頼られる存在である．そのぶん，頑張りすぎる一面もあり無理して勉強するところもあった．小学生の後半から気分の浮き沈みがあったという．春から夏にかけては抑うつ的となり，秋にかけて躁状態になっていたという．とくに，中学2年生ごろから音に対し過敏になり，時計や鉛筆の音などが気になるようになったと

いう．テストや宿題ができていないことを過度に気にする．自分への期待が過度になり，完璧主義な一面があった．中学3年生になって，勉強が手に付かなくなり不安定となり，家庭だけでの対応が難しくなり精神科を受診．ゆっくり気持をもつように指導され，定期的に通院．しばらくは，状態に際立った変化はみられなかったが，自分が立ち上がらなければ世界がおかしくなるなど，誇大的な訴えや，歴史上の人物の生まれ変わりなどを訴えるようになる．また，急に暴力行為が出現するようになったため，家庭や学校での生活が困難となり，入院治療が必要となった．躁状態が続くが1カ月余で落ち着き退院となり，復学し進学もできた．進学後も成績は優秀．家庭では，自己主張がはっきりしており，家族に対してはわがままが目立っていた．

（2）セルフケアに関連する要因

身体疾患はとくになく，身体的には健康．まじめで几帳面．優しく，頑張り屋であり，成績も優秀．完璧主義的な一面がある．家庭にとくに問題はなく，規則正しい生活を送っていた．学校では頼れる存在であり友人も多く面倒みのよい子である．反面，そのことをねたむ友人もいることから，トラブルになることもあり，中学のときの入院のきっかけにもなった．恋愛感情に左右された行動が多くなり，金遣いが荒くなる．過去のことを言っては不満をもらす．両親に対して罵倒する言動が多くなる．

〈主訴および診断〉

誇大的でまとまりのない言動．家族に対しての高圧的な行動や言動．不眠．幻覚妄想状態．病名：双極Ⅰ型障害

〈家族歴〉

特筆するようなエピソードはない．両親と姉の4人暮らし．姉とは仲がいい．母親に対しては命令的な口調で，威圧するような態度をとる．父親に対しては甘えた言動が聞かれる．

〈現病歴〉

異性の友人との関係が悪化したのをきっかけに不安定となる．深夜3時ごろから入浴する．夜中に音量を上げて，CDを聞き続けるなど早朝覚醒が目立つようになる．法事の席で大笑いをして，両親に対し命令するなど，時や場所を考えないような言動・行動をとるようになる．さらに，近所で友人のことをふれまわるなど，行動がエスカレートする．精神科の外来を受診していたが，家庭での対応が困難となる．中学生の時に入院した病院への受診は拒否するため，両親が外出に誘い当院を受診．本人も納得し，任意入院となる．

3）精神状態およびセルフケアの査定とセルフケアへの支援

（1）精神状態の査定

恋愛感情に左右された行動がきっかけとなり，不眠．早朝覚醒し夜間に行動活発となる．両親に対する不満，誇大的な訴えを繰り返し，近所で言いふらすなど落ちつかない．気分変動激しく，行動，認知の低下がある．日内変動が激しく落ち着かない．

表11 精神状態査定（Hさん）

1) **外見：程度（軽・中・重）**
   (1) 身だしなみ
       □きれい ■あまりきれいでない □乱れている □汚い
   (2) 体の動き
       □リラックスした感じ ■過活動 □適切 □遅れがち □固い動き
       □動きが奇妙（理解が難しい）
   (3) 視線
       □合う □目が合うのを避ける ■断続的 □一点凝視
       ＊男性に対してはじっと見つめている
   (4) 面接者への態度
       □強調的 ■要求しがち □敵意 □威圧的 ■イライラ・興奮しがち
       □不満ばかり □懐疑的 □引きこもりがち
       ＊誰彼かまわず，なれなれしく話す．距離が取れない
   (5) コミュニケーション
       ■自己主張的 □受身 □攻撃的
       ＊とにかくよく話しかけてくる．看護師の反応をみて，気に入らないと罵倒し，意見箱に投書するという．反面，注意をされると反省しその場で謝る．また，土下座して謝るなど過度な行動がある
2) **行動：程度（軽・中・重）**
   □合目的 □困惑状 ■衝動的 □強迫的
3) **言語：程度（軽・中・重）**
   □明確 ■早い ■せきたてられるように話す □叫ぶ □ささやく
   □（やや）繰り返し
   ＊語気荒く攻撃的．人の話の揚げ足を取る
4) **気分：程度（軽・中・重）**
   □楽しそう □穏やか □悲観的 □無力 ■怒り □心配・恐怖
5) **不安：程度（軽・中・重）**
   □弱い □中等度 ■強い
6) **思考過程：程度（軽・中・重）**
   □混乱 □思考が遅い ■話がとぶ
   ＊現実と妄想の世界の内容が混同する
7) **思考内容：程度（軽・中・重）**
   □現実的 □幻覚 ■妄想
   ＊歴史上の人物の生まれ変わり．私がしないと世の中が危ないなどと訴えを繰り返す
8) **認識：程度（軽・中・重）**
   □現実見当識はやや低下　○人　○場所　○時間
   ■集中力の低下　■注意力の低下
   ＊思いついたままの行動，言動が多い
9) **記憶力：程度（軽・中・重）**
   □5分前のことを覚えているか ■過去のことを記憶しているのか
10) **洞察：程度（軽・中・重）**
    □状況を認識できる ■状況を認めることが困難 □人を責める

> **11）判断と日常生活：程度（軽・中・**重**）**
> 　　　■日々のことを管理できる　□生活上のことを合理的に決定できる
> 　　＊見守り指導援助することが必要．一緒にすることや，約束に拒否はない
> **12）自分・他者への危険度：程度（軽・中・**重**）**
> 　　（1）自傷したいと考えているか　　■はい　□いいえ
> 　　（2）最近，自傷をしているか　　　□はい　■いいえ
> 　　（3）暴力の既往があるか　　　　　■はい　□いいえ
> 　　（4）行動化の既往があるか　　　　■はい　□いいえ
> 　　＊言葉も含め，言動荒々しい．気に入らないと叩いたり，物を投げたりする行為あり

（2）セルフケアの把握および査定

　食事については，指示すれば決められた時間に摂取できるが，入院2週間目くらいまでは7割前後の摂取．以降はほとんど全量摂取しており，間食もあり体重が6kg増加．排泄は生理の手当ても含め自立．便秘があり自分で症状を訴え対処ができている．身だしなみや，身の回りの整理にはあまり関心がなく散乱している．金銭管理は，家族と相談し約束事を決めて対応．約束は守ろうとするが抑制はできない．金額を決めて対応する．夜間不眠，過干渉で誰彼かまわず接近．とくに異性との距離がとれない．活動と休息のバランス・孤独と人とのつきあいのバランスが低下している．発病前は，勉強に集中しおとなしい性格．現在，母親との関係が悪いこともあり，母親の疲労が著しい．母親は，本人の言動・行動に過度に反応しているところがある．落ち着いても，また再発するのではないかという不安が強い．

■アセスメント

　Hさんの躁状態は持続しており，多弁で，行動まとまらず，過干渉であるため，トラブルメーカーになりやすい．入院以前の生活から，食事・排泄に関しては自立しており，習得性は保たれている．基本的な部分は自立しているが，妄想に左右された症状により，基本的なセルフケア行動は援助が必要である．

　妄想によって，思考内容が拡散することで，コミュニケーション機能の障害をきたしている．

　家族との関係も本人と母親の間に距離がある．また，周囲の人たちとの共感性がなく，感情の表現ができにくく，対人関係のセルフケアに大きな影響を与えている．これらのことが，「孤独とのつきあい」「活動と休息のバランス」に影響していると考える．

　また，「危険防止」に関しては，症状と上手につきあっていくため，本人と家族を含め，疾患の理解と症状コントロールが必要である．内服管理ができることで症状は改善しているため，継続した治療が必要である．

表 12　セルフケアの査定とセルフケアに関連する情報

①**セルフケアの査定（該当するところにチェック）**

	過去	現在	過去	現在	過去	現在	コメント
	全介助		部分介助		支持・教育		
水分・食事・呼吸					○	○	食事は決まった時間に摂取する．5～7割の摂取．栄養状態の問題はとくにない．偏食はほとんどない 間食が増えてくる．精神症状が悪いときは過食になる傾向がある 体型は身長：155 cm 体重：48 kg　やややせ型 退院時6 kg増
排泄					○	○	便秘傾向．5日間排便がないこともあり，腹満などの症状を訴える．下剤を服用し3日に1回の排泄．便秘について自ら訴え，下剤は服用する．生理の手当てはできる
個人衛生			○	○			洗面・更衣は自分でできる．歯磨きを忘れることがあるが，忘れたときは不快感を訴えている 入浴は，洗髪は介助が必要．体を洗うのも中途半端で見守り援助が必要．家族が持ち帰り洗濯してきたものを，自分で選んで着ていた．首にタオルをかけていることが多い 身の回りの整理はできず，散乱している．自宅では，自室はきれいに整理していた
活動と休息	○	○					睡眠は早朝覚醒．21時くらいから入眠し1時過ぎには覚醒．徘徊し大声でしゃべる．入院2週目くらいまで不安定．他患者への迷惑行為があるときは隔離室を使用．周囲の状況に過敏に反応し不規則になることが多い．フルニトラゼパム（2 mg）・塩酸クロルプロマジン（50 mg）1T・トリマゾラム1Tを服用 昼間寝ていることはなく，散歩など体を動かすことが多い．入院後2週間目ごろからは，20時に就薬を服用し，21時前後に眠気を訴え入眠．朝は6時30分に起床．中途覚醒もなく睡眠がとれるようになる．昼間は，作業療法に参加する．他患者とカラオケをしたりするが，看護師と話して過ごすことが多い．院内散歩など行動を少しずつ拡大．外出時間の約束は守れる．病院での睡眠がとれるようになったため，試験外泊をする．自宅でも睡眠はとれていた． 普段の生活では，規則的な生活を送る．睡眠は0時～7時前後．熟睡できており，中途覚醒なし．昼間は，学校．よく勉強する．食生活も母親が準備をしているため，規則的にできていた．外泊時は入眠できている

163

表12 セルフケアの査定とセルフケアに関連する情報（続き）

①セルフケアの査定（該当するところにチェック）

	過去 全介助	現在 全介助	過去 部分介助	現在 部分介助	過去 支持・教育	現在 支持・教育	コメント
孤独とつきあい		○			○		誰かれかまわず話しかける．他患者の部屋に無断で入り，注意を受けると激昂し暴力もある．他罰的で，高圧的な話し方をする．1人ではいられない様子で詰め所への出入り多く，看護師に対してもずっと話しかける．とくに男性には看護師に対しても患者に対しても，話しかけが多い．ほかの患者が勉強していたりすると，罵倒することもある． 電話も多く，他患者にテレホンカードを借りて友人に電話をしている．1日の電話代を本人にも確認して決めるが守れず，自宅だけの制限を取り決めても約束は守れない 睡眠がとれるようになり，行動も拡大してくると，デイルームで他患者と会話したりするが，同世代より，年上の人との会話が多い．同室者や周囲に対し，気を使い，疲れるということもある．会話はまとまり，行動の振り返りもできるようになる．母親に対しても，笑顔をみせるようになり，穏やかに話すようになる．電話の回数も減ってくる
危険防止			○	○			自殺願望などの訴えは聞かれない 多弁であり過干渉がある．他患者に対し，ストレートに話しトラブルになり謝罪することもある．距離をとるため，個室を使用すると落ち着く．周囲との関係に疲れる．1人だと落ちつくというが誰かがいないと寂しい 母親に対し暴力（言葉も含め）がある．異性への接近が多く，距離がとれない．服薬の拒否はない．入院前に服用したハロペリドールで，ジスキネジア出現

(3) ケア上の目標・看護計画および実施

① ケア上の目標

■ 長期目標

　正義感が強く，頑張り屋で周囲の期待に応えようとすることと，治療が中断することで精神症状の悪化を繰り返す．そのため，患者および家族が病気について理解しながら，症状コントロールをしていき，自宅での生活ができるようになることを目標とする．

■ 短期目標

- 睡眠を整えることと入院生活においてのトラブル回避
- 服薬の必要性について学習をし，疾患の理解と症状との上手なつきあい方ができるようになる
- 母親の気持ちを受け入れながら家族と医療者との信頼関係作りをする

- 家族が，現在のHさんの病状の変化を受け止め，いまのHさんができているところを認めながら，かかわりができるようになる
- 外泊訓練を繰返しながら，家庭での生活に戻していく
- 学校をはじめ，支援してくれる体制を整えていく

(4) 看護計画および実施

■ 目標①②に対して
- 服薬に拒否はないか確認，副作用の観察
- 他患者との距離をとる
- 行動観察をしながら，日中の過ごし方，不安時の対処方法やイライラしたときの解決策について一緒に考えていく

■ 目標③④について
- 面会・外泊時の情報交換・約束事の確認をしながら，家族が相談しやすいようにしていく．とくに，母親の思いを十分に受け止め，聴く姿勢を常にもつことや，不安時の対応についてのアドバイスをしていく．
- 看護方針や計画については，家族の協力を得ながら進めていく．決定内容に関しては，母親にも確認していく．
- 病棟の家族教室への参加と，自宅訪問をしながら両親と話し合っていく．日常的なかかわりと，外泊時の評価および対応について確認していく．

■ 目標⑤について
- 家族の受け入れに沿いながら，外泊計画を繰り返し，家庭での症状コントロールをしていく
- 外泊時の生活訓練として，内服はきちんと飲む

■ 目標⑥に対して
- 家族・本人の同意のうえで，学校にも対応の協力を求める

■ 実施

妄想に左右された言動や行動はなかなか消失せず，他患者とのトラブルのリスクは続いた．夜間，とくに深夜に覚醒し不穏になることもあり，他患者と距離がとれず行動制限が必要なときは隔離室を使用．不眠・徘徊・独語が続くが，個室であるため制限せず，様子をみていった．夜間だけ・距離がとれないときに限定し隔離室を利用したことは，トラブル回避と本人にとっても落ち着く対応となったようだ．

一方，誰かれかまわず辛辣な言葉を浴びせるなど，過剰な干渉については，看護師が介入し距離をとり，昼間の散歩を一緒にするなど看護師の個別のかかわりを多くした．ナースステーションへの出入りは制限しなかったことで，不安な気持や混乱した気持を訴えることができ，いままで言えなかった家族に対する不満を訴えるようになる．

入院当初は母親を罵倒する内容が多かったが，症状が落ち着いていくと母親の優しさを口にし，甘える言動も多くなってきた．

内服を確実に服用することで症状は安定していった．Hさん自身，症状と向き合い，自分の状態が不安定なときやその前兆などを知っておくことが必要であった．そこで，医師とのカンファレンスは定期的に行い，治療方針を確認しながら，本人を交え計画を進めた．外出時間や，金銭管理，

内服への疑問や要求に関しては，医師の面接で十分に話し合っていき，納得できるようにした．そのうえで，きちんと服薬していることを褒め，できたことは評価していった．

退院に向けては，家族の協力が不可欠であり，これまでの家庭での生活を知り，対応することが必要であった．母親だけでなく，父親や姉からの情報を得ていくことも重要となった．本人と母親との関係のなかで，本人が姉に比較され，ライバル意識をもち頑張りすぎていたことなど，姉からの情報で知ることができた．また，異性に対しての想いが強く，友人や担任が男性であるとさらに，いい成績をとろうと頑張ったことなども伺えた．頑張りすぎたあとに体調を崩している．これらのことを踏まえ，家族とともに対応することが必要であった．

母親は病気に対しての不安が強く，再発を恐れていた．また，本人が辛辣な言葉を浴びせ，行動も粗いため，母親も対応に悩んでいた．病気は誰のせいでもないこと，成長の過程として，大切だということを説明．辛辣な言葉は一番身近にいて安心できるから発していることも伝え，母親の気持ちを受け止めながら，相談しやすいように声をかけていくようにした．Hさんの日常生活の計画は情報交換しながら進め，一緒に変化をみてもらい，面接は希望時に受け入れるようにした．また，病気を理解してもらうことや，周りのサポートがあり孤独にならないようにしていくために，家族教室に参加してもらった．本人の行動にやや過剰に反応される部分はあったが，家族教室のなかで，ほかの家族のかかわりを重ねながら，いままでの本人とのかかわりを振り返ることができ，治療には協力的であった．

Hさんが学生であり，治療環境から考え，学校の協力も必要であり担任や校長先生とも情報交換をし，学校生活での支援を求めたうえで，刺激が少ない家庭生活のほうが効果的と判断し，外出や外泊を繰り返し退院となった．

4） 評価および考察

まじめで人一倍の努力家．成績は優秀．その頑張りのなかには，家族，とくに母親に認めてもらおうと頑張った様子が伺える．頑張れとは言われなかったが，両親の期待に応えようと頑張った部分と，完璧主義的な性格も重なり，頑張りに反して成績が落ち葛藤が生じ変調の引き金になったと考えられる．思春期の異性への目覚めなど心理的な変化も原因となっている．また，思春期の特徴といわれているように，患者・家族関係にはお互いの反発と依存という，両価的な感情の表出がみられた．成長する段階での自己主張が顕著になり，親や兄弟に対し自分の気持を素直に表現できず，自分の思いが伝わらないと暴力を振るうこともあるなど，とくに，母親に対しては強い態度をとっていたと考える．

病状の変化をとらえるうえでは，家庭生活や，本人の生活史を知ることは重要であった．どんなときに変調をきたすのか，両親だけでなく，姉から得た情報は重要である．本人と両親の関係に対し，客観的な情報であり，家庭での対応に結びつけることができた．入院時に母親に対する反応の要因が明らかであるため，双方の気持ちを受け入れやすかったといえる．また，春は気持ちが沈むから怖いと姉に話しており，姉からみた夏から秋への気分の高揚やそのときの症状・きっかけなど，両親より身近に感じていたことであり，本人が気持を安心して出せる関係になっていた．姉に対しては，頑張らなくていい自分を表現できていたようである．このことは，退院後の生活指導につながった．

家族は，当院へ入院する前，一過性の症状であると説明を受けており，症状が改善すると治療を中断している．そのことを踏まえ，入院中から家族教室の参加を勧め，病気についての説明も行ってきたが，症状の悪化は体重増加が関係すると訴えるなど，母親の病気に対する理解は不十分であり，症状の変化に過度に反応することもあった．不安な気持を受け入れ，家族教室に参加してもらうなかで，「自分だけではない．悩んでいる人がいること，1人ではないことがわかり安心できた」と母親がのちに語っている．入院中に母親自身が安心して相談できる場所を見出したことは，効果的であった．

　しかし，ここまでくる間には，症状が改善すれば中断，本人が薬を拒否すると，服薬をやめてしまい再発するという経験もしている．再発が不安であるという反面，治療を中断するというアンビバランスな対応は，症状が落ち着いているときは頑張り屋で，期待通りに優秀な子どもであるため，継続した治療を続けていくことに葛藤が生じていたのだと思う．このことから，治療に際しては，本人の理解と家族の理解が重要であり，症状コントロールをしながら，治療が継続されるように，各段階での意図的なかかわりが必要とされる．

引用文献

1) 十一元三：児童期の双極性障害の特徴．精神医学，52(5)：439-443，2010．
2) 坂田三允・他（編）：精神看護エクスペール，思春期・青年期の精神看護．p78，中山書店，2005．

参考文献

宇佐美しおり・鈴木啓子：オレムのセルフケアモデル，事例を用いた看護過程の展開・第2版．ヌーヴェルヒロカワ，2005．
野末聖香編・他著：リエゾン精神看護，患者ケアとナース支援のために．医歯薬出版，2006．
坂田三允・他編：精神科看護エクスペール　精神看護と家族ケア．pp190-199，中山書店，2005．
坂田三允・他編：精神科看護エクスペール，思春期・青年期の精神看護．pp78-86，中山書店，2005．
宇佐美しおり・野末聖香編：精神看護スペシャリストに必要な理論と技法．日本看護協会出版会，2009．

9．統合失調症の児童への看護

1）はじめに

　統合失調症は，10歳代の後半から20歳代にかけて発病しやすい．青年期になって，自我の確立の時期に発病する人が多いため，「出立の病気」（笠原）ともいわれている．さらに，さまざまな症状が出そろうのは30～40歳代と遅い．正常な精神的発達が，なんらかの理由で阻害されたなら，これを取り除いて本来の発達を取り戻す必要があり，未治療のまま経過すると，徐々に知的水準が低下することが知られており，治療に早くより取り組む必要がある．

　しかし，感情的な表現の激しい家族（high EE family）のなかでは，いつも強いストレスが患者に生じており，患者はそのストレスに耐えられずに，再発しやすいことがわかっている．したがっ

て，患者の症状をコントロールするためには，家族の感情的安定が不可欠である．「統合失調症の病因が多因子であるがゆえに，その発病に明らかに環境因が色濃く関与していると考えざるを得ない症例も多く存在する．そのようなときには，乳幼児期からの詳細な成育歴を聴取するなかで，親子（母子）関係での感情や気持ちのやりとりを十分に吟味することが不可欠となる．あるいは治療過程で親自身の成育歴の整理が必要になることもある」[1]と述べている．そのためには，一時的に家族分離を行うことがある．しかし，援助の目標は分離そのものにあるわけではなく，家族関係の再構築にあることを忘れてはならない．袖井は「精神障害を家族危機としてとらえ，家族が通常の発達段階をたどることを困難にするものである」[2]と述べている．また，田上らは「患者だけではなく家族自身が支援を受ける必要性の高い人である」[3]と述べている．患者だけではなく，患者をとりまく家族のアプローチが児童への看護には重要になってくる．患者・家族とともに，その子にとって何が必要なのか，精神症状の側面だけではなく，心理社会的成長発達課題の視点から検討し，社会資源を利用しながら，病気をもちながら成長発達課題を克服し，患者にとっての生活の質を高めていくことが必要となってくる．

さらに，児童期に発症する統合失調症患者は，発達障害を有している場合も多い．発達障害を理解し，支援を行いながら統合失調症患者への支援を行っていくことも非常に重要になってくる．

2）事例概要

（1）事例紹介

Oさん，13歳，中学1年生（特別支援学校），女性．祖母と妹（小学5年生）と3人暮らし．初回入院（医療保護入院）．4歳のころ両親が離婚し，母方の祖母が養育してきた．不登校，不眠，食欲不振，妹への暴力，リストカットがみられ初回入院となる．祖母の年金と叔母（祖母の姉）からの仕送りで辛うじて生計を立てている．

今回は幻聴が強く，妹への暴力もあり，統合失調症と判断された．

〈家族歴〉

両親の仲が悪く殴り合いの喧嘩になることもしばしばで，姉妹はいつも怯えていた．母親が血まみれになる姿をいまでもときどき思い出すという．母親が夫の暴力を受け，神経症になり精神科受診，統合失調症疑いあり．4歳のころ母親の借金がもとで両親が離婚し，父親が子どもを引き取る話になったが，祖母が包丁を持ち出し「子どもを連れて行くなら死んでやる」と言い，結局は母親が親権を取った．約1年間母親・母方の祖母・妹の4人で生活していたが，母親は何人かの男性をときどき家に連れ込んだりしており，じきに再婚して出て行き，3人暮らしとなり祖母が養育してきた．両親はそれぞれに再婚，父親は学校行事に参加したりするが，母親とは交流なし．本人は両親に会いたがっている．

〈現病歴〉

知的障害あり．3歳時にネグレクトによるものから低血糖・脱水にて4回入院．小学1年生のとき，小学6年生の男子に妹と一緒に性的悪戯をされる．また，隣の残飯をあさって食中毒となったことで民生委員が介入．小学3，4年生から欠席が増加．祖母によると小学6年生ころより様子がおかしかった．小学6年時周囲から仲間はずれにされ，祖母が学校カウンセラーに相談に行く．中学1年生の1学期は，登校時は明るく挨拶もしていたが，教室ではいつも表情硬く1人で本を読んでい

ることが多かった．頭痛が毎日あり，欠席が増えはじめる．夏休みに唯一の友だちが転校したあと微熱が続き2学期より不登校．普段は仲のよい姉妹だったが，妹への暴力などがはじまった．さっきまで笑っていたかと思うと突然妹を蹴ったり髪を引っ張ったりした．食欲不振，不眠や頭痛もあり，すぐきついと言い，妹への暴力がひどくなる．頭を抱えて痛がったかと思うと，いきなり妹のところへ行き無言で暴力を振るう．目つきや表情が変わり，祖母が叩いてようやく我に返っていた．自分がしたことをまったく覚えていない．天井にベルトをかけ首を吊ろうとし，「妹を殺せ，自分の首を絞めろ」という声が聞こえてくるという．家でリストカットなどの自傷行為も数回あった．祖母が学校カウンセラーに相談し，カウンセラーより紹介を受けてクリニックに受診する．内服治療が開始になるが，服薬しないため状態は悪化する．妹に包丁を突きつけたり，突然外へ飛び出すなど，自傷他害の危険が高まり，当院を紹介され，祖母，父親，養護教諭と同伴で入院となる．

3) 精神状態およびセルフケアの査定とセルフケアへの支援

(1) 精神状態の査定

精神状態は思考内容，認識や洞察が重度で，気分，行動，思考過程が日によって波があり中等度である．

表13 精神状態の査定

1) 外見：程度（軽・中・**重**）
   (1) 身だしなみ
       □きれい　□あまりきれいでない　□乱れている　■汚い
       ＊家ではほとんど入浴しておらず，病棟でも洗面・洗髪がうまくできない．洗濯は祖母が定期的にしているが，病棟においている服を着用しているため，バランスが悪くサイズも合っていない．年上の女性から化粧も習うが，色が濃くはみ出したりしている
   (2) 体の動き
       □リラックスした感じ　□過活動　□適切　■遅れがち　□固い動き
       □動きが奇妙（理解が難しい）
       ＊動きはスローペース．考えがまとまりにくく，遅れてしまう．
   (3) 視線
       □合う　■目が合うのを避ける　□断続的　□一点凝視
       ＊視線は下を向いていることが多く，顔もあまり上げない．オドオドとした印象を受ける．
   (4) 面接者への態度
       □強調的　■要求しがち　□敵意　□威圧的　□イライラ・興奮しがち
       □不満ばかり　□懐疑的　□引きこもりがち
       ＊いろいろとしたい気持ち・思いを抑えることができず，すぐに行動に移さないとパニックのようになる．要求を通すために演技もしている感じがあり，年輩看護師には母親に甘えるように，甘えた感じで言われる
   (5) コミュニケーション
       ■自己主張的　□受身　□攻撃的
       ＊自分の思いを通そうとする．あまり言葉を知らないようで，言葉数が少なく，長い会話にはならない

2) 行動：程度（軽・中・重）
　□合目的　□困惑状　■衝動的　□強迫的
　＊考えなく，思いをそのままに行動に移す衝動性がある
3) 言語：程度（軽・中・重）
　□明確　□早い　□せきたてられるように話す　□叫ぶ　□ささやく
　■（やや）繰り返し
　＊知的障害あり，年齢のわりに幼い話し方
　＊甘えてみたりし，話し方や内容が幼く，要求を繰り返す
4) 気分：程度（軽・中・重）
　□楽しそう　□穏やか　□悲観的　□無力　□怒り　■心配・恐怖
　＊虐待を受けていたこともあり，他人に対して，いつも何かに怯えているような弱々しさがある．気分変動・日内変動みられる
5) 不安：程度（軽・中・強）
　□弱い　□中等度　■強い
　＊祖母はOさんに対して威圧的であり，妹もOさんに恐怖心があり，不安が生じても，家族が相談相手とはなりえず，相談する相手がいない状態で，両親がいないことや，今後についての不安がある
6) 思考過程：程度（軽・中・重）
　□混乱　■思考が遅い　□話がとぶ
　＊知的障害があるため，意味がわからず，考えるペースが遅く，思考がまとまりにくい．混乱することがある
7) 思考内容：程度（軽・中・重）
　□現実的　■幻覚　■妄想
　＊幻聴があり，妄想によるものか，妹に対して暴力もみられる．
8) 認識：程度（軽・中・重）
　■現実見当識はやや低下　　人　　場所　○時間
　■集中力の低下　■注意力の低下
　＊知的障害により，認識する力も低い．長時間の話などは集中できずに散漫となる．
9) 記憶力：程度（軽・中・重）
　■5分前のことを覚えているか　□過去のことを記憶しているのか
　＊過去のことをはっきりとは覚えていない．都合のいいことは覚えているような印象がある．病棟で話し合った内容は覚えている．
10) 洞察：程度（軽・中・重）
　□状況を認識できる　■状況を認めることが困難　□人を責める
　＊自分が現在おかれている状況はわかっていない．治療に対する考えも曖昧で，自分がどうすればいいのか・どうすべきかなど，状況を認識することができない
11) 判断と日常生活：程度（軽・中・重）
　□日々のことを管理できる　□生活上のことを合理的に決定できる
　■日常生活に指導が必要で，判断も他の助言がなければできない
　＊年齢の割に，判断や日常生活が自らではできない
12) 自分・他者への危険度：程度（軽・中・重）
　(1) 自傷したいと考えているか　　　■はい　□いいえ
　(2) 最近，自傷をしているか　　　　■はい　□いいえ
　(3) 暴力の既往があるか　　　　　　■はい　□いいえ
　(4) 行動化の既往があるか　　　　　■はい　□いいえ

(2) セルフケアの把握および査定

　もともと知的障害があり，年齢も13歳と思春期であるため，機能水準に達する前に発症している．それに加え，統合失調症の症状により，一貫性に欠け，まとまりがなくうまく言語化も図れない．また，体験にも乏しく，意思決定や日常生活を自らの力で行うことは難しい．それに加え，Oさんは幼児期に両親が離婚し，両親からの十分な愛情やしつけを受けることができておらず，愛情に飢え，自分に目を向けてほしいという思いを強く感じている．心を満たすため男性に接近するが，対人関係がうまく築けないことや行動が無責任でまとまりに欠けるため，男性との距離のとり方が図れずに，不健康な親密感が存在している．自宅では生活の不規則により，睡眠パターンの変調をきたし，意欲の減退により，活動と休息のバランス，孤独と人とのつきあいのバランスは低下している．

　母親のネグレクトもあり，祖母からも十分な愛情を感じることができずに，常に生活のなかに不安が多くある．その不安の処理をすることもできずに，ストレスが加わり，自らを傷つけることで処理している．また，言語の代わりに思いを表現している．ここでも孤独とのつきあいは低下し，さらに危険防止も低下している．

　自我の確立がうまく発達せずに，心の機能・過程に影響を与え，退行といった防衛機制も起こっている．生活習慣を確立すべきしつけは，母親からも祖母からも受けていないため，経験もなく，自分でするにも何をどうすればいいのかわからない状態に加え，清潔や身だしなみの無頓着さもある．また，思春期であり成長のためには食事摂取は重要であるが，経済的にも苦しく，生活必需品が自宅に揃っていないため，日常生活を送るのに困難を生じ，食欲不振も呈している．空気・水・食物，個人衛生，活動と休息のバランスの低下がある．

表14　セルフケアの査定とセルフケアに関連する情報
①セルフケアの査定（該当するところにチェック）

	過去	現在	過去	現在	過去	現在	コメント
	全介助		部分介助		支持・教育		
水分・食事・呼吸			○	○			自分で水分や食事をほしいときに摂取することはできる．自宅では買い物や食事の準備は祖母がしていたが，祖母の金銭管理が無計画で不規則な食生活，家に卓上コンロが1つあるだけ．祖母の年金が下りるようになり，児童扶養手当を打ち切られ収入は半減．叔母からの仕送りでかろうじて生計を立てている．栄養面や摂取する時間も不規則だったため，食欲不振もみられていたが，栄養状態の問題は特にない． 体型は身長：154.5 cm 体重：49 kg 入院してからは，食事は1日3回デイルームにて摂取はしているが，間食などもするため，食欲にもムラがある． 小遣いで買い物をすることができる．また，他患にお菓子をもらったりしている．

表14 セルフケアの査定とセルフケアに関連する情報（続き）

①**セルフケアの査定（該当するところにチェック）**

	過去	現在	過去	現在	過去	現在	コメント
	全介助		部分介助		支持・教育		
排泄							便秘や下痢などの副作用症状はない．自らの意思での排泄行動ができる．
個人衛生							家の中はいつも汚く祖母はろくに掃除もしないが，孫のしつけには厳しい．しかし，そのしつけにも応じていた．早い時期から自分のことは自分で行っていた． 病棟では入浴は週3回入り，更衣は自分でできるが，週1回程しか洗髪していない．自宅にはお風呂がなく，台所で洗髪するなど，きちんと体や髪を洗えていない状態．自宅に洗濯機もないので，祖母が衣類を手洗いしているが，衣類の汚れがみられていたため，病棟でも同様の状態がみられた． 口腔ケアはときおりしているといった感じ．清潔保持は十分ではないため指示が必要． 衣類は選んで着用できるが，長年着用しているようで，ボロボロとなり汚れていることが多く，サイズも小さいものが多い． 他患より衣類を貰い着用し，化粧をしてもらうなど，大人びた面もある．
活動と休息							発病前は明るく，妹や友人の関係は良好であり，毎日のように野外で活発に遊んでいた．しかし，発病後，生活リズムが崩れ，昼夜逆転傾向となったが，なんとか学校に行くことができていた．しかし，勉強の仕方がわからず，ついていけない状態． 入院後は，睡眠は就薬内服後しばらくして入眠し，6時間程確保できている．早朝覚醒し活動されることもある． OT活動や自治会へは参加したがらないため，参加を促してきたが，活動時間中，じっとして落ち着いていることができずに拒否や早退が多い．また，生活にメリハリがなく，ダラダラとしている． 日中の過ごし方は，年上の女性たちと行動をともにする．外出の希望時は，看護師との同伴散歩で気分転換を図っていた．

表14 セルフケアの査定とセルフケアに関連する情報（続き）

①**セルフケアの査定（該当するところにチェック）**

	過去	現在	過去	現在	過去	現在	コメント
	全介助		部分介助		支持・教育		
孤独と つきあい			○	○			発病前は友人との交流などの対人関係は良好に図れていた． Oさんは母親に会いたがっているが，母親の所在は不明．見捨てられ感が強いが，年輩看護師には甘えることができる． 祖母の面会は1週間に1回程度．祖母以外の面会はほとんどない．個室で1人になることに対し不安な思いがあり，積極的ではないが，女性患者と話したりできる．しかし，人間関係が下手で，男性患者とベタベタするような不健康な親密性がある． 20歳代の数名の女性患者から可愛がってもらい，その後をくっついて歩いていることが多い．
危険防止			○	○			自殺願望などの訴えがあり，外出も看護師同伴で行うなど，持ち物や言動に注意が必要． 服薬が，看護師管理で，内服はきちんとできている． 怠薬すると，すぐに妄想・幻聴活発となりそれに左右された言動が突発的に起こりうる． 男性との距離のとり方がうまくできずに，逸脱行為に発展することがある．

（3）セルフケア上の目標

■ **長期目標**

退院後，活動と休息のバランスがとれ，学校に通い，友人と交流することができる．

■ **短期目標**

- 大部屋で過ごすことができる．
- 感情を表出や人とのつきあいのバランスを保つため，毎日振り返りを行う．
- 外出・外泊にともない，内服の自己管理を行う．
- 自宅訪問を行い自宅生活の様子を観察し，今後のことについて検討し，家族調整を行う．

地域との連携を強化し，サポート体制を確立する．

（4）看護計画および実施

　幻覚・幻聴に左右され行動化する可能性があるため，自傷行為や他患とのトラブル防止のため観察を密に行い，作業療法や面接を重ね症状コントロールを行う．また，逸脱行為が考えられるため男性との接触時には観察し，急接近時はその場で注意していく．

　入院時自傷行為に注意し，症状観察が密に行えるように個室を提供したが，翌日には「1人部屋

では命令が聞こえる」と訴えるため，大部屋へ移室する．しかし，同室者に対し「怖い」と言い，幻聴時には，女性患者に抱えられナースステーションへ来たり，頭を抱え廊下を走る行動がみられた．デイルームの男性患者に「人格が変わった」と言い暴言を吐いたかと思うと，男性患者に肩を抱かれ身を寄せるような行動があった．気分変動が著しくみられるため，日常生活や，とくに男性患者との距離のとり方について，日勤帯でOさんと一緒に毎日の振り返りを行うこととし，観察も強化した．

Oさんと毎日の振り返りを行うことで，病棟内での男性患者との接触は減少してきた．そのため，主治医に急性期作業療法や院内同伴散歩の許可を得て，行動拡大を図った．同伴散歩中，Oさんは小遣いをもらえない不満を訴えたため，祖母と小遣いについての話し合いを予定した．その矢先，ホールでの逸脱行為がみられたため，祖母と主治医の面接を行い，情報交換や約束事を決めて進める方向性を話し合った．また，Oさんがわかりやすいように，約束事に対する振り返りも加えて行い，そのなかで入浴や洗面についてなど，できている部分を評価し，できない部分については具体的に指導していった．

しばらくの間，約束事（①他病棟の男性と一緒に外出したり，落ち合ったりしないこと　②1回の外出で使用できるのは500円まで）を含めた毎日の振り返りの実施と，看護師との院内同伴散歩を繰り返し，心理テストも実施した．そのなかで，男性との逸脱行為もなく，穏やかに過ごせることが多くなった．Oさんから単独で院内外出の希望があり，院内散歩を単独で30分から開始し，行動範囲を徐々に拡大し大部屋へ移室した．しかし，院外外出開始後に，「カッターナイフを貸して．死にたくなった．昔，妹を包丁で脅した」などの発言があり，不安定になるため，Oさんの気持ちを受容しながら，自傷行為に注意し対応していった．状態に合わせて同伴や単独での外出，および外泊を繰り返した．あわせて，内服の自己管理を希望されたため，開始した．これらのかかわりのなかで，Oさんが甘えたい気持ちを表現するようになったので，安心して看護師や教員へ甘えてよいことを伝えることで，気持ちのコントロールも図れていった．

外出・外泊訓練を行い，自宅生活での様子を観察する．自宅での症状の出現状況や社会生活訓練を行う．

単独での外出が問題なくできるようになり，Oさん・祖母・主治医と面接を行い2泊の外泊を実施した．祖母に外泊中の状況を確認するため連絡すると，妹への暴力・祖母への暴言もあったとのことだった．外泊時の振り返りのなかで，祖母の対応に反応し，妹への暴力に発展したことなどがわかった．外泊時はOさんが自宅でゆっくりと過ごせるように，祖母にも協力を求め，妹への暴力はしないことをOさんと約束し，次に4泊の外泊を計画した．外泊中，自宅に電話をすると，祖母が「初日は登校できなかった」と話したため，無理に登校させなくてよいことを祖母へアドバイスした．外泊より帰棟時，再度，Oさん・祖母・主治医との面接を実施し，Oさんから「学校に行けた．友人と笑顔で話した」との言葉が聞かれた．しかし，祖母からは「学校へ行けと言ったらイライラし，自転車を倒したり，祖母の花壇や柵を蹴ったりした」との発言があったが，外泊によりOさんが自信をもち，学校へ行けた喜びを言葉にすることができた．祖母はOさんのできていない部分に対する発言が目立っていたため，祖母のかかわり方を確認しつつ，6泊7日外泊を計画・実施した．この外泊で，とくに問題も起こらず，祖母からもできていない部分の発言は聞かれなかった．外泊を繰り返すことで，Oさんや祖母の変化がみられてきた．

退院に向けては，入院当初からかかわりをもっている地域（福祉事務所・学校・福祉センターなど）との連携を強化する必要があった．家庭状況の把握と，祖母の思いを確認するために，自宅訪問を実施する．そのうえで，Oさんをどのようにサポートしていくか，どのような支援が必要かを話し合う．

　訪問すると，台所にはコンロが1つだけあり，お風呂や洗濯機もなく，室内は散乱している状態であった．祖母はOさんのしつけに対し，言葉では厳しいが，自宅の生活は乱れ困窮していた．妹はOさんに対し恐怖心を抱き続けていることや，祖母は自宅の退院ではなく，国立の学校をもつ病院から通学をさせたいと思っていることがわかった．そのことを踏まえ，連携機関との話し合いをもち，①祖母は拒否しているが生活保護の受給を勧め，退院後通院できるようにする，②妹の恐怖心も持続しているため，退院は施設も検討する，③相談窓口は福祉と病院，④外泊時登校し，学校でのOさんの様子を養護教諭から得る，ことを確認した．この内容をOさん自身に伝え，施設（Y園）見学を勧めることとし，外泊中に見学を実施．Oさんも気に入り，施設へ退院する意志を確認し，児童相談所・ケースワーカー・看護師・主治医との最終カンファレンスを行った．そして，1～2週間，一時保護施設を利用しながら，Oさんに合った病院を決め，自宅にて施設が空くのを待つこととし，退院の運びとなった．

4）評価および考察

　統合失調症児童の治療の場合，入院に至ることが多い．また，入院前に自傷行為がある患者の場合，自傷に注意し観察が密に行えるように個室を提供する．Oさんの場合も同様に入院し，個室を提供したが，「1人部屋では命令が聞こえる」と本人希望で大部屋へ移室した．Oさんは幼児期に大人からの愛情を感じることがなく，母親への両価的な感情が高まり，つねに孤独・寂しさをもち，自分に目を向けて愛情を与えてほしいという気持ちが強いと思える．そこで，Oさんの思いもくみとり，症状の観察も行いながら大部屋を提供した．しかし，大部屋では統合失調症の症状でもある言語化能力の未熟さのため，他患との関係性・距離のとりかたがうまくできず，他患との間に問題が生じると「怖い」などの言葉を発し，その問題より逃げようとしていた．また，Oさん自身で思いをうまく訴えることができずに，他患者の前で倒れ込むことで，表現していたと考えられる．また，突然暴言を吐き人格が変化しているようにもみえたが，常に行動をともにしていたパーソナリティ障害の女性患者に影響を受けていたように思われる．

　男性に対しては，父親ほどの年上を好んで接近している．それは，幼児期から父親と離れて生活をしているため，父親と重ね，そこで愛情を得ようとしていたと考えられた．また，Oさんは小遣いをもらえていなかったため，男性に寄り添いお菓子などを買ってもらい，金銭要求をしていたとも考えられる．それは，常に母親や祖母の顔色を伺い，愛情をもらうために自分をいい子にみせる能力を身につけ，さらに，母親の父親以外の男性との関係を目の当たりにして育ったことで，病棟内の大人のなかにスムーズに入り込むことができたことも意味している．とくに男性患者との距離がとれず，接触しようとする行動がみられたため，問題発生時はOさんのみならず，すぐに祖母と主治医との面接を行い，その都度振り返りを行った．振り返りのなかで，言語化することを習慣化させたことにより，看護師に思いを伝えることができるようになり，できたことを評価することで，Oさんの自信にもつながった．振り返りという心理療法が有効であった．入院生活が進むにつ

れ，Oさん自らで症状コントロールをできるようになり，安心して入院生活を送ることができるようになったことで，Oさんの異性間の接触も減らすことができた．それは，異性に代わり看護師が，心のよりどころになることができたためである．

キーパーソンである祖母は，60歳代である．老年期になり，本来なら子育ても終え，仕事も定年退職し，第2の人生のスタートであり，自分の時間をもち，ゆとりある時期である．身体面も老化の一途をたどり，自分の思うように行動できない面もあるかもしれない．しかし，娘の育児放棄や孫の病気により，老年期になってもなお，孫たちの育児・介護に追われる祖母の心情ははかりしれないものがある．このような祖母の苦悩に対し，私たちは祖母の思いに寄り添い，祖母の孫を思う気持ちにあまり気づくことができなかった．祖母の孫を思う気持ちは，Oさんの父親が親権をもとうとしたときに，包丁を持ち出してまでも，孫を奪われたくないという行動に現れている．統合失調症の児をもつ家族（とくに母親）の混乱・罪の意識は必ずといっていいほど生じている．祖母が十分な育児をしているとは思えないが，祖母は祖母なりに悩みながらも，懸命に孫を育てていたのかもしれない．そのような祖母の思いにも目を向けることができていれば，祖母と看護師の距離もより近づき，Oさんに対する祖母への指導もより具体的にできたように思える．

外泊に関しては，外泊前後に必ずOさんや祖母・主治医と面接を行い，外泊の目標や外泊中の様子を把握・共有し，段階的に外泊日数も増やしたことで，Oさんや祖母の負担は少なかったように思える．しかし，外泊中に祖母へ電話をかけて，Oさんの様子の確認はしたものの，外泊中の自宅訪問を実施しておらず，外泊中のOさんや祖母の様子を実際に確認はしていない．外泊中のOさんと祖母と評価が異なっていることに対しても，外泊中の訪問を行うことで，客観的な判断ができ，祖母への助言・指導もより具体的にできたと思える．また，思春期というかかわりが難しい年頃の孫をもつ祖母の不安の軽減にもつながるため，外泊中訪問は実施すべきであった．

自宅生活の様子を観察し，今後のことについて検討や，家族調整を行う目的で訪問を実施したが，そのなかで祖母がOさんに対し厳しく，妹もOさんに恐怖心があるため，退院後一緒に生活するのは厳しいと思われた．そこで，自宅退院にこだわらず施設も含め検討し，Oさんの思いも確認しながら，施設見学を実施し，Oさんとともに方向性を見出していった．そのことが，Oさんの退院したい思いを膨らませ，意欲も出させる結果となった．また，訪問を実施した後すぐに，主治医やケースワーカーと，カンファレンスをしたことで，多角的な視点で話し合い・検討することができた．入院中の早い段階からOさんをとりまく人々とカンファレンスを重ね，情報共有をし，サポート体制を確認してきたことで，入院中から退院後の支援体制を確立でき，スムーズに退院へと運ぶことができた．度重なる虐待やストレスは，成長発達を遅らせるだけでなく，疾患の悪化にもつながる．私たちはストレスの減少を図り，その子らしい生活とはなにかを模索し，援助していくことが求められる．また，早期より地域連携を図り，社会資源を有効に活用することや段階的な訓練・指導が重要である．

■ 要約

- 毎日の振り返りを実施し，思いを言語化することを習慣化してもらう．
- 看護師が，心のよりどころになるよう努める．
- 家族の思いにも目を向け，受容し，教育・指導は具体的に行う．
- その子らしい生活とは何かを模索し，援助していく．

- 入院早期より地域連携を図り，社会資源を有効に活用することや段階的な訓練・指導を行う．

　統合失調症児童の治療の場合，入院に至ることが多い．入院前に自傷行為がある患者の場合，自傷に注意し観察が密に行う．また，問題発生時は本人のみならず，家族も含めた面接を行い，その問題に対する振り返りを行う．振り返りのなかで，言語化することを習慣化させることで，思いを伝えることができるようになり，評価することで，自信につながる．振り返りというセルフケアへの支援が有効である．

　家族（とくに母親）の混乱・罪の意識は必ず生じているため，家族の思いに目を向けることが重要である．

　さらに，度重なる虐待やストレスは，児の成長発達を遅らせるだけでなく，疾患の悪化にもつながるため，ストレスの減少を図り，その子らしい生活とはなにかを模索し，援助していくことが求められる．また，早期より地域連携を図り，社会資源を有効に活用することや段階的な訓練・指導が重要である．

引用文献

1) 松本英夫：若年発症統合失調症．母子保健情報，55：67，2007．
2) 袖井孝子：家族危機としての精神障害　現代日本の家族動態・問題・調整．培風館，1974．
3) 田上三千佳：家族にもケア　統合失調症　初めての入院．精神看護出版，2004．

参考文献

1　市川宏伸：ケースで学ぶ子どものための精神看護．医学書院，2005．
2　坂田三允：精神看護と家族ケア．中山書店，2005．
3　南　裕子：セルフケア概念と看護実践．へるす出版，2002．
4　宇佐美しおり：オレムのセルフケアモデル　事例を用いた看護過程の展開．ヌーヴェルヒロカワ，2004．

第12章 児童精神看護学における包括的アプローチ

1. 病院，地域における多職種によるアプローチ

　児童精神看護学は保育園，学校，地域保健所など子どもたちが生活を送っているすべての地域において展開される．また児童ならびにその家族への支援を行ううえにおいて，多職種アプローチが必要となる．

　海外では，入院日数が7～10日と少ないため，集中的な治療は入院中に行われるが，それ以外の治療やケアは基本的に地域で行われる．患者および家族への治療やケアを入院中から地域生活において一貫して行うことを，トータル・ケースマネジメントと呼んでおり，ケース・マネジメントチームが治療やケアを展開する．

　国内外において精神障害者の退院支援は，政策課題となっており，臨床家たちの関心も高い．精神科看護（Psychiatric-Mental Health Nursing）の領域においては，急性期ケアから地域生活への退院支援に関する研究や実践が注目を集めている．

　精神疾患を有する人々への地域生活支援体制は本人および家族にとって支えとなる患者および家族をとりまく自然発生的なソーシャルサポートと専門職によって意図的に提供されるケース・マネジメントがある．

　ケース・マネジメントにはさまざまなタイプがあるが，包括的なアプローチとして現在よく用いられているインテンシブ・ケースマネジメント（以後ICM，現在はコミュニティ・ベースド・ケースマネジメントとも呼ばれる）について説明を行う．

　ICMの活動内容には，患者およびその家族のニーズのみきわめ，社会資源との連携，直接サービス，間接サービスが含まれ，障害者のニードのみきわめにおいては，とくにICMのプログラムの種類が影響することが指摘されている．ICMは退院後，患者および家族の日常生活（食事や排泄，活動，人とのつきあいにおけるニーズ）ならびに社会生活におけるニーズ（学校へ行きたい，友人を作りたい，リハビリテーション施設へ通いたい，活動を行いたいなど）を満たすために医師，看護師，訪問看護師，保健師，養護教諭，教員，精神保健福祉士など多職種でチームを作り，患者および家族のニーズを満たすために，それぞれの職種が役割分担を行って支援を行い，この支援の結果を定期的に，ケース・マネジャーおよびチーム・リーダーを中心にして検討を行い，支援が成功しているかどうかを確認していく．また患者の状態が地域で悪化しているとチームメンバーが判断

した場合には，チームメンバーが緊急に訪問を行い，ストレスを軽減したり，対処行動を強化したり，家族の患者への支援を強化したり，場合によっては精神科薬物療法の薬物投与量を医師に依頼して増量してもらい，家庭訪問の回数を増やして患者および家族への支援を提供し続ける．しかしながら落ち着いたと判断できる場合には，訪問回数を減らし，電話だけの支援に切り替え，継続した支援を提供することになる．また患者および家族が生活する場で，個人精神療法，家族療法を行い，また患者および家族に対して地域の場で心理教育および生活技能訓練を提供していく．ICMは，ケース・マネジャー（行動科学に関する大学・大学院を修了し12単位を有したもの），看護師，専門看護師（処方，精神療法，認知・行動療法などを行う），精神保健福祉士，活動療法士，就労スペシャリストから構成され，さらにケース・マネジャーについては専門看護師（Advanced Nurse Practitioner, ANP）もしくは医師がスーパーバイザーとして治療内容の確認を定期的に行う義務がある．さらに1週間に1回，もしくは2週間に1回ケース・マネジャーもしくはチーム・リーダーが患者を訪問し，ケース・マネジャーは約300人まで患者を受け持つことができる．とくにこのチームは危機介入，症状管理に強く責任をもつが，単に病状管理だけではなく，一方では，患者のニーズに焦点を当てたチーム・アプローチを行うこともでき，ゆるやかなチームとしての基準をもつ．このチームはあくまでも施設の外来部門に所属していることが多い．ICMの機能はとくに危機介入を集中的に地域で行うことにその特徴があるが，患者および家族の危機以外のときにはゆるやかなチームケアプランのなかで支援を行うことがもう1つの特徴である．

　ICMは患者の再入院を減らし，地域での生活期間を長くし，服薬中断率を低下させ，患者のセルフケア能力を高め，少年の犯罪率を低下させ，家族の患者の病状への対処能を高めることが報告されている．ICMと訪問看護の違いは，ICMがケース・マネジャーを中心としたケースマネジメントであることに対し，訪問看護は患者の病状悪化を防ぐための訪問であり，患者や家族のニーズを中心とした意図的なケアの展開を含まない．ケースマネジメントは単なる病状管理だけではなく，患者および家族のニーズを満たし患者の生活の質を高めるための意図的な治療計画のもとに実施されるチーム・アプローチである．

　また，近年では精神科疾患の疑われる児童，思春期の学生へのチームによる早期介入の実践も報告されるようになり，本人と家族の承諾を得ながら，精神科治療スタッフが学校と連携し，精神疾患の早期発見と治療，地域での生活および成長発達への支援も行われるようになってきている[5]．

参考文献

1) 大島巌：インテンシブ・ケア・マネジメントホームヘルプサービス，精神障害者地域生活支援の新デザイン．p38, 精神看護出版, 2004.
2) 大島巌, 高橋清久：ケアガイドラインに基づく精神障害者インテンシブ・ケア・マネジメントの進め方. p5, 精神障害者社会復帰促進センター, 2001.
3) 大島巌, 松為信雄, 伊藤順一郎監訳：精神障害をもつ人たちのワーキングライフ，IPS：チームアプローチに基づく援助付き雇用ガイド. 金剛出版, 2004.
4) 宇佐美しおり, 住吉亜矢子他：精神障害者の地域生活の維持・促進に関連するソーシャルサポート・ネットワークの実態. 兵庫県立看護大学紀要, 7：59-70, 2000.
5) 三重県立こころの医療センターホームページ

2. 児童相談所との連携

　児童相談所は，児童福祉法第12条に基づき，都道府県および政令指定都市に設置されている相談機関であり，児童の養育，保健，発達障害，非行などについて，家庭や学校などからの相談に応じたり，児童とその家庭について，必要な調査，医学的，心理学的，教育学的，社会学的および精神保健上の判定を行ったり，その結果に基づいて必要な指導を行うほか，児童の一時保護を行う．とりわけ児童虐待においては，その通報を受け，児童の保護，家族への介入，養育の支援を行う第一線機関である．

3. 福祉施設との連携

　児童の健全育成を達成するためには，児童の障害特性（知的障害，盲ろうあ，肢体不自由，重症心身障害，情緒障害）や行動上の問題（不良行為），家庭の状況（経済状況，保護者の養育能力，虐待，保護者がない）などに即した支援が必要であり，この目標は医療や教育のみで達成することはできない．そのため，児童を心身ともに健やかに育成することを国家の責任，児童が心身ともに健やかに生まれ，かつ，育成されるように努めることを国民の努力と規定し，そのために必要な支援を定めた法が児童福祉法である．児童福祉法には，下記の児童福祉施設が規定されており，入所，通所，相談支援などを行っている．

① 助産施設
　保健上必要があるにもかかわらず，経済的理由により，入院・助産を受けることができない妊産婦を入所させて，助産を受けさせることを目的とする施設．

② 乳児院
　乳児を入院させてこれを養育し，あわせて退院した者について相談その他の援助を行うことを目的とする施設．

③ 母子生活支援施設
　母子家庭の母と子を入所させて，これらの者を保護するとともに，これらの者の自立の促進のためにその生活を支援し，あわせて退所した者について相談その他の援助を行うことを目的とする施設．

④ 保育所
　保育所は，保護者の委託を受けて，保育に欠けるその乳児または幼児を保育することを目的とする施設．

⑤ 児童厚生施設
　児童遊園，児童館等児童に健全な遊びを与えて，その健康を増進し，または情操を豊かにすることを目的とする施設．

⑥ 児童養護施設

保護者のない児童，虐待されている児童，その他養護を要する児童を入所させて，これを養護し，あわせて退所した者に対する相談その他の自立のための援助を行うことを目的とする施設．

⑦ 知的障害児施設

知的障害のある児童を入所させて，これを保護するとともに，独立自活に必要な知識技能を与えることを目的とする施設．

⑧ 知的障害児通園施設

知的障害児通園施設は，知的障害のある児童を日々保護者の下から通わせて，これを保護するとともに，独立自活に必要な知識技能を与えることを目的とする施設．

⑨ 盲ろうあ児施設

盲児またはろうあ児を入所させて，これを保護するとともに，独立自活に必要な指導または援助をすることを目的とする施設．

⑩ 肢体不自由児施設

上肢，下肢または体幹の機能の障害のある児童を治療するとともに，独立自活に必要な知識技能を与えることを目的とする施設．

⑪ 重症心身障害児施設

重度の知的障害および重度の肢体不自由が重複している児童を入所させて，これを保護するとともに，治療および日常生活の指導をすることを目的とする施設．

⑫ 情緒障害児短期治療施設

軽度の情緒障害を有する児童を，短期間，入所させ，または保護者の下から通わせて，その情緒障害を治し，あわせて退所した者について相談その他の援助を行うことを目的とする施設．

⑬ 児童自立支援施設

不良行為をし，またはするおそれのある児童などを入所させて，必要な指導を行い，その自立を支援することを目的とする施設．

⑭ 児童家庭支援センター

地域の児童の福祉に関する各般の問題につき，児童，母子家庭その他の家庭，地域住民その他からの相談に応じ，必要な助言，指導を行い，あわせて児童相談所，児童福祉施設などとの連絡調整その他厚生労働省令の定める援助を総合的に行うことを目的とする施設．

4．司法との連携

少年法において非行少年とは，犯罪少年（罪を犯した少年），触法少年（14歳に満たないで刑罰法令に触れる行為をした少年），虞犯少年（一定の不良行状があって，かつ，その性格，環境に照らして，罪を犯し，または触法行為をするおそれがある少年）を指し，少年保護事件においては，非行事件の通告を受けた家庭裁判所が，家庭裁判所調査官などによる調査，ならびにその調査結果を踏まえた審判を行い，必要に応じて保護的措置あるいは保護処分の決定を行い，非行少年の性格

の矯正および環境の調整に関する措置を行うこととなっている．その結果，成人と同様の刑事裁判を行うことが好ましいと判断された場合には，検察庁への送致（逆送）は行われるが，保護司などの観察のもとで少年が改善・更正することが可能と認められる場合には，少年が少年自身の力で社会復帰できるように，保護監察官や保護司が補導援護する保護観察の処分を行うことになる．

保護処分においては，先述の児童自立支援施設（不良行為少年の支援施設）や児童養護施設（保護者のいない児童，虐待されている児童等の保護施設）への送致を行い，施設入所下での生活指導を行い社会復帰を促すことがある．または，少年院に送致し，矯正教育を与えることによって非行少年を社会生活に適応させる．少年院には，初等少年院（心身に著しい故障のない14歳以上おおむね16歳未満），中等少年院（同じくおおむね16歳以上20歳未満），特別少年院（犯罪傾向の進んだおおむね16歳以上23歳未満），医療少年院（心身に著しい故障のある14歳以上26歳未満）があり，少年鑑別所での鑑別，家庭裁判所での調査結果，鑑定結果などを参考に，少年の矯正教育にとってもっとも望ましいと考えられる施設が選択される．

5. 学校・教育機関との連携

今日の学校教育では，精神疾患や発達障害のある児童生徒の対する体制作りが急速に進んでいる．精神疾患においては，担任と養護教諭，スクールカウンセラーの協働が中心となるが，発達障害においては，特別支援学校，特別支援学級だけでなく，普通学級においても特別支援を要する児童生徒がいることが認識され（文部科学省の調査では6.3％），担任，養護教諭に加え，特別支援教育コーディネーターが配置され，校内や福祉，医療などの関係機関との間の連絡調整役として，あるいは保護者に対する学校の窓口として，校内の関係者や関係機関との連携協力の強化が図られたほか，特別支援教育支援員が学校に配備され，日常生活動作の介助や学習活動上のサポートが行われるようになった．また，小中学校の通常学級に在籍している，言語障害，情緒障害，弱視，難聴などの障害がある児童生徒のうち，比較的軽度の障害がある児童生徒に対して，各教科等の指導は主として通常の学級で行いつつ，個々の障害の状態に応じた特別の指導を特別の指導が適切と考えられる場合には，通級指導教室が利用されている．

一方，入院が長期に及ぶ児童生徒に対しては，教育と活動の場を保証するために，院内学級が設置されている．退院後も一定期間，訪問での教育を受けることも可能であり，広く活用されている．

6. 地域における家族支援と資源

地域社会で協働して子育てを行う時代は過ぎ去り，それぞれの家庭でも核家族化が進み，共働き家庭も増えるなか，子どもをとりまく支援機能は大きく変化している．一方で，親が孤立感を深め

ながらも子育てを一手に抱え込んでいる場合も少なくない．親自身が精神的な苦悩を深め，そのために虐待等の不幸な転帰をたどるケースも見受けられる．子育ての支援をめぐっては，さまざまな窓口が門戸を開いている．それらのシステムは複雑であるが，いずれかのシステムにまずアクセスすることが第一歩になることが多く，各自治体の広報などで積極的な情報提供が行われている．

① 保育所

仕事や病気などのために，保護者が子どもの養育を家庭で十分に行えない場合，保育を行う児童福祉施設であり，児童福祉法に基づく施設である．親の状況と希望に応じて，延長保育，夜間保育，休日保育，一時保育を利用できるほか，子どもの状況に応じて，病後児保育，障害児保育を受けることもできる．

② 幼稚園

幼稚園は学校教育法による学校教育施設であり，満3歳から小学校就学前の子どもを教育・保育する施設である．通常時間が終わった後，子どもを時間延長して預かる「預かり保育」を利用できる．

③ 保育所の園庭開放

保育所に通園していない親子にも保育所を開放したり，育児相談に応じる制度がある．

④ 地域子育て支援センター

保育所が中心になって，育児不安の解消や，子どもや親が相互交流することを目的に設置されている．

⑤ ファミリーサポートセンター事業

育児援助を受けたい人と援助を行いたい人が会員となり，保育所への送り迎え，保育所開所時間前後の保育，病後児保育などについて，相互援助を行うシステム．

⑥ 児童相談所の育児相談

18歳までの子どもをもつ家族の問題について電話や面接での相談．実態を調査して，児童福祉施設への入所や，心理判定などの指導や援助が行われる．

⑦ 児童館の育児相談

児童館は，子どもの健康増進や情操面を豊かにすることを目的とした児童厚生施設であり，保護者に育児相談を実施するほか，児童クラブ，育児サークル，母親クラブなどを行っている．

⑧ 保健所

妊婦，出産後の子どもの発達から子育てに至るまで保健師が中心になって相談に応じる第一線機関である．精神疾患をもつ親の子育ての支援も行われている．

⑨ 福祉事務所

知的障害をもつ児童などの福祉的支援を行う第一線機関であり，事例に応じて児童相談所とも連携をとりながら支援が行われる．

⑩ その他の地方自治体の子育て支援

地方自治体レベルで独自の子育て支援の体制が行われている．情報は，広報やインターネットで公開されているほか，区役所などの窓口でも入手することができる．

第13章 児童精神看護学の課題—結びにかえて—

　これまで児童精神看護学の展開において必要な知識や技法について，事例を用いながら提示してきた．

　児童精神看護学においては，児童の身体および心理社会的成長発達段階の理解，認知機能や自我機能，人格機能の発達の理解，児童の精神状態や精神の健康度の把握，看護の視点として患者や家族のセルフケアへの支援に関する知識と技法が重要であることを示してきた．

　さらに児童の場合には，精神症状や精神状態の把握だけでなく，年代に応じた心理社会的成長発達段階を理解し，さらに児童を受け入れ，ケアを提供していく家族の機能や役割が非常に重要となるため，児童だけでなく，児童を含めた家族のセルフケアへの支援が不可欠であり，この家族への支援を多職種で提供していくことが必要であることを示してきた．

　しかしながら，いくつかの児童精神看護学における課題が存在し，今後これらの課題を克服するための支援が必要となるだろう．

　1）看護職が児童および家族と出会う場は，精神状態が悪化していたり，病気の状態になってからのほうが多く，児童の健康的な側面を生かしながら病気の部分への支援を行うことが困難であること

　2）精神状態の悪化を予防するための支援は，外来や精神保健福祉センター，保健福祉センターが多いが，看護職が児童やその家族を支援するための支援システムが不十分および専門家としての力量がまだ強化されていないこと

　3）また看護だけの問題ではないが，多職種のかかわりが重要であるといえども，この治療チームの展開においては，教育機関（小学校や中学校の教員）や児童相談所，保健福祉センター，外来の医師・看護師・精神保健福祉士・臨床心理士が必要であるが，これらの人々が治療目標・教育目標を共有しながら一貫して治療や教育を展開していくことは，いまの日本の精神保健福祉の体制では困難であり，また中心となってこれらを調整する役割を担う専門家がいないこと

　4）看護職において児童精神看護を専門的に展開できる人材が十分とはいえないこと．

　精神科診断技術や心理テストの普及により，児童の発達障害や精神障害が発見できやすくなった現在，とくに上記のようなかかわりができる看護職の存在や看護職のトレーニングが重要になってきているといえよう．

Index

和文索引

—あ—
愛着　13
アスペルガー障害　17, 23, 123
アスペルガー症候群　86
アセント　108
アタッチメント　13
アドボカシー　21

—い—
異常運動　74
移植片対宿主病　108
依存的ひきこもり　113
痛み　110
胃腸障害　55
一過性チック障害　33
遺尿　37
遺糞　34, 37
飲酒　136
インスリン療法　104
陰性感情　138, 148
院内学級　121, 152

—う—
うつ　88
　——病性障害　83
　——病性障害の出現率　82
運動制限　101
運動性習癖　32
運動麻痺　74
運動療法　152

—え—
エイトレインメント　12
嘔吐　138

—お—
オペラント条件づけ　78
親トレーニング　68

—か—
絵画・ダンス療法　57
概日リズム睡眠障害　33
解体型　87
解離　72, 74
　——性健忘　64, 75
　——性障害　74
　——性同一性障害　75
　——性とん走　75
　——体験尺度-Ⅱ　74
化学療法　107
学習障害　16, 18
隔離室　146, 147
過食・嘔吐　133
過食症　49
家族危機　168
家族支援　4
家族システム論　4
家族ストレス対処論　5
家族調整　138, 139, 142
家族のセルフケア理論　5
家族発達理論　4
家族分離　168
家族療法　56
学校健診　101
学校適応能力　111
肝移植　111
環境調整　35, 39
ガンザー症候群　76
感受期　12
感情のコントロール　147
感情の爆発　144
感染予防　110
鑑別不能型　87
緘黙　34

—き—
擬似家族　149
希死念慮　89, 133
喫煙　136
吃音　34
気分循環性障害　85
気分障害　82
気分変調性障害　85
偽発作　117, 118, 120, 121, 122
基本的生活習慣　20
急性ストレス障害　64
境界型パーソナリティ障害　132
共生的退行状態　111
鏡像段階　12
きょうだいへのケア　30
強迫行為　65

強迫性障害　64
強迫的　36
拒食症　44
拒絶反応　114
緊張　36
　——型　87

—く—
クールダウン　146

—け—
傾聴　40
ケース・マネジメント　178
血液腫瘍疾患　107
血糖コントロール　105
血糖測定　105
嫌悪感　148
言語化　121, 122
原初的没頭　12

—こ—
攻撃性　37
行動化　127, 132
行動療法　56
高度看護実践家　3
高度肥満　150
広汎性発達障害　17, 23
呼吸関連睡眠障害　33
固形腫瘍　108
骨髄移植　107
孤独　136
子どもの面接　14
コプロラリア　33
ご褒美　39, 40
コミュニケーション障害　18

—さ—
催眠療法　77
残遺型　88
算数障害　18

—し—
死　110
自我　144
　——の形成　149
視覚障害　74
自己決定への援助　21
自己主張訓練　67

185

Index

自己注射　104
指示的ないし洞察志向的精神療法　77
思春期妄想症　86
自傷行為　37, 118, 121, 133
自責感　38
シックデイ　105
児童自立支援施設　182
児童相談所　180
児童福祉施設　180
児童福祉法　180
児童養護施設　182
自閉症　17, 23
嗜癖　140
社会不安障害　62
集団精神療法　77
習癖　35
　　──異常　32, 35
出立の病気　167
障害受容の段階的モデル　22
障害受容のらせん形モデル　22
小集団精神療法　138
衝動性　37
小児がん　107
小児期崩壊性障害　18, 24
小児期メタボリックシンドローム　151
小児不安障害　61
少年院　182
食事　38
　　──療法　152
書字表出障害　18
自律訓練法　56
自律性　114
自立への援助　21
ジレンマ　145
腎移植　111
心因性健忘　75
心因性とん走　75
新・学校生活管理指導表　104
心気症　116
神経性大食症　42
神経性無食欲症　42
心身症　53, 55
心臓手帳　104
身体玩弄癖　32
身体表現性障害　116, 117
心的外傷後ストレス障害　63

心不全　101
心理社会学的治療　96
心理社会的問題　116
心理療法　56

── す ──

水分制限　101
水分摂取　38
スクールカウンセラー　182
ステロイド剤　112
ストレス耐性　53

── せ ──

生活保護　142
脆弱性─ストレス─対処モデル　95
精神医学的診断　14
精神科看護　2
精神科ケース・マネジメント　2
精神科病院　1
精神状態の査定　6
性的逸脱行為　133
性同一性障害　154
生理的早産　12
摂食障害　42
セルフケア　5, 6, 10
　　──の意図的過程　10
　　──の低下　145
選択的セロトニン再取り込み阻害剤　68, 89
先天性心疾患　101
全般性不安障害　63
専門看護師　3

── そ ──

臓器移植　111
双極性障害　85, 159
　　──の出現頻度　82
双極Ⅰ型障害　85
双極Ⅱ型障害　85
造血器腫瘍　107
躁病性障害　84

── た ──

退院支援　178
退行　171
体重コントロール　153
対象恒常性　13

代替方法　40
大量服薬　134
多重人格性障害　75
ダモクレス症候群　112
断薬　140

── ち ──

「小さな達成感」の積み重ね　29
チック　33
知的障害　16, 17, 18
　　──の程度　19
注意欠如・多動性障害　16, 18, 27
昼夜逆転　123
聴覚障害　74

── つ ──

通級指導教室　182

── て ──

低血糖症状　104, 105
低酸素発作　103
てんかん　117
転換　72
　　──性障害　72, 116, 117

── と ──

トイレット・トレーニング　39
統合失調症　86, 94, 167
当事者活動　22
糖尿病　104
　　──昏睡　105
トゥレット障害　33
特定の恐怖症　62
特定不能の解離性障害　75
特定不能の広汎性発達障害　17
特定不能の摂食障害　42
特別支援教育コーディネーター　182
突然死の恐怖　101
ドナー　112

── な ──

ナルコレプシー　33

── に ──

日内変動　84, 134
人間関係の看護論　2
認知行動療法　40, 66, 78, 89

―の―

脳腫瘍　*108*

―は―

パーソナリティ障害　*141, 157*
バイオフィードバック　*57*
発達障害　*16*
発達性協調運動障害　*18*
抜毛癖　*32*
パニック障害　*65*
晩期障害　*107*
反抗期　*144*

―ひ―

ピープルファースト　*22*
引きこもり　*122*
非行行為　*141*
非行少年　*181*
微細脳障害　*112*
ヒステリー　*72*
皮膚知覚の異常　*74*
肥満　*150*
　　――度　*151*
標準体重　*151*
病名告知　*110*

―ふ―

不安感　*136*
不安障害　*61*
フラッシュバック　*145, 146*
振り返り　*138*
プレイセラピー　*56*
分離―個体化過程　*12*
分離不安障害　*61, 65, 111*

―へ―

ペアレント・トレーニング　*30*

―ほ―

防衛機制　*171*
暴力　*141*

―ま―

マネジド・ケア　*2*
慢性的悲哀説　*22*

―む―

無菌室　*110*
夢中遊行　*34*

―も―

妄想型　*86*
妄想性障害　*86*

―や―

夜驚　*34, 35*
薬物依存　*140, 149*
薬物療法　*95*

―ゆ―

遊戯療法　*39, 77*

―よ―

「よいところ」探し　*29*
抑うつ　*134*
　　――的　*36, 118*
抑制　*148*

―り―

離人症性障害　*75*
リストカット　*132*
リラクセーション　*55*

―れ―

レスポンデント条件づけ　*78*
レット障害　*17, 24*

英　数

addiction　*140*
ADHD　*16, 27*
APN　*3, 67*
Bowlby, J.　*13*
CBT　*66*
CNS　*137*
DES-Ⅱ　*74*
Erikson, E.　*13*
GVHD　*108*
high EE family　*167*
Lacan, J.　*12*
Mahler, M. S.　*12*
Peplau, H. E.　*2*
Portmann, A.　*12*
PTSD　*63*
short life syndrome　*112*
SSRI　*68, 89*
TCAs　*69*
WHO 三段階除痛ラダー　*110*
Winnicott, D. W.　*12*
1 型糖尿病　*104*
2 型糖尿病　*104*

児童青年期精神看護学
セルフケアへの支援

ISBN 978-4-263-23569-0

2012年6月25日　第1版第1刷発行

編著者　宇佐美　しおり
　　　　岡　田　　俊
発行者　大　畑　秀　穂
発行所　医歯薬出版株式会社
〒113-8612　東京都文京区本駒込1-7-10
TEL.　(03)5395-7618(編集)・7616(販売)
FAX.　(03)5395-7609(編集)・8563(販売)
http://www.ishiyaku.co.jp/
郵便振替番号 00190-5-13816

乱丁，落丁の際はお取り替えいたします　　　印刷・永和印刷／製本・皆川製本所

© Ishiyaku Publishers, Inc., 2012. Printed in Japan

本書の複製権・翻訳権・翻案権・上映権・譲渡権・貸与権・公衆送信権(送信可能化権を含む)・口述権は，医歯薬出版(株)が保有します．
本書を無断で複製する行為(コピー，スキャン，デジタルデータ化など)は，「私的使用のための複製」などの著作権法上の限られた例外を除き禁じられています．また私的使用に該当する場合であっても，請負業者等の第三者に依頼し上記の行為を行うことは違法となります．

JCOPY ＜(社)出版者著作権管理機構 委託出版物＞
本書を複写される場合は，そのつど事前に(社)出版者著作権管理機構(電話03-3513-6969, FAX 03-3513-6979, e-mail:info@jcopy.or.jp)の許諾を得てください．